10 Kräuter
gegen 100 Krankheiten

Kapuzinerkresse
Knoblauch
Koriander
Lavendel
Melisse
Petersilie
Pfefferminze
Rosmarin
Salbei
Thymian

Dr. med. Franziska Rubin

10 Kräuter

gegen 100 Krankheiten

Co-Autorin: Gudrun Strigin Porträts: Judith Büthe Food-Fotos: Hubertus Schüler

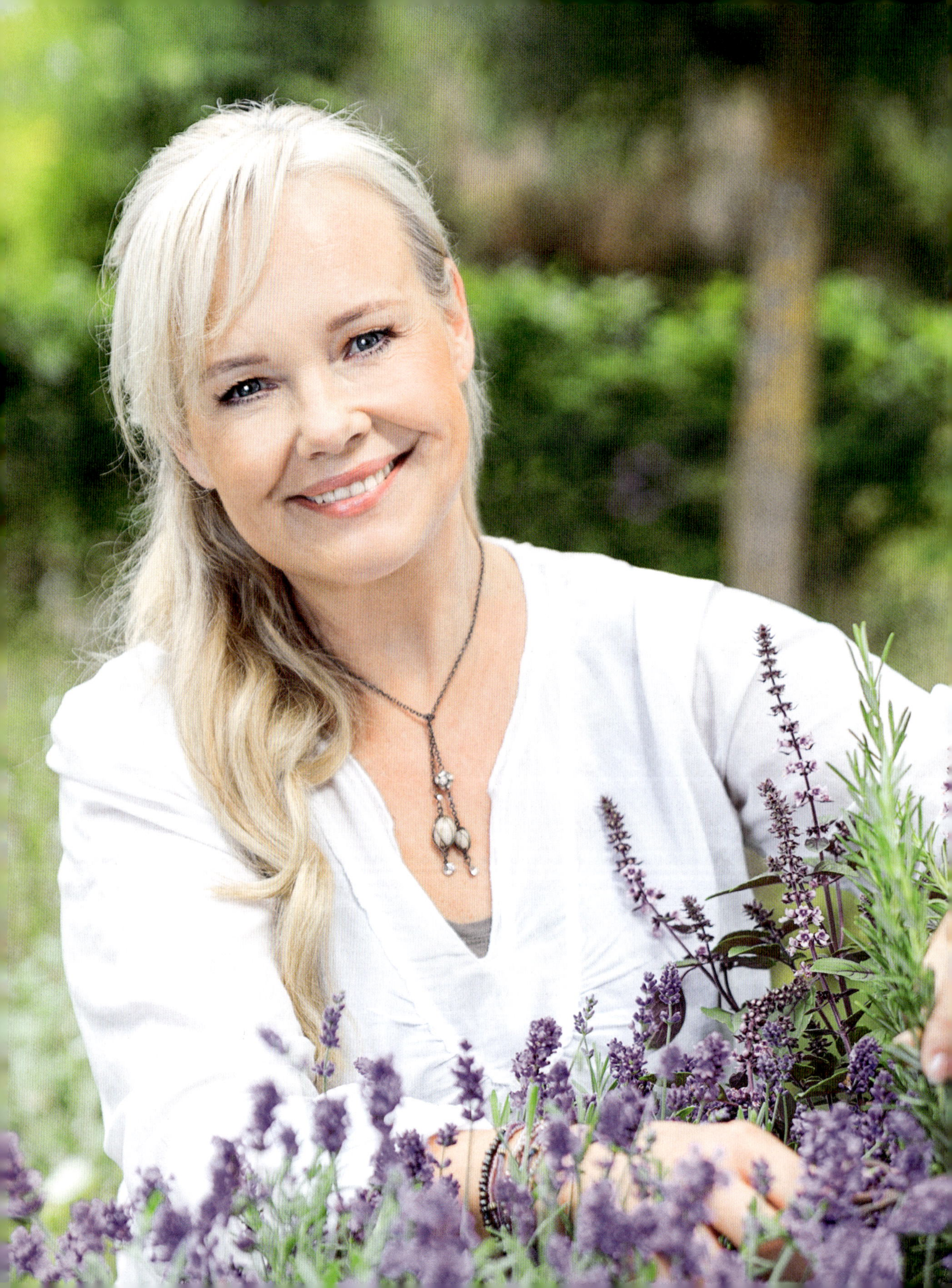

Liebe Leserinnen, liebe Leser,

es freut mich, dass Sie sich für Kräuter und ihre unglaublichen Wirkungen interessieren. Mein erstes prägendes Erlebnis mit Kräutern war, als mein Vater bei einem Urlaub in der Toskana die Holzläden unseres Kinderzimmers zu Beginn der Nacht weit aufstieß. Der ganze Raum war plötzlich voller Duft nach Rosmarin, Salbei und Lavendel. Wenn ich nur an das Essen in diesen Urlauben denke, habe ich gleich wieder Appetit. Köstlich! Deshalb finden Sie auch wunderbare Rezepte in diesem Buch.

Allerdings verfeinern Kräuter nicht nur unser Essen – sie können noch viel mehr. Mit der richtigen Auswahl von Küchenkräutern können wir Krankheiten vorbeugen, sie aber auch bessern und zu ihrer Heilung beitragen: Kamille desinfiziert, Thymian ist stark für die Lunge, Lavendel hilft beim Einschlafen. Klar, das wissen wir schon lange. Doch auch ich war verblüfft, als ich bei der Recherche las, dass Lavendelöl Brandwunden schneller heilen lässt und Narben verhindert. Dass Thymian nicht nur unsere Lunge beruhigt und desinfiziert, sondern auch unsere Zellen langsamer altern lässt, Anti-Aging aus dem Kräuterbeet sozusagen. Rosmarin macht nicht nur müde Haut munter und schmeckt fantastisch mit Fleisch, sondern stützt das Gedächtnis und löst Ängste. Wer Alzheimer oder Demenz vorbeugen möchte oder sich manchmal schon von seinem Gedächtnis im Stich gelassen fühlt, dem kann Salbei helfen, wie Studien belegen.

Kräuter kann man also genießen und damit bereits etwas für seine Gesundheit tun oder sie aber direkt als äußerliche oder innerliche Medizin einsetzen. In diesem Buch finden Sie die hilfreichsten und am besten belegten Anwendungen – wie immer einfach, aber wirkungsvoll!

Viel Spaß und Erfolg damit und natürlich: Guten Appetit!

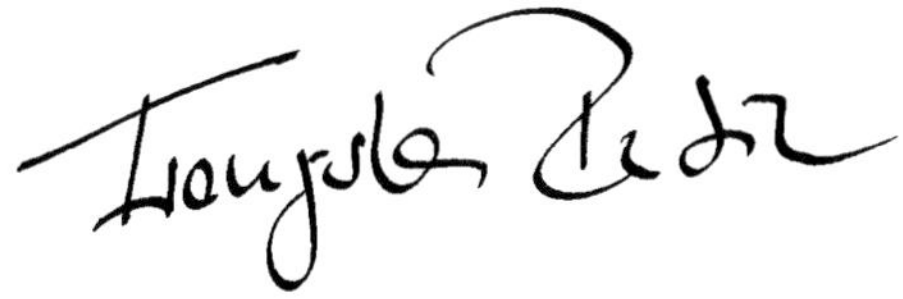

Übersicht der Beschwerdebilder

Die Indikationen der Kräuter sind in diesem Buch von A bis Z sortiert.
Dazwischen finden Sie interessante Informationen und Tipps.

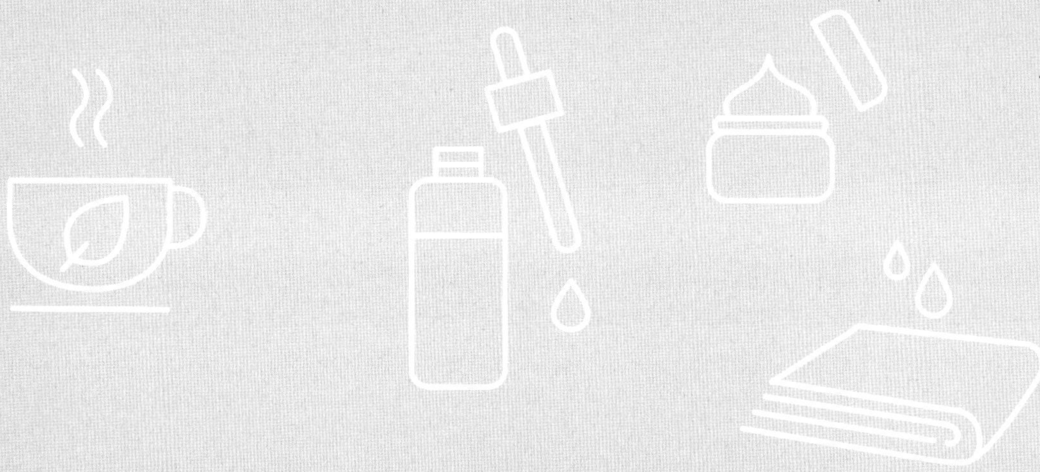

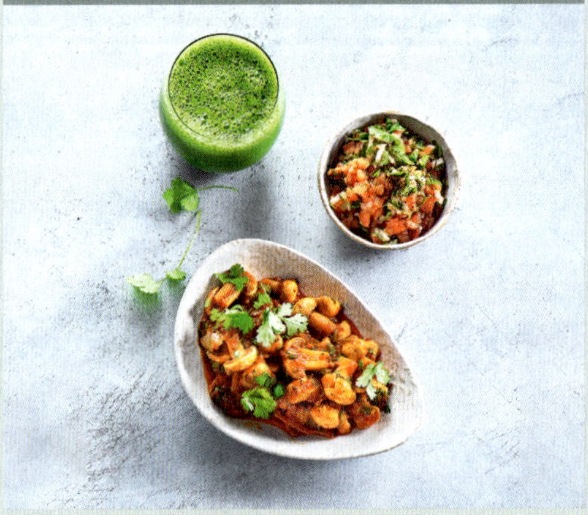

03

Heilpflanzen selbst anbauen 280

04

Pflanzenheilkunde früher und heute 288

01

Heilmittel selbst herstellen und richtig anwenden

In der grünen Apotheke der Natur sind etwa 28.000 Pflanzen verfügbar, denen nach heutigem Wissensstand heilsame Wirkungen nachgesagt werden. Doch schon aus den zehn geläufigsten Küchenkräutern können Sie zu Hause sehr einfach eine Vielzahl an heilsamen Tees, Tinkturen, Salben oder Ölen selbst herstellen. Außerdem bringen sie ganz nebenbei noch einen besonderen Geschmack in die Küche.

„Alle Wiesen, Matten und Felder sind Apotheken!" Paracelsus

Schatzkammer „Grüne Apotheke"

Sie ist die größte Apotheke der Welt und immer geöffnet: die Natur. Neben Licht, Luft und Wasser finden die Menschen hier seit Jahrtausenden heilkräftige Pflanzen.

Ihre Heilwirkungen zu entdecken, gehört zu den großen Kulturleistungen der Menschen. Überall auf der Welt gibt es dieses oft etwas geringschätzig bezeichnete „Erfahrungswissen".

Noch bis ins frühe 20. Jahrhundert waren Kräuter aus dem Garten, vom Feld oder aus dem Wald die wichtigste Quelle für Heilmittel – ganz besonders für all diejenigen, die sich keinen Arzt leisten konnten.

Mit dem Siegeszug der synthetischen Präparate gerieten Heilkräuter etwas in Vergessenheit. Doch längst erleben sie eine Renaissance und altes Wissen erfährt oft Bestätigung durch die Wissenschaft. Bislang sind 100.000 Wirkstoffe entschlüsselt. Dabei sind längst noch nicht alle Schätze gehoben, weder auf der Erde noch in den Meeren.

In Deutschland werden etwa 1.500 Heilkräuter nach strengen Kriterien angebaut, um eine gleichmäßige pharmazeutische Qualität zu sichern. Bei diesen Präparaten spricht man von Phytopharmaka, also pflanzlichen Heilmitteln.

Zubereitung von Kräuterarzneien für den Hausgebrauch

Heilpflanzen können auf vielfältige Weise zubereitet und verwendet werden. Am bekanntesten sind Tees, Tinkturen und ätherische Öle. Aber es gibt sie auch als sogenannte Medizinalweine, in Form von Sirupen, Ölextrakten oder Essigauszügen. Hier die wichtigsten Zubereitungen für den Hausgebrauch. Die angegebenen Standarddosierungen gelten für Erwachsene.

Tees

Ölauszüge

Salben

Cremes

Tinkturen

Medizinalweine

Sirupe

Tee und seine verschiedenen Zubereitungen

Tees gehören zu den häufigsten Zubereitungsarten von Heilpflanzen. Die therapeutisch wichtigsten Wirkstoffgruppen in Pflanzen wie die Gerb- oder Bitterstoffe, die Saponine und die ätherischen Öle sind gut wasserlöslich – in der Regel durch den Aufguss mit heißem Wasser oder andere Verfahren des Ausziehens mit Wasser. Die Auszugsart richtet sich nach dem Verwendungszweck oder dem Pflanzenstoff, den man therapeutisch nutzen möchte.

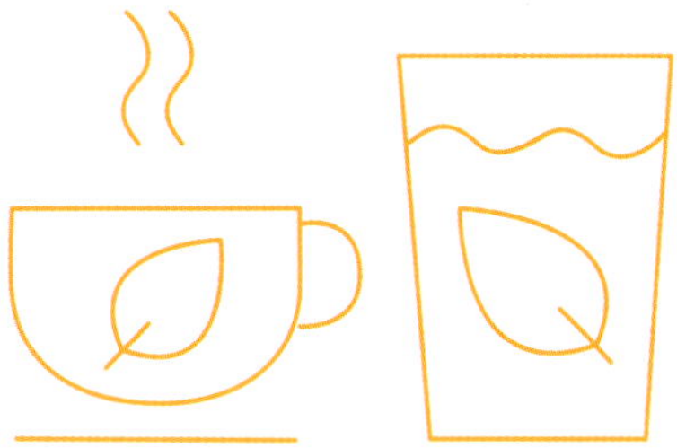

Aufguss/Tee

Das ist die einfachste Methode, um die medizinisch wirksamen Inhaltsstoffe verfügbar zu machen. Ein Aufguss (auch Infus genannt) wird vor allem von Blättern und Blüten zubereitet, aber auch von fein zerkleinerten anderen Pflanzenteilen. Dabei können einzelne oder mehrere Kräuter kombiniert werden.

ZUBEREITUNG Das Kraut in ein Teesieb, ein Teeei oder den Filtereinsatz einer Kräutertasse geben und mit frisch gekochtem, heißem Wasser übergießen. Die Tasse abdecken und 5 Minuten (Blüten) bis 10 Minuten (Kraut/Blätter) ziehen lassen. Teesieb, Teeei oder Einsatz herausnehmen oder abseihen.

STANDARDMENGE 1 gestrichener TL (2–3 g) getrocknetes oder 1 EL (4–6 g) frisches Kraut auf eine Tasse (150 ml).

STANDARDDOSIS Drei- bis viermal täglich.

AUFBEWAHRUNG Kühl und abgedeckt bis zu 24 Stunden haltbar.

INFO Abgedeckt ziehen lassen

Egal, wie lange der Tee je nach Rezeptur ziehen soll: Das Abdecken der Tasse oder des Teeglases ist wichtig. Ohne Deckel würden wichtige Wirkstoffe mit dem Wasserdampf entweichen. Die Kondenstropfen am Deckel sind sozusagen eine gesammelte Wirkstoffkonzentration, die man unbedingt in die Tasse abtropfen lassen sollte.

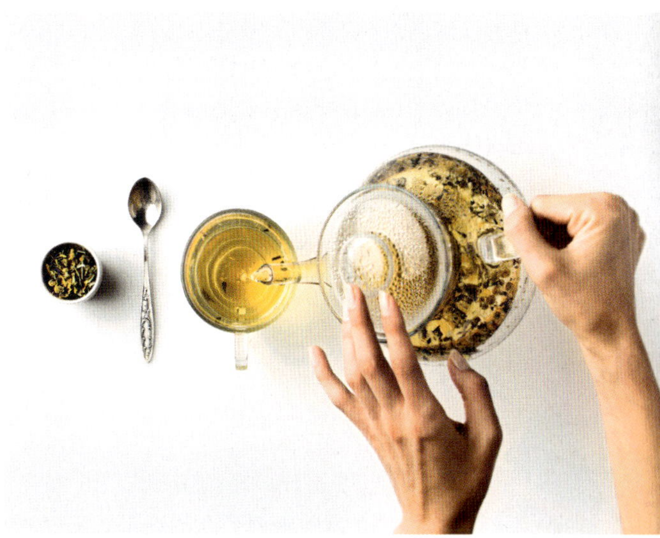

Abkochung/Kräutersud

Diese Form der Zubereitung, auch Dekokt genannt, wählt man, um die Wirkstoffe aus harten Bestandteilen wie Rinde, Wurzeln, Früchten oder Samen auszuziehen. Die frischen oder getrockneten Drogen vorher zerkleinern, zum Beispiel in Stücke schneiden, brechen oder mörsern.

ZUBEREITUNG Die Droge in einen Topf geben, mit kaltem Wasser bedecken und zum Kochen bringen. 20–30 Minuten (je gröber die Pflanzenteile sind, desto länger müssen sie ausgezogen werden) auf kleiner Flamme köcheln lassen, bis die Flüssigkeit um etwa ein Drittel reduziert ist. Danach in einen Krug abseihen.

STANDARDMENGE 20 g getrocknetes oder 40 g frisches Kraut (Kräutermischung) auf 750 ml Wasser. Nach dem Einköcheln verbleiben etwa 500 ml.

STANDARDDOSIS Drei bis vier Tassen täglich (500 ml).

AUFBEWAHRUNG Kühl und abgedeckt bis zu 24 Stunden haltbar.

Kaltwasserauszug

Die Wirkstoffe mancher Pflanzen vertragen keine Hitze. Dann kommt der Kaltwasserauszug (Mazeration) zur Anwendung. Er wird vorwiegend von schleimhaltigen Pflanzen hergestellt.

ZUBEREITUNG Je nach Pflanzenteil die Droge eventuell wie bei der Abkochung zerkleinern, mit kaltem Wasser aufgießen und abgedeckt 2–8 Stunden ziehen lassen. Bei zarten Pflanzenteilen wie Malvenblüten reichen etwa 2 Stunden Auszugszeit, bei harten Bestandteilen wie Rinde sind 8 Stunden erforderlich. Ab und zu umrühren. Nach dem Abseihen kann der Tee direkt getrunken werden. Zur Sicherheit sollten Kaltauszüge nach dem Abseihen ganz kurz einmal aufgekocht werden, damit eventuell vorhandene Bakterien abgetötet werden.

STANDARDMENGE 1 TL (2–3 g) getrocknete oder 2 TL (4–6 g) frische Droge auf eine Tasse (150 ml).

STANDARDDOSIS Zwei bis drei Tassen täglich.

AUFBEWAHRUNG Kühl und abgedeckt bis zu 24 Stunden haltbar.

TIPP Für die Wirksamkeit eines Tees oder Suds macht es keinen Unterschied, ob er aus getrocknetem oder frischem Kraut zubereitet wurde. Für die gleiche Wirkung sollte man vom frischen Kraut immer die doppelte Menge des getrockneten Krauts nehmen.

TIPP Honig erst dem trinkwarmen Tee beigeben, denn Honig sollte nie über 40 °C erwärmt werden, da sonst die heilsamen Enzyme durch Hitze zerstört werden.

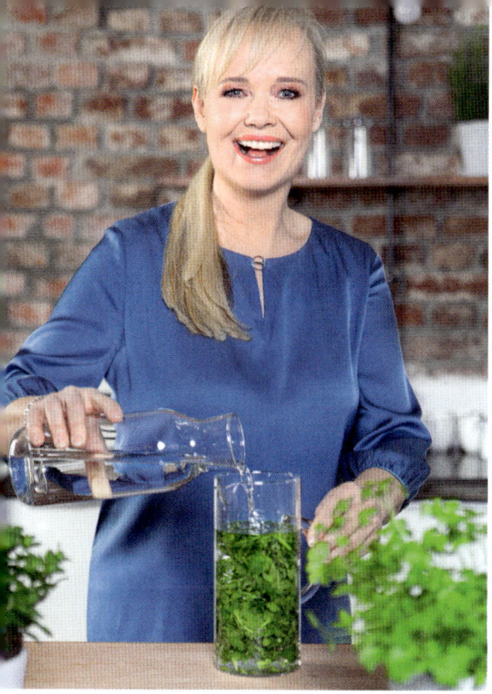 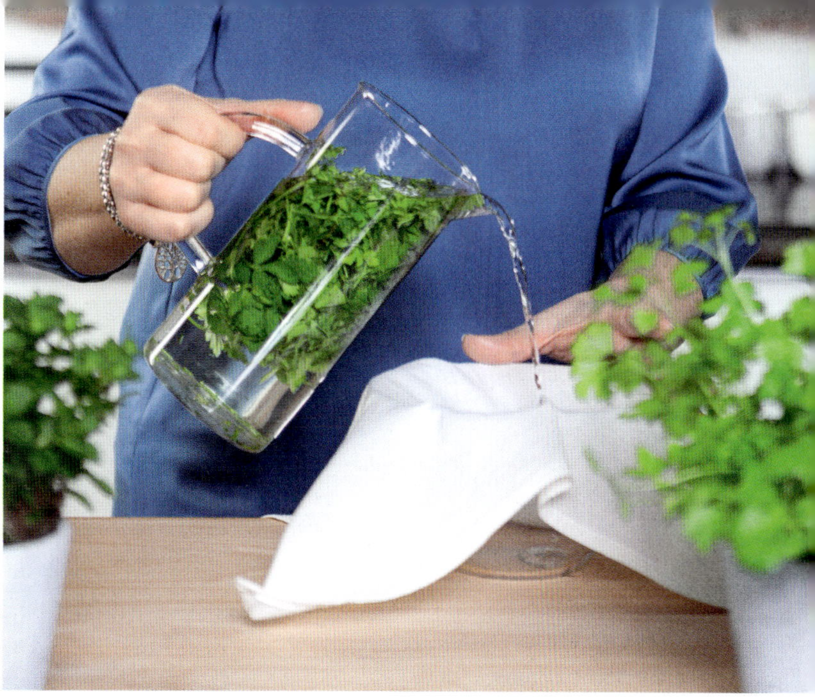

Einige Pflanzen werden mazeriert, damit keine unerwünschten Stoffe wie Harze und Gifte gelöst werden.

INFO Keine Dauereinnahme

Trinken Sie Tees der gleichen Sorte – entweder als Einzeldroge oder als Mischung – in der Regel nicht länger als 4–6 Wochen. Die übliche Menge sind zwei bis drei Tassen täglich. Danach sollten Sie eine Pause einlegen oder die Sorte/Mischung wechseln. Manche Zubereitungen wie Weißdorntee zur Stärkung des Herzens kann man durchaus länger trinken, andere hingegen wie Huflattichtee nur zweimal im Jahr maximal drei Wochen. Auch beim Teetrinken zur Entspannung oder zum Vorbeugen ist es ratsam, die Sorten immer mal wieder zu wechseln. Denn auch bei Tees handelt es sich um Wirkstoffe, die bei Dauergebrauch negative Effekte haben können, vor allem eventuelle Wechselwirkungen mit Medikamenten. So kann Johanniskraut – ein wirksames Mittel gegen leichte bis mittelschwere Depressionen – etliche synthetische Medikamente in deren Wirkung beeinträchtigen.

INFO Der Faktor Zeit und das Abseihen

Egal, ob heißer Aufguss oder Kaltauszug, am Ende jedes Rezepts heißt es: Abseihen! Das hat einen einfachen Grund. Ohne das Entfernen der Pflanzenteile nach einer bestimmten Zeit kann die gewünschte Wirkung nicht mehr garantiert werden oder sich sogar in ihr Gegenteil verkehren. Ein Alltagsbeispiel ist schwarzer Tee: Werden die Blätter nach 3–5 Minuten mit einem Sieb abgeseiht oder wird das Teesieb entfernt, hat sich nur das anregend wirkende Teein im Wasser gelöst. Zieht der Tee länger, lösen sich die Gerbstoffe im Wasser. Der Tee wird herb im Geschmack und die Gerbstoffe entfalten eine stopfende Wirkung auf den Darm. Gut bei Durchfall.

Diese Gerbstoffe binden aber auch das anregende Teein, sodass es für den Körper nicht mehr verfügbar ist. Der Tee hat seine munter machende Wirkung verloren.

Ölauszüge

Bei diesem Verfahren werden die fettlöslichen Wirkstoffe eines Heilkrauts herausgelöst. Ein Ölauszug eignet sich sehr gut für Einreibungen, Massagen, Auflagen und Wickel. In Öl getränkte Tücher als Ölwickel oder -auflagen haben sich zur Linderung von Schmerzen oder zur Lösung von Verspannungen bewährt. Als Auflage bei Unruhezuständen oder bei Erkältungen sind Ölanwendungen ebenfalls ein einfaches, aber sehr wirksames Hausmittel. Dem Ölextrakt können zur Verstärkung der Wirkung ätherische Öle zugesetzt werden. Und natürlich kann man Kräuteröle einfach nur zur Hautpflege nutzen, entweder pur oder man setzt sie Salben oder Cremes zu.

Ein Ölauszug ist leicht herzustellen. Dabei unterscheidet man zwischen Kaltauszug und Heißauszug.

Kaltauszug

Am einfachsten ist der Kaltauszug herzustellen, allerdings muss man auf das Ergebnis einige Wochen warten. Dafür sind zarte Pflanzen besonders geeignet. Sie benötigen für den Kaltauszug ein sauberes Einmachglas, frische Kräuter und Öl. Am besten nimmt man geschmacksneutrale Öle (zum Beispiel Sonnenblumen-, Weizenkeim- und Distelöl), aber auch geschmacksintensivere Sorten wie Oliven- oder Sesamöl können dafür verwendet werden. Die Kräuter müssen trocken und einwandfrei sein. Deshalb ist es sinnvoll, frische Pflanzenteile nach dem Ernten für ein paar Stunden antrocknen zu lassen, um Schimmel- oder Fäulnisbildung zu vermeiden. Für den Kaltauszug eignen sich vor allem frische Blüten (zum Beispiel Johanniskraut oder Ringelblume), aber auch frische mediterrane Kräuter wie Lavendel, Thymian und Rosmarin oder die Samen (Früchte) des Korianders und auch getrocknete Kräuter.

ZUBEREITUNG Füllen Sie die Kräuter in ein sauberes, gut verschließbares Einmachglas. Sie sollten das Glas zu zwei Dritteln füllen. Begießen Sie die Kräuter mit Öl, dabei darauf achten, dass die Kräuter vollständig mit Öl bedeckt sind. Das Glas anschließend gut verschließen. Lassen Sie das Öl mindestens 3, noch besser 4–6 Wochen an einem sonnigen Ort (Fensterbank) stehen. Die Wirkstoffe werden durch das Sonnenlicht herausgelöst und gehen ins Öl über. Je nach Intensität der Sonneneinstrahlung und Dauer der Extraktion erhöht sich die Wirkstoffkonzentration. Sie können den Wirkeffekt steigern, indem Sie dem Ölauszug frische Kräuter zugeben und das Procedere wiederholen.

Zwischendurch immer mal wieder schütteln. Anschließend durch ein Tuch abseihen, zum Schluss das Tuch noch ausdrücken und das Öl durch einen Trichter in eine dunkle Flasche abfüllen.

Heißauszug

Das Verfahren ist etwas umständlicher als der Kaltauszug, aber schneller im Ergebnis. Beim Heißauszug werden die Wirkstoffe in warmem Öl herausgelöst, besonders gut geeignet für harte Pflanzen beziehungsweise Pflanzenteile oder wenn man es eilig hat. Sie können die gleichen Öle wie beim Kaltauszug verwenden.

ZUBEREITUNG Ein hitzebeständiges Glas mit zerkleinerten Kräutern oder Teilen wie Wurzeln füllen und mit Öl aufgießen, sodass alles gut bedeckt ist. Das Glas verschließen, in ein Wasserbad geben und 2-3 Stunden sanft köcheln lassen. Anschließend vom Herd nehmen und etwas abkühlen lassen. Danach durch ein feines Filtertuch (Gaze) in einen Krug abgießen. Das kann eine Weile dauern. Am Schluss das Filtertuch auspressen. Den Ölextrakt durch einen Trichter in eine dunkle Flasche füllen.

STANDARDMENGE Siehe jeweilige Zubereitungsart.

STANDARDDOSIS In der Regel werden für eine Anwendung 1-2 EL benötigt.

AUFBEWAHRUNG In luftdicht verschlossenen, dunklen Glasflaschen bis zu 1 Jahr haltbar. Am besten im Kühlschrank aufbewahren. Beschriften nicht vergessen!

INFO Gesundes Öl für innen und außen

Alle selbst angesetzten Öle kann man auch in der Küche verwenden. Ihr intensives Aroma verfeinert viele Gerichte und sorgt für das gewisse Etwas. Gleichzeitig sind sie sehr gesund, egal, wie man sie verwendet. Es lohnt sich also, regelmäßig ein paar Ölauszüge auf Vorrat zu machen, sodass man sie bei Bedarf auch zur äußeren Anwendung gleich zur Hand hat.

TIPP Schnelle Hilfe mit ätherischem Öl bei akuten Beschwerden

Sie kommen oft unverhofft: eine Erkältung, ein akuter Schmerz oder eine Verletzung. In solchen Fällen können Sie ein normales Öl (Sonnenblumen- oder Olivenöl) mit einigen Tropfen eines ätherischen Öls (siehe Seite 38 ff.) vermischen und haben so schnell ein wirksames Mittel zur Hand.

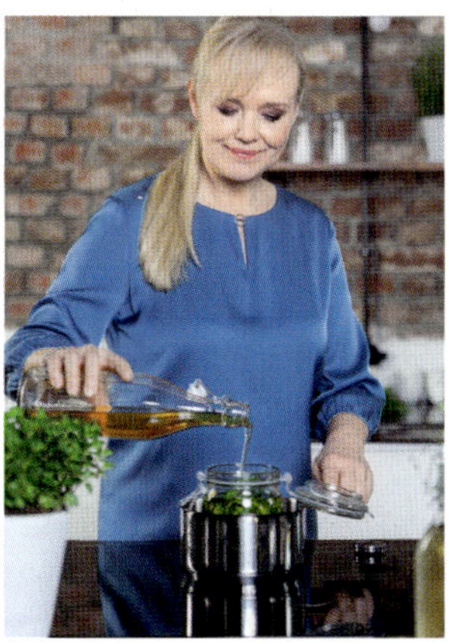
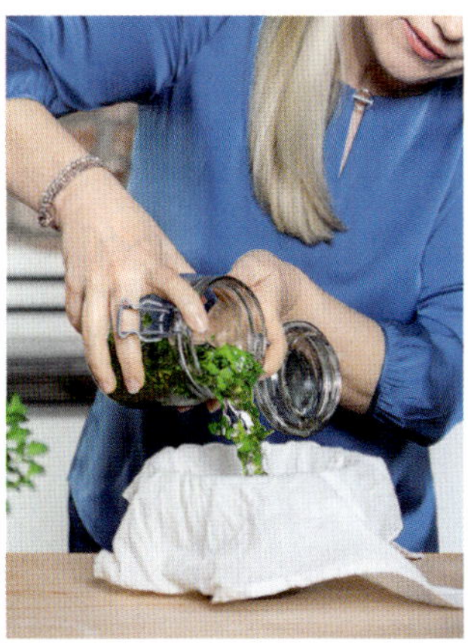
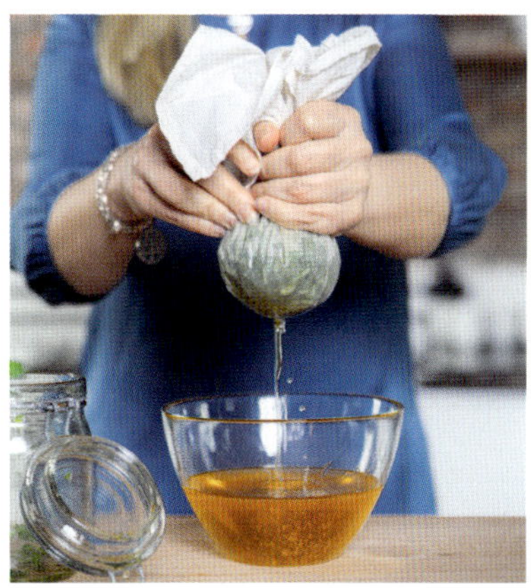

Wichtig ist das sanfte Köcheln, damit die Temperatur des Öls bei 50 °C bis maximal 80 °C gehalten werden kann. Prüfen Sie die Temperatur, bevor Sie das restliche Öl auspressen.

Salben

Sie bilden eine Schutzschicht auf der Haut oder den Schleimhäuten, um Entzündungen oder Verletzungen zu vermeiden oder einen Heilungsprozess zu unterstützen. So verhindern Salben bei wunder Haut wie bei der Windeldermatitis das Eindringen von Feuchtigkeit, die die Entzündung verstärken würde. Auch vorbeugend sind Salben gut zum Hautschutz geeignet. Die Fettgrundlage schützt nicht nur, denn über die Salbe gelangen auch Wirkstoffe zu den betroffenen Stellen, die der Salbe je nach Bedarf zugesetzt werden. Das können ätherische Öle, aber auch Auszüge sein (siehe Ölextrakte). Zu den häufigsten Grundlagen einer Salbe gehören Vaseline oder ein sogenanntes Basisöl sowie Wollwachs beziehungsweise Bienenwachs.

Salben sind relativ einfach herzustellen. Je nach Anwendung kann man unterschiedliche Konsistenzen herstellen. Eine einfache Salbe für den Hausgebrauch, deren Konsistenz Sie durch die zugegebene Menge von Bienenwachs variieren können, ist das folgende Rezept:

TIPP Aufbewahrung

Da selbst gemachte Salben ohne Konservierungsstoffe auskommen, gilt für beide Salben: Am besten in dunklen Gläsern kühl aufbewahren. Haltbarkeit etwa 3 Monate. Unbedingt beschriften.

Beispiel für eine Allzwecksalbe

Diese Salbe hilft bei der Behandlung rissiger Hautstellen und kleiner Wunden, aber auch zur Beruhigung der Haut bei Schuppenflechte. Sie wird sogar zur Behandlung bei Hämorrhoiden empfohlen.

STANDARDMENGE 50 ml kalt gepresstes Olivenöl, 20 g (für weichere Salbe) bis 25 g (für festere Salbe) Bienenwachs (Apotheke, Bioladen oder Reformhaus), 25 g flüssiger Imker- oder Biohonig.

STANDARDDOSIS Ein- bis dreimal täglich auftragen.

ZUBEREITUNG Geben Sie das Olivenöl mit dem Bienenwachs in einem Glasschälchen in ein heißes Wasserbad. Das Bienenwachs schmilzt relativ schnell darin. Zum Erkalten herausnehmen und entweder an der Luft oder im kalten Wasserbad auf etwa 40 °C abkühlen lassen, bevor Sie den Honig einrühren. Anschließend in mehrere kleine Cremedosen oder in ein sterilisiertes Schraubglas abfüllen.

STANDARDDOSIS Ein- bis dreimal täglich auftragen.

Beispiel für eine Kräutersalbe

Je nach Bedarf die entsprechenden Kräuter wählen.

STANDARDMENGE 30 g getrocknete oder 75 g frische Kräuter (oder eine Kräutermischung) auf 250 g Vaseline.

ZUBEREITUNG Schmelzen Sie Vaseline (Apotheke) in einem Glasschälchen im heißen Wasserbad. Geben Sie je nach Bedarf die Kräuter hinzu und lassen Sie die Mischung unter ständigem Rühren etwa 15 Minuten köcheln. Bereiten Sie parallel einen Krug vor, in den Sie ein Passiertuch einhängen und dieses dann mit einem Bindfaden oder einem Gummi befestigen.

Nun das Kräuter-Öl-Gemisch abgießen. Am Schluss das Abseihtuch ausdrücken (dabei am besten Gummihandschuhe anziehen) und die noch flüssige Salbe in sterilisierte Gläser (vorher mit kochendem Wasser ausspülen und trocknen lassen) füllen.

STANDARDDOSIS Ein- bis dreimal täglich auftragen.

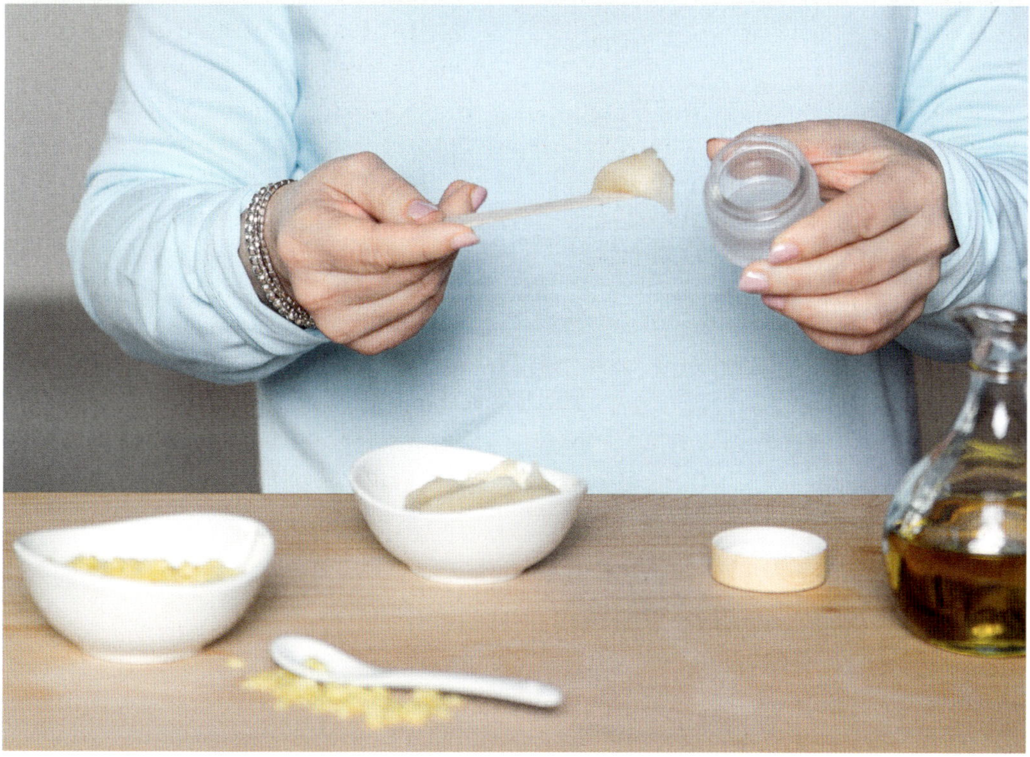

Die Allzwecksalbe besticht durch die Einfachheit in der Herstellung und die vielseitige Wirkung.

Cremes

Bei einer Creme handelt es sich um eine Mischung aus Öl und Wasser. Im Unterschied zu Salben ziehen Cremes schneller in die Haut ein. Je nach Anwendung variieren die Anteile von Wasser oder Öl. Da sich diese beiden Flüssigkeiten von Natur aus nicht mischen, braucht es einen Emulgator, um sie zu vereinigen. Zu den Emulgatoren zählen unter anderem Lanolin, Eucerin und Lecithin, die je nach Wasser- oder Ölanteil ausgewählt werden.

Wie bei Salbe können heilsame Kräutersubstanzen in kleinen Mengen zugesetzt werden. Dafür eignen sich ätherisches Öl, Ölextrakte, kleine Mengen von Tinkturen oder Aufgüssen aus Kräutern.

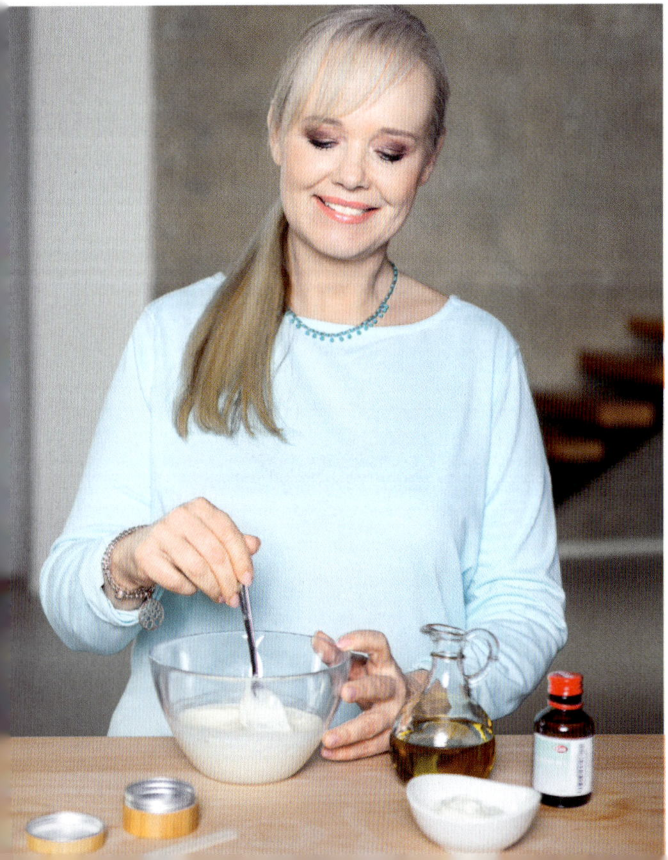

Beispiel für eine Kräutercreme

STANDARDMENGE 15 g getrocknetes oder 35 g frisches Kraut, 75 g Emulsionswachs (Apotheke), 35 g Glycerin (Apotheke) und 40 ml Wasser.
ZUBEREITUNG Geben Sie das Emulsionswachs (zum Beispiel Lanolin) in eine feuerfeste Glasschale und schmelzen es im Wasserbad. Unter ständigem Rühren Glycerin, Wasser und das gewünschte Kraut oder die Kräuter hinzugeben und 3 Stunden köcheln lassen. Anschließend durch eine Presse oder ein Filtertuch drücken. Langsam, aber ständig rühren, bis die Creme abgekühlt ist. Die fertige Creme mit einem Messer oder Spatel in kleine dunkle Gläschen füllen und in den Kühlschrank stellen.
STANDARDDOSIS Zwei- bis dreimal täglich auf betroffene Stellen auftragen.
AUFBEWAHRUNG Kühl lagern. Etwa 3 Monate haltbar. Beschriftung nicht vergessen.

Die Herstellung einer Creme erfordert Geduld und Sorgfalt, damit sich die wässrigen und fettigen Anteile gut verbinden.

EXTRA

Basisöle für die Herstellung von Salben oder Cremes – ein kleiner Überblick

Die unterschiedlichen Fettsäuren, Vitamine und sekundären Pflanzenstoffe in vielen Pflanzenölen sind nicht nur aus ernährungsphysiologischer Sicht wertvolle Substanzen, sondern wirken auch äußerlich pur oder als Bestandteil von Cremes und Salben. Für diese Art der Verwendung hat sich der Begriff „Basisöl" beziehungsweise „Trägeröl" etabliert. Man kann auch verschiedene Öle mischen. Viele Öle enthalten die Vitamine E und A (oft auch als Provitamin A/Carotin). Vitamin E fungiert als Zellschutzmittel der Oberhaut, während das Provitamin A den Verhornungsprozess der Haut normalisiert, harte und verhornte Haut wird weich, zugleich wird die Hautregeneration angeregt und die Haut dadurch erneuert.

Weitere sogenannte Fettbegleitstoffe sind sekundäre Pflanzenstoffe, Mineralien und in manchen Ölen Phytosterole (Pflanzenhormone). Hier ein kleiner Überblick über die Vorteile der äußeren Anwendung als Basisöl für Cremes oder Salben.

Distelöl wird aus den Samen der Färber-(Saflor-)Distel gewonnen.

Dieses Öl hat einen der höchsten Anteile an ungesättigten Fettsäuren (etwa 80 Prozent Linolsäure und 13 Prozent Ölsäure). Weitere Bestandteile sind die Vitamine A und E. Durch den hohen Linolsäuregehalt wirkt es entzündungshemmend und entfettend. Als Massageöl ist es bei stumpfen Verletzungen gut geeignet, da es das Abschwellen unterstützt.

Auch zur Hautpflege bei Akne und Pickeln ist es geeignet. Das Öl wird auf die befallenen Hautstellen aufgetragen, wo es in die Hautoberfläche einzieht und die Talgproduktion reguliert.

Hanföl wird aus *Cannabis sativa* gewonnen. Bis zum Zweiten Weltkrieg war es ein bekanntes Pflanzenöl, das aber durch das Marihuana-Verbot in Vergessenheit geriet. Seitdem der Anbau bestimmter Hanfsorten wieder erlaubt ist, feiert auch Hanföl ein Comeback. Und das zu Recht: Die lebenswichtigen Omega-3- und Omega-6-Fettsäuren liegen im Hanföl in einem sehr guten Verhältnis von 1:3 vor.

Auch findet sich im Hanföl die seltene und entzündungshemmende Gamma-Linolensäure, sodass es sich nicht nur als Feinschmecköl auszeichnet, sondern auch der Vorbeugung von entzündlichen Erkrankungen dient.

Äußerlich eignet es sich zur Hautpflege, ganz besonders bei Hautproblemen wie Neurodermitis oder Schuppenflechte.

Jojobaöl ist im eigentlichen Sinn kein Öl, sondern ein flüssiges Wachs, das aus den Samen des Jojobastrauches gepresst wird. Es besteht zur Hälfte aus Öl. Des Weiteren enthält Jojobaöl Vitamin E, Beta-Carotin (Provitamin A) und Vitamin B_6. Alle drei Vitamine haben hautpflegende und -regulierende Eigenschaften. Weil es dem eigenen Hautfett sehr ähnlich ist, dringt es leicht in die Haut ein. Es schützt die Haut nachhaltig und reguliert den Fettfeuchtigkeitsgehalt der Haut. Dadurch ist es besonders bei juckender Haut und Neurodermitis empfehlenswert. Allerdings ist es auch sehr teuer.

Mandelöl ist ein Allrounder und für jeden Hauttyp geeignet. Von der zarten Baby- bis zur trockenen Altershaut ist das Öl der süßen Mandeln zu empfehlen. Durch den hohen Anteil an ungesättigten Fettsäuren kann Mandelöl leicht in tiefere Hautschichten eindringen. Weitere wertvolle Bestandteile sind die hautschützende Linolsäure sowie die Palmitinsäure, die den Säureschutzmantel der Haut stärkt. In Kombination mit vielen Vitaminen (A, B, D) aktiviert Mandelöl den Hautstoffwechsel, unterstützt den Feuchtigkeitshaushalt und ist eine ausgezeichnete Pflege für trockene, spröde und rissige Haut.

Olivenöl hat einen hohen Anteil an Ölsäure (etwa 75 Prozent). Interessant sind auch die sogenannten Fettbegleitstoffe wie Polyphenole und pflanzliche Hormone, die Phytosterole. Sie sind ein natürlicher Bestandteil der hauteigenen Fettschicht und sorgen dafür, dass Nährstoffe von außen besser aufgenommen werden können. Das beste Öl trägt die Bezeichnung „natives Olivenöl extra", gefolgt von „natives Olivenöl".

Es wirkt hautpflegend und -regenerierend und ist deshalb auch zur Anwendung bei kleinen Verletzungen wie Insektenstichen geeignet. Es wirkt durchblutungsfördernd bei Massagen und löst Muskelverhärtungen.

Rapsöl dringt gut in die Haut ein. Neben einem sehr hohen Anteil an ungesättigten Fettsäuren enthält es noch Fettbegleitstoffe wie Carotin und Vitamin E. Es eignet sich sehr gut als Hautpflege- und Massageöl und beruhigt entzündete Haut. Auch für die Baby- und Kinderhaut geeignet.

Sesamöl gilt in Indien als eines der wichtigsten Pflege- und Heilmittel. Im Ayurveda gehört das tägliche Ölziehen mit Sesamöl zum Morgenritual und dient der Entgiftung. Dazu wird das Öl etwa 5 Minuten im Mund hin- und herbewegt. Auch das Ölen der Nase und der Gehörgänge gehört zur morgendlichen Hygieneprozedur.

Sesamöl ist gut verträglich und eignet sich deshalb für alle Hauttypen. Die enthaltenen Vitamine A und E sowie pflanzliche Östrogene und Lecithin dringen tief in die Hautschichten ein. Auch für Babys ist das Öl sehr gut geeignet. Durch die Behandlung bleibt die Haut glatt und geschmeidig. Wunde Hautstellen werden so vermieden.

Weizenkeimöl hat den höchsten Vitamin-E-Gehalt aller Pflanzenöle und enthält zusätzlich Provitamin A, Vitamin D und Lecithin. Dank seines hohen Vitamin-E-Gehalts wirkt sich Weizenkeimöl positiv auf Haut und Haare aus. Wenige Tropfen genügen, um gereizte Kopfhaut zu beruhigen oder die Haut zu pflegen. Es ist für alle Hauttypen geeignet, besonders gut für trockene Haut bei Schuppenflechte und Ekzemen. Es beugt dem frühzeitigen Alterungsprozess der Haut vor. Wegen des intensiven Geruchs und weil es die Kleidung verfärben kann, hat es sich bewährt, das Öl 1:9 mit einem neutralen Öl zu mischen.

INFO Was ist Sheabutter?

Bei der Herstellung von Cremes wird auch oft Sheabutter zugesetzt.

Die Sheabutter wird aus den Nüssen des Sheanussbaums/Karitébaums gewonnen, weshalb sie auch manchmal Karitébutter genannt wird. Achten Sie beim Kauf darauf, unraffinierte Sheabutter zu bekommen. Sie enthält mehr wirksame Substanzen als die raffinierte Variante, vor allem eine hohe Konzentration an sogenannten unverseifbaren Bestandteilen. Das sind vor allem Ölsäure, Pflanzenhormone und verschiedene E-Vitamine. Sie sorgen dafür, dass die Sheabutter von der Haut gut aufgenommen und sie angenehm weich und geschmeidig wird. Zudem schützt dieses Fett die Haut vor Austrocknung und Befall von Mikroorganismen und unterstützt den Heilungsprozess bei Verletzungen und Entzündungen.

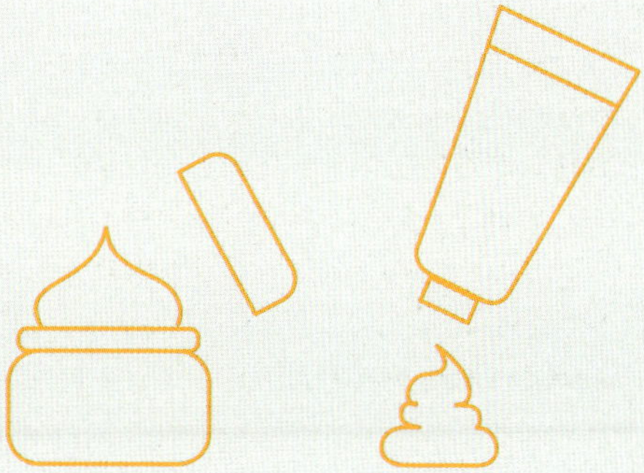

Tinkturen

Bei dieser Zubereitung werden alle Wirkstoffe mithilfe von Alkohol aus der Pflanze gelöst. Die Wirkstoffkraft einer Tinktur ist größer als die von Abkochungen oder Tees, in denen nur die wasserlöslichen Stoffe enthalten sind. Sie kann verdünnt als Teeersatz eingenommen oder äußerlich als Einreibung beziehungsweise Auflage benutzt werden. Prinzipiell können alle Drogen, die als Tee empfohlen werden, auch als Tinkturen verwendet werden. Durch den Alkohol halten sie länger als andere Zubereitungen und können problemlos gelagert werden. Nach dem Deutschen Arzneimittelbuch wird ein Verhältnis von einem Teil getrocknetem Kraut zu fünf Teilen Alkohol empfohlen. Bei frischen Kräutern ist das Verhältnis etwa 1:3.

Da sich die unterschiedlichen Wirkstoffe in unterschiedlich starkem Alkohol lösen, ist die Einhaltung der Rezeptur wichtig. Man verwendet 40-, 50- und bis zu 70-prozentigen Alkohol (Weingeist).

ZUBEREITUNG Das zerkleinerte Kraut in ein sauberes Schraubglas geben und mit einem geschmacksneutralen Alkohol (zum Beispiel Wodka) aufgießen. Das Kraut muss vollständig bedeckt sein. Das Glas 1–2 Minuten schütteln. An einem kühlen, dunklen Ort 10–14 Tage (gern auch bis zu 4 Wochen) lagern und die ersten beiden Tage immer mal wieder schütteln, damit sich die Pflanzenteile gut mit dem Alkohol vermischen. Nach Ablauf der Zeit durch ein Tuch abgießen, das Tuch zum Schluss gut auspressen. Die Flüssigkeit in saubere, dunkle Flaschen füllen und beschriften.

STANDARDDOSIS Zwei- bis dreimal täglich 1 TL (20–30 Tropfen) in 25 ml Saft oder Wasser. Bei akuten Beschwerden können stündlich zehn Tropfen in Wasser verdünnt eingenommen werden.

Bei Kindern rechnet man dreimal täglich einen Tropfen pro Lebensjahr.

TIPP Da Tinkturen und Medizinalweine Alkohol enthalten, dürfen sie nicht von Leber- und Alkoholkranken verwendet werden. Auch Schwangeren, Stillenden und Kindern unter 12 Jahren ist deshalb von der innerlichen Einnahme abzuraten.

ÄUSSERLICHE ANWENDUNG Für großflächige äußerliche Anwendungen werden Tinkturen (je nach Alkoholgehalt) mit Wasser verdünnt. Sie sollten nicht mehr als 25 Prozent Alkohol enthalten. Pflegen Sie die Haut danach mit einer guten Pflegecreme.

ZUM SPÜLEN UND GURGELN Tinktur im Verhältnis 1:10 mit Wasser verdünnen.

KRÄUTERBÄDER Für ein Fußbad 5 EL, für ein Vollbad 5–10 EL.

AUFBEWAHRUNG In dunklen Flaschen kühl gelagert bis 2 Jahre haltbar.

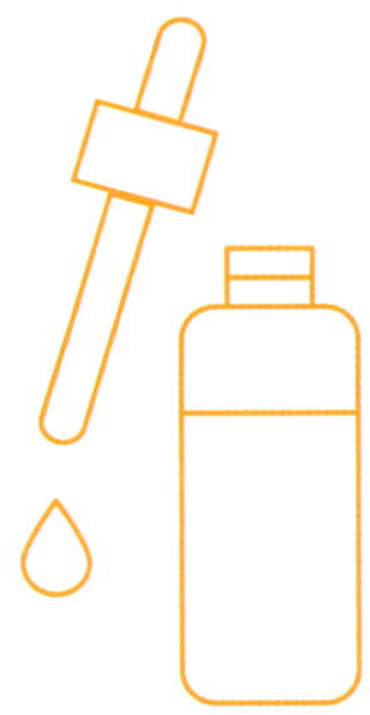

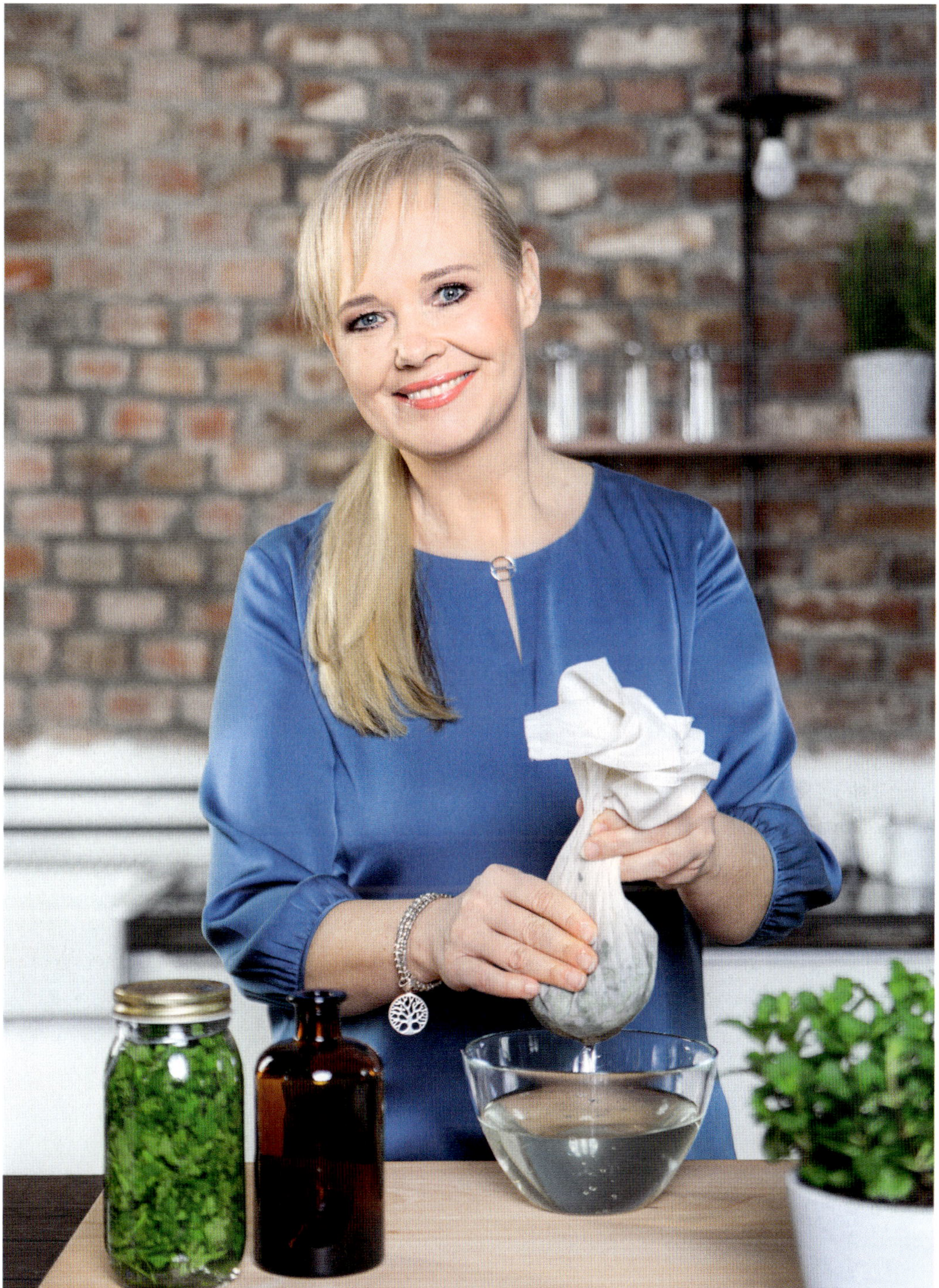

Medizinalweine

Eine weitere Methode, die wirksamen Heilstoffe aus Pflanzen zu lösen und sie gleichzeitig zu konservieren, sind Auszüge im Wein. Das älteste bekannte Kräuterweinrezept wurde auf einer sumerischen Tontafel gefunden, auf der in Keilschrift das Medizinweinrezept eines Arztes aus dem Jahr 2230 vor Christus erhalten ist. Die Weine wurden im europäischen Kulturraum vor allem über die Klosterheilkunde entwickelt. In der Neuzeit wurden auch Hildegard-von-Bingen-Weine wie Rosmarin- und Petersilienwein (siehe Seiten 168 und 212) wiederentdeckt.

ZUBEREITUNG Getrocknete oder frische Kräuter zerkleinern und in eine Flasche oder ein Glas geben und mit Wein begießen. Dann 1 Woche an einen hellen Ort stellen und zwischenzeitlich immer mal wieder schütteln.
STANDARDMENGE 30 g trockene oder etwa 50 g frische Droge auf 1 Liter Wein.
STANDARDDOSIS Ein bis zwei Likörgläser täglich trinken.
AUFBEWAHRUNG 10- bis 12-prozentige Ansätze sind etwa 3 Wochen haltbar, 20-prozentige bis zu 1 Jahr.

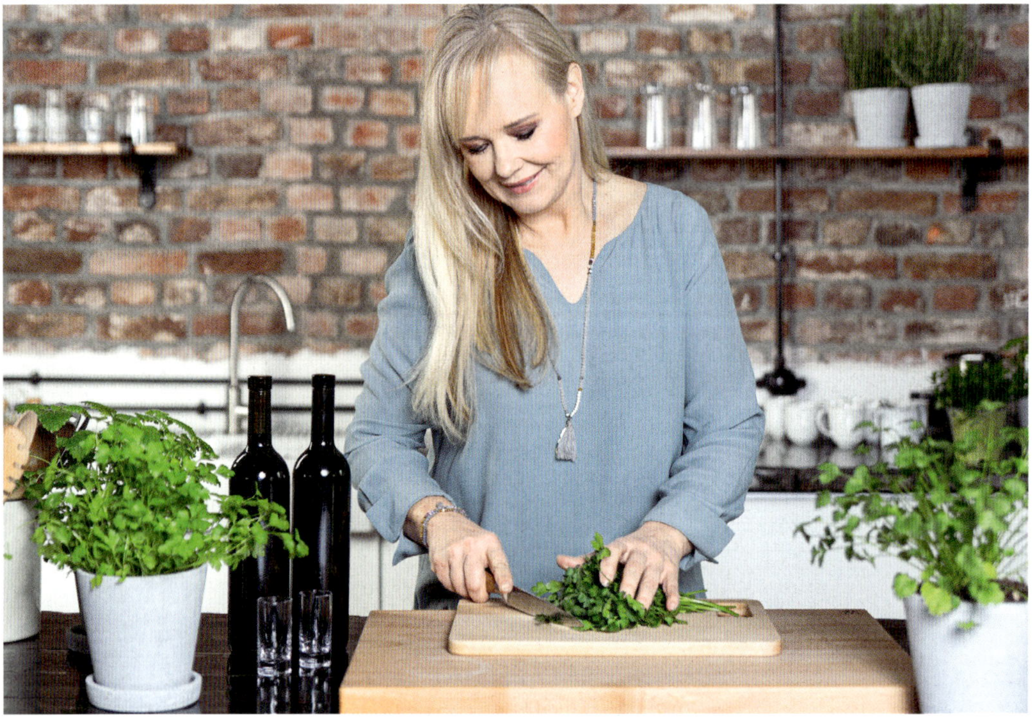

Empfohlen wird die Verwendung von Süßwein aus südlichen Regionen, der etwas alkohol- und zuckerreicher als normaler Wein ist.

Sirupe

Zucker und Honig sind ideale Konservierungsstoffe, die Aufgüsse oder Abkochungen lange haltbar machen. Durch den süßen Geschmack sind Sirupe gerade für Kinder gut geeignet. Honig bringt zusätzlich heilende Eigenschaften mit.

ZUBEREITUNG Einen Aufguss mindestens 15 Minuten ziehen lassen oder eine Abkochung mindestens 30 Minuten köcheln lassen, um ein Maximum an Wirkstoffen auszuziehen (siehe Seiten 15 und 16). In einen Topf abseihen und Zucker oder Honig im Verhältnis 1:1 hinzufügen. Unter ständigem Rühren erhitzen, bis sich der Zucker in der Flüssigkeit gelöst hat.

Wenn man Honig für die Sirupzubereitung verwendet, dann die Flüssigkeit auf etwa 40 °C abkühlen lassen und dann den Honig einrühren. Größere Hitze würde die heilsamen Enzyme im Honig zerstören. Den abgekühlten Sirup in sterilisierte, dunkle Flaschen füllen, die man verkorken kann.

STANDARDDOSIS Dreimal täglich 1–2 TL.

AUFBEWAHRUNG Kühl und dunkel lagern. Bis zu 6 Monate haltbar.

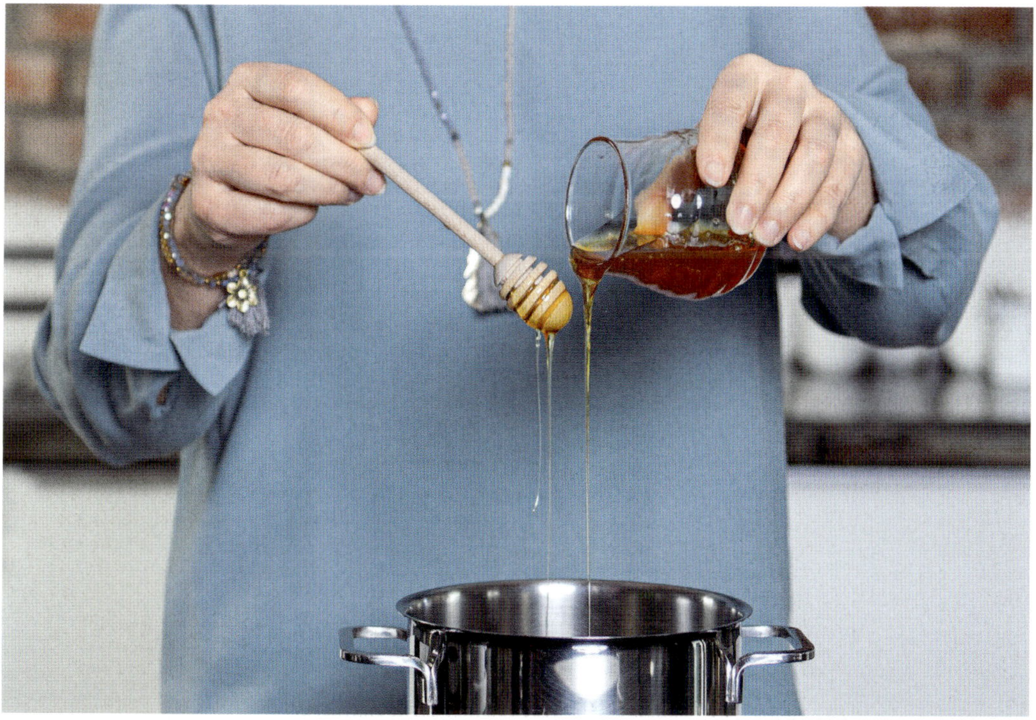

Durch seine hustenstillenden, antiviralen und antibakteriellen Eigenschaften eignet sich Honig sehr gut zur Herstellung von Hustensirup.

Praktische Anwendungen

Bäder, Wickel und Inhalationen gehören zu den gebräuchlichsten Anwendungen in der häuslichen Pflege. Sie lindern Symptome, stärken das Immunsystem und können auch zur Prophylaxe eingesetzt werden.

Wickel

Auflagen

Kompressen

Breiauflagen

Inhalationen

Mundspülungen

Bäder

Waschungen

Wickel, Auflagen und Kompressen

Sie zählen zu den bewährten Helfern in der häuslichen Krankenpflege – ob als fiebersenkender Wadenwickel, entzündungshemmender Halswickel oder großflächiger Leibwickel. Bei einem Wickel wird ein Körperteil mit einem nassen und zwei trockenen Tüchern ganz umwickelt. Bei einer Auflage beziehungsweise der Kompresse (kleine Auflage) wird ein Körperteil nicht umwickelt, sondern nur abgedeckt. Dabei wird ein sauberes Stück Baumwollstoff (Handtuch, Geschirrtuch, bei Wunden sterile Gaze) – je nach Rezeptur – mit einem warmen oder kalten Kräuteraufguss (Teeaufguss) oder Kräutersud (Abkochung) getränkt. Dann die Flüssigkeit leicht ausdrücken, das Tuch auf die zu behandelnde Stelle legen und mit einem weiteren Tuch fixieren. Ein größeres Tuch wird vor dem Eintauchen mehrfach gefaltet. Es soll die zu behandelnde Stelle gut bedecken.

Auch Kissen und Säckchen mit verschiedenen Wirkstoffen – beispielsweise der Heublumensack oder das Lavendelsäckchen – werden zu den Auflagen gezählt.

Für den Wickel benötigen Sie zwei Innentücher aus Leinen oder Baumwolle. Leinen ist für das Innentuch am besten geeignet, da es grobfädig und gut durchlässig ist. Neue Leinentücher müssen vor der ersten Anwendung gewaschen werden.

Das Außentuch ist bei warmen Wickeln aus Wolle oder eine Wolldecke, um die Wärme zu halten. Bei einem kalten Wickel kann das Außentuch aus Baumwolle sein, auch ein Frotteetuch ist geeignet.

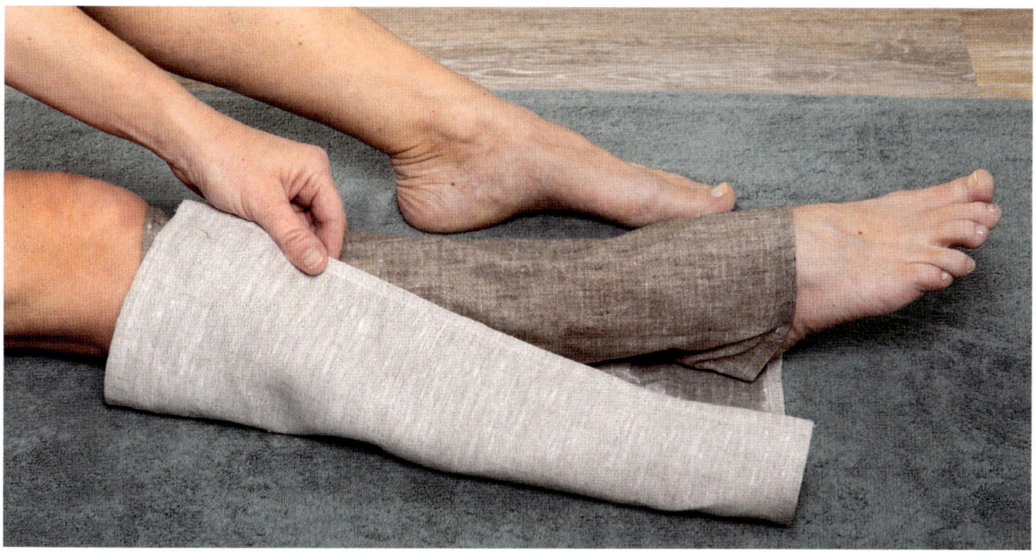

Der Wadenwickel reicht vom Fußknöchel bis zur Kniekehle. Er wirkt nicht nur fiebersenkend, sondern auch blutdrucksenkend, beruhigend und entstauend.

WICHTIG Verwenden Sie nur luftdurchlässige Stoffe, damit der Körper bei der Anwendung ausdünsten kann!

Auch zur Prävention von Krankheiten sind Wickel geeignet. So stärkt ein Leberwickel (eventuell mit Schafgarbe) die Leber und ein Nierenwickel (mit Zusatz von Ingwerpulver) regt die Nierentätigkeit an. Gift- und Schlackenstoffe werden abtransportiert und zur Blase geleitet.

Die Wirkung von Wickeln wird ebenso wie die von Auflagen und Kompressen erhöht, wenn man Verstärker einsetzt. So kann man die Tücher auch in Salzwasser oder Öl tauchen, mit Quark, Lehm oder Kräuter- und Gewürzpasten bestreichen.

Beim Zusatz von pflanzlichen Stoffen wird außer dem Temperaturreiz eine phytopharmakologische Wirkung erzielt. Das bedeutet: Über die Haut und/oder über die Nase werden die pflanzlichen Inhaltsstoffe aufgenommen.

ZUBEREITUNG Je nach Rezeptur entweder einen Aufguss oder eine Abkochung (siehe Seiten 15 und 16) zubereiten.

STANDARDMENGE 500 ml Aufguss oder Abkochung beziehungsweise 25 ml der jeweiligen Tinktur in 500 ml Wasser.

STANDARDDOSIS Mehrmals täglich nach Bedarf. Heiße Kompresse erneuern, wenn sie erkaltet ist, kalte Kompresse erneuern, wenn sie warm geworden ist.

AUFBEWAHRUNG Der Aufguss oder Sud ist abgedeckt im Kühlschrank bis zu 2 Tage haltbar. Für eine warme Kompresse einfach wieder erwärmen.

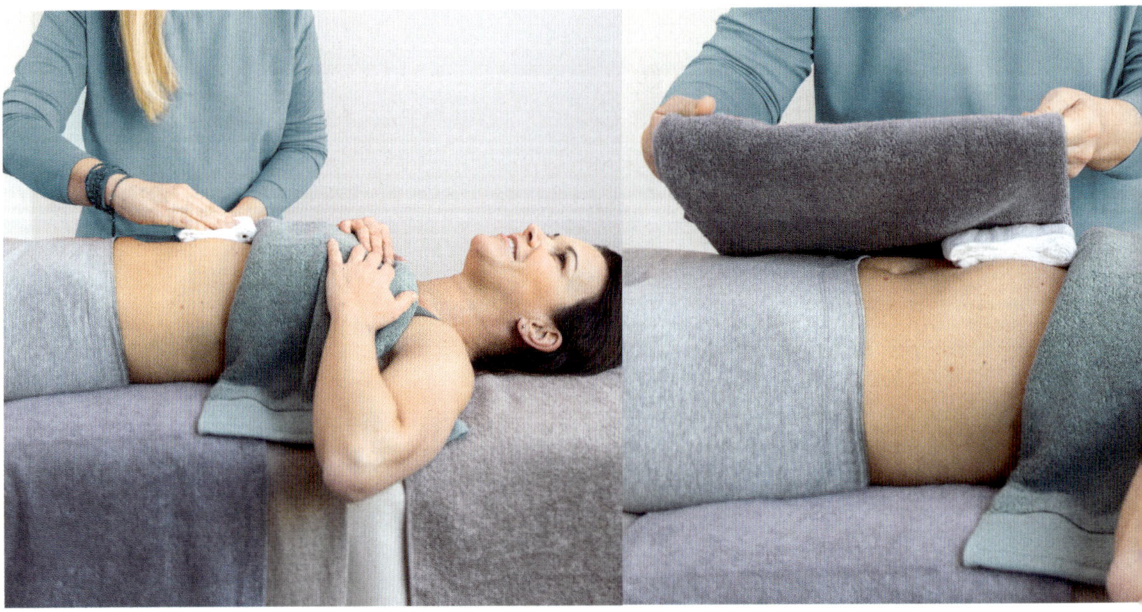

Kalte Wickel und Auflagen entziehen Wärme. Durch mehrfache Wiederholung wird die Blutzirkulation kurzfristig auf ein Minimum heruntergefahren und dadurch unter anderem das Schmerzempfinden gedämpft. Sie wirken außerdem abschwellend, entstauend und entzündungshemmend. Gut geeignet bei stumpfen Verletzungen, nässenden und trockenen Ekzemen, akuten Schmerzen sowie Sonnenbrand. Außerdem haben sie eine beruhigende Wirkung bei nervösen Herzbeschwerden und Kopfschmerzen. Sie werden erneuert, sobald das Tuch warm geworden ist.

Bleiben kalte Wickel länger liegen, führen sie wiederum zu einer Erwärmung der darunterliegenden Haut. Die Feuchtigkeit verdunstet durch die Körperwärme. Diese Verdunstungswärme wirkt durchblutungssteigernd und entzündungshemmend sowie entspannend. So sind kalte Socken beispielsweise eine hervorragende Einschlafhilfe.

WICHTIG Nicht bei Angina pectoris (Herzenge), Ohren-Kiefernhöhlen-Entzündungen oder bei Entzündungen im Urogenitalbereich anwenden.

Warme Wickel und Auflagen führen dem Körper Wärme zu. Sie steigern die Durchblutung am jeweiligen Ort der Auflage und über die Nervenbahnen auch an weiter entfernten Stellen des Körpers. Die Versorgung mit Sauerstoff und Nährstoffen wird verbessert. Warme Wickel wirken zudem entspannend auf die Muskulatur, was schmerzlindernde und beruhigende Effekte zeigt. Sie regen die Schweißproduktion an und fördern so das Ausscheiden von Stoffwechselabbauprodukten. Gleiches gilt allerdings auch für Wasser und Kochsalz. Deshalb sollte man nach einem warmen Wickel viel trinken.

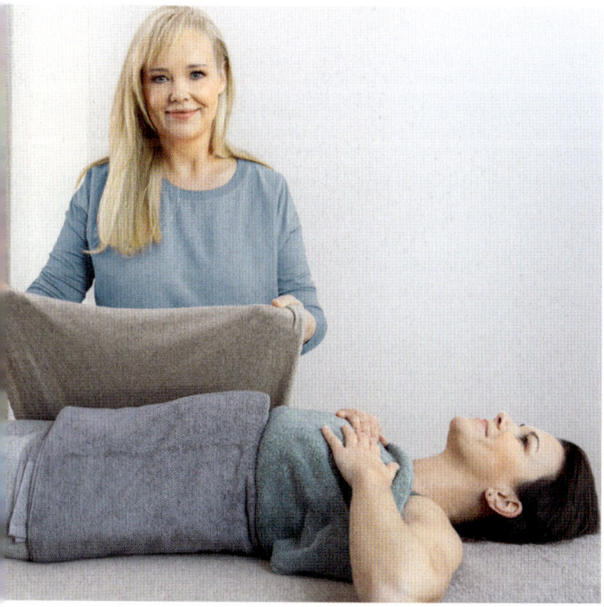

Das nasse Innentuch kommt direkt auf die zu behandelnde Körperstelle. Bei kalten Wickeln darauf achten, dass der Körper warm ist. Das Zwischentuch muss etwas größer als das Innentuch sein, damit die ausgeschiedenen Stoffe vollständig vom Zwischentuch aufgenommen werden können. Das Außentuch aus Wolle (Decke, Tuch, Schal) oder Frottee dient als Abschluss und kann wieder etwas schmaler als das Zwischentuch sein, muss es aber nicht.

Breiauflagen

Sie werden auch Kataplasma genannt. Dabei handelt es sich um einen Umschlag aus einer weichen Paste von Pflanzenteilen, Samen oder Wurzeln, die fein gehackt, gequetscht oder pulverisiert und eventuell mit Wasser verrührt angewendet werden. Bekannt sind Umschläge mit Leinsamen, Senfmehl oder auch das Zwiebelpäckchen. Etliche Küchenkräuter lassen sich ebenso dafür verwenden.

ZUBEREITUNG Je nach Rezeptur frisch, kurz oder länger erwärmt. Die zu behandelnde Stelle mit etwas Öl einreiben, damit der Brei nicht festklebt. Den Brei auflegen und mit einer Gaze abdecken und fixieren. Der Umschlag kann bis zu 3 Stunden aufliegen.

STANDARDMENGE Kräutermenge je nach Größe der zu behandelnden Stelle.

STANDARDDOSIS Je nach Beschwerdebild mehrmals täglich.

AUFBEWAHRUNG Keine; Breiauflagen immer frisch zubereiten.

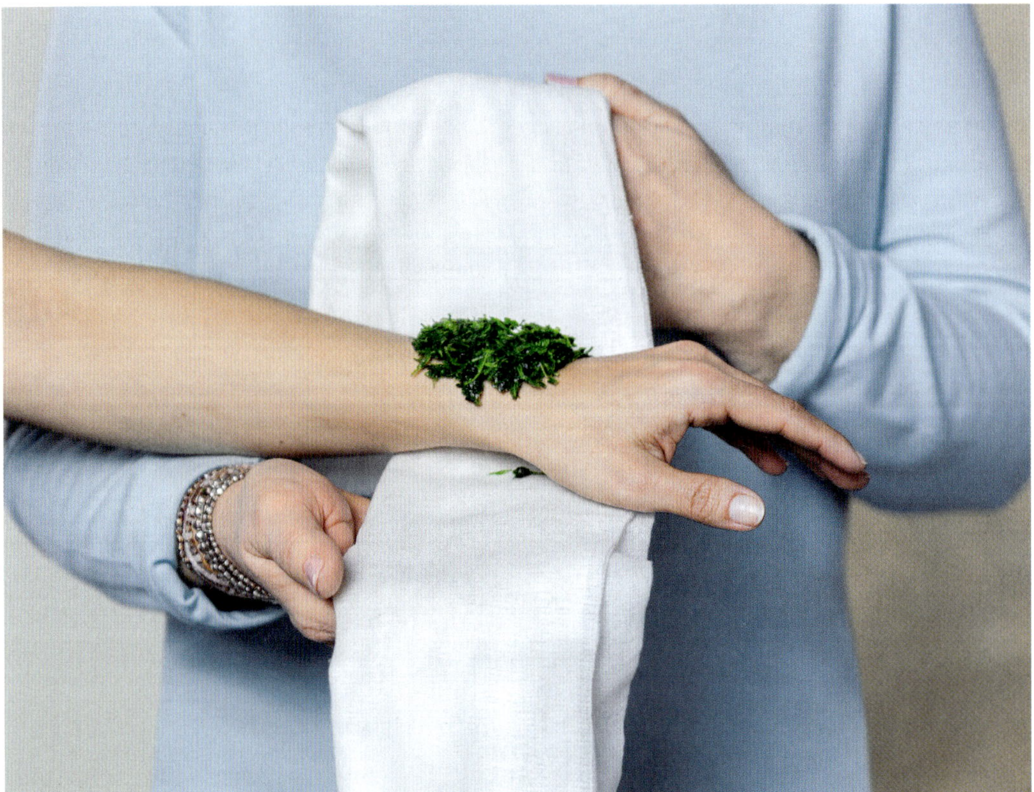

Bei allen Insektenstichen helfen Breiauflagen von Melisse, Petersilie oder Salbeiblättern.

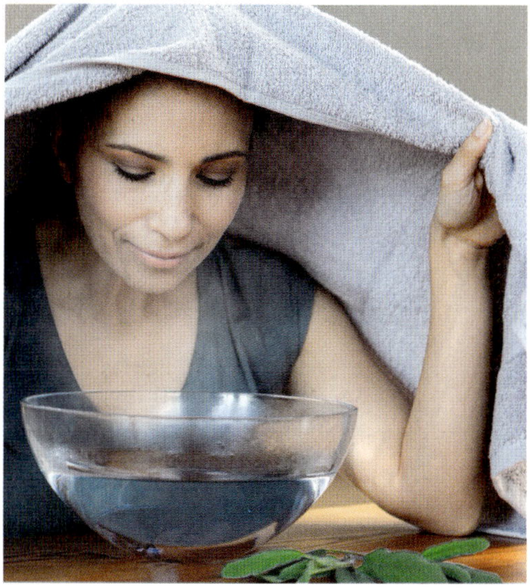

Inhalationen

Diese bewährte Anwendung kommt bei Erkältungskrankheiten ebenso zur Anwendung wie zur Hautpflege. Es sind die antiseptischen Wirkstoffe, die beim Dampfbad für Hilfe bei verschiedenen Beschwerden sorgen. Außerdem wird die Durchblutung der Haut stark angeregt.

ZUBEREITUNG Einen Aufguss aus Kräutern zubereiten und 15 Minuten ziehen lassen. Auf 1 Liter Wasser rechnet man 2–3 EL Kraut (etwa 25 g) oder drei bis fünf Tropfen ätherisches Öl. Den Aufguss in eine Schüssel gießen. Den Kopf über die Schüssel halten und mit einem Handtuch bedecken.

STANDARDDOSIS Ein- bis zweimal täglich etwa 10 Minuten inhalieren.

AUFBEWAHRUNG Keine; die Inhalationen immer frisch zubereiten.

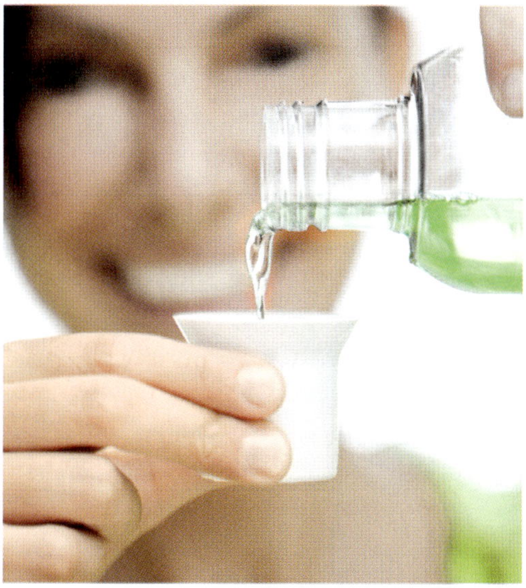

Mundspülungen

Gurgellösungen oder Mundspülungen sind bei Entzündungen im Mund- und Rachenbereich hilfreich. Sie werden aus Aufgüssen, Abkochungen oder Tinkturen zubereitet.

ZUBEREITUNG Einen Aufguss vorbereiten (siehe Seite 15) und dann 15–20 Minuten ziehen lassen. Die längere Ziehzeit ist notwendig, damit mehr der zusammenziehenden (adstringierenden) Stoffe gelöst werden. Danach den Aufguss abseihen und zum Gurgeln verwenden. Alternativ eine Abkochung herstellen (siehe Seite 16) oder 5 ml einer adstringierenden Tinktur mit 100 ml Wasser verdünnen.

STANDARDDOSIS So oft wie gewünscht gurgeln beziehungsweise spülen.

AUFBEWAHRUNG Mundspülungen immer möglichst frisch zubereiten.

Bäder

Voll-, Halb-, Teil- oder ansteigende Bäder sind sehr effektive Heilmittel. Sie wirken auf der physikalischen, der chemischen sowie der zeitlichen Ebene.

PHYSIKALISCHE WIRKUNG Temperatur (warm, kalt oder im Wechsel) und Druck (vor allem bei Vollbädern).

CHEMISCHE WIRKUNG Badezusätze.

ZEITLICHE WIRKUNG Auch die Dauer des Bades spielt eine Rolle. So reichen manchmal wenige Sekunden für kalte Bäder und für warme Bäder werden bis zu 20 Minuten Dauer empfohlen. Achtung: Zu langes Baden kann den Kreislauf belasten und die Haut austrocknen.

Die positiven Reize, die Bäder auslösen, können durch die Zugabe von Badeextrakten, Aufgüssen, Badesalzen oder ätherischen Ölen verstärkt werden. Allerdings werden all diese Zusätze ausschließlich warmen Bädern zugesetzt, damit sie ihre Wirkung entfalten.

Temperaturskala für Bäder

Kalt	0–18 °C
Temperiert	19–23 °C
Kühl	23–32 °C
Warm	36–38 °C
Heiß	39–41 °C

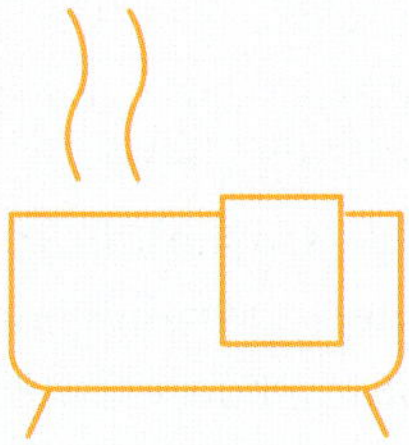

Badedauer

Warme Voll- und Teilbäder:	5–20 Minuten
Temperaturansteigende Bäder:	12–20 Minuten
Wechselbäder:	5–10 Minuten warm, 10 Sekunden kalt, zweimal wiederholen und kalt enden

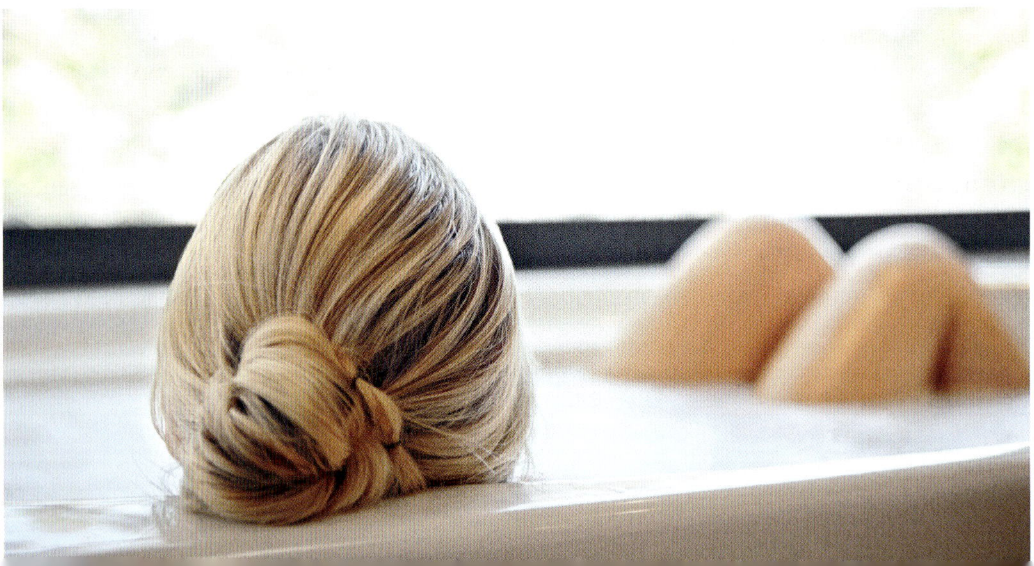

Waschungen

Waschungen sind sehr milde Anwendungen, die vor allem bei kleinen Kindern und alten Menschen zum Einsatz kommen. Sie können als Teil- oder Ganzkörperwaschung durchgeführt werden. Die warme Waschung wirkt beruhigend und die kalte Waschung ist anregend.

Waschungen sind zur Stärkung des Immunsystems genauso geeignet wie bei der Behandlung von Kranken oder in der Pflege. Sie wirken stärkend, beruhigend sowie schlaffördernd und regen den Stoffwechsel an. Durch den Zusatz von Kräuteraufgüssen oder ätherischen Ölen (siehe Seite 38 ff.) wie beispielsweise Lavendel oder Rosmarin wird die Wirkung erhöht.

Bei einer Waschung wird mit einem Leinen- oder Baumwolltuch ein dünner Wasserfilm auf den ganzen Körper oder auf einzelne Körperteile aufgetragen. Dafür wird das Tuch auf Handtellergröße gefaltet und in eine Schüssel mit kaltem oder warmem Wasser getaucht. Bei Fieber, kälteempfindlichen Menschen oder Kranken ist es ratsam, kein kaltes, sondern mindestens temperiertes Wasser (zwischen 18 und 22 °C) zu verwenden, um einen Kälteschock zu vermeiden. Je nach Gesundheitszustand kann kühl schon 1–2 °C unter der Körpertemperatur sein, vor allem, wenn damit Kranke oder ältere Menschen behandelt werden.

Der Körper muss warm sein und soll nur so weit wie notwendig entkleidet werden. Auf warme Raumtemperatur achten.

Das Tuch leicht ausdrücken, sodass es nicht mehr tropft, und zügig, aber nicht hektisch mit der Waschung beginnen. Das Tuch wenden, wenn es warm geworden ist. Für eine Ganzkörperwaschung benötigt man etwa 2 Minuten. Am Ende der Waschung nicht abtrocknen und warm anziehen.

Man unterscheidet folgende Formen der Waschung:

Oberkörperwaschung
Unterkörperwaschung
Bauchwaschung
Ganzkörperwaschung
Serienwaschung (wiederholte Waschung, vor allem zur Fiebersenkung)

Beispiel für eine beruhigende Waschung mit Lavendel

Eine Handvoll getrocknete oder ein bis zwei Handvoll frische Lavendelblüten mit 1 Liter kochendem Wasser überbrühen, 10–15 Minuten ziehen lassen, abseihen und abkühlen lassen: für eine kühle Waschung bis unter 18 °C, für eine temperierte Waschung zwischen 18 und 22 °C, für eine warme Waschung zwischen 36 und 38 °C. Das Waschtuch in die Lösung tauchen, leicht auswringen und die Waschung beginnen. Verwenden Sie ätherisches Öl, rechnet man pro Liter Wasser einen Tropfen, der vorher in Honig, Salz oder Sahne emulgiert wird (siehe Seite 43).

Ätherische Öle

Sie sind mehr als wohlriechende Stoffe, deren Aromen uns einfach angenehm sind. Ätherische Öle sind Heilmittel. Eingesetzt werden sie in der Aromatherapie. Sie wirken auf drei Ebenen: Auf der pharmakologischen Ebene, wenn das Öl in die Blutbahn gelangt und chemische Reaktionen auslöst, zum Beispiel bei Hormonen oder Enzymen. Physiologisch beeinflussen die Öle den Körper, indem sie beispielsweise beruhigen oder anregen. Auf der psychischen Ebene rufen Düfte eine individuelle Reaktion hervor, die viel mit der Persönlichkeit und Dufterinnerungen zu tun hat.

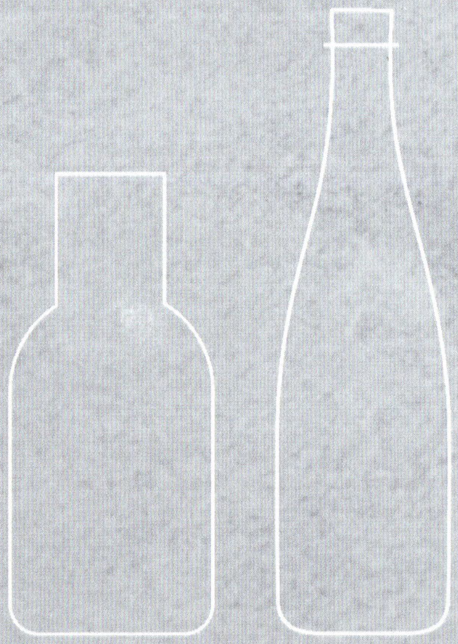

Der Begriff „ätherisch" kommt vom griechischen Verb „aithein", das „anzünden, brennen, leuchten" bedeutet. Durch das Verbrennen von Hölzern, Harzen oder anderen Pflanzenteilen und dem dadurch gen Himmel steigenden Rauch ehrten die Menschen früher die Götter. In einigen Naturreligionen gehören rituelle Räucherungen bis heute zum Kulturgut. Die Herstellung duftender Essenzen wird schon seit Jahrtausenden praktiziert. So entdeckte man im historischen Mesopotamien, dessen Kernbereich dem heutigen Irak und dem Nordosten von Syrien entspricht, eine etwa 5.500 Jahre alte Destillationsapparatur. In ägyptischen Grabbeigaben fand man Gefäße mit aromatischen Ölen, die noch nach Jahrtausenden einen intensiven Duft verströmen.

Bekannt sind die Salbungen bei Griechen und Römern mit stark duftenden Ölen zur Körperpflege, aber auch zur Verbreitung von Wohlgerüchen. Übrigens ist das Wort „Parfum" aus dem Lateinischen „per fumum" („durch Rauch") abgeleitet.

Avicenna (980-1037 nach Christus), einer der berühmtesten Ärzte des frühen Mittelalters, entwickelte die bekannten Herstellungsverfahren für Pflanzenessenzen weiter. Seine von ihm geschaffene Methode der Wasserdampfdestillation ermöglichte es, ätherische Öle in Reinform zu gewinnen. Ausführlich beschreibt Avicenna als einer der ersten Ärzte die medizinische Wirkung ätherischer Öle. Die Anwendung von ätherischen Ölen als Quelle von Wohlbefinden oder als Therapeutikum ist also keine Erfindung der Moderne, sondern uraltes Kulturgut.

Aromatherapie

Der Begriff der Aromatherapie wurde zu Beginn des 20. Jahrhunderts vom französischen Chemiker und Parfümeur René-Maurice Gattefossé (1881-1950) geprägt. Er hat maßgeblich die Forschungen zum Einsatz von ätherischen Ölen zu medizinischen Zwecken vorangetrieben.

Auch in der heutigen Pflanzenheilkunde hat die Aromatherapie einen festen Platz, sie ist ein Teilgebiet der Phytotherapie. Die Therapie mit pflanzlichen Ölen und Wässern kann über drei Wege wirken: innerlich (intern), über die Nase (nasal) sowie über die Haut (perkutan).

Dabei geht es nicht nur darum, ab und zu über Duftschalen eine wohlriechende Atmosphäre in die eigenen vier Wände zu zaubern (das wäre unter dem Begriff der Aromapflege/-kultur zu verstehen), sondern die Aromatherapie beansprucht für sich, mit ätherischen Ölen körperliche und seelische

Beschwerden behandeln zu können. Diese Therapieform ist in Österreich, Italien und Deutschland Ärzten (und Heilpraktikern) mit entsprechender Weiterbildung vorbehalten.

Insbesondere bei der therapeutischen Anwendung ist die Qualität der Öle von entscheidender Bedeutung (siehe „Wie man gute Qualität erkennt").

INFO Mit Lavendelöl Verbrennungen geheilt - eine zufällige Entdeckung

Oft ist es der Zufall, der wissenschaftliche Forschungen vorantreibt. So geschah es auch 1910, als sich der französische Parfümeur René-Maurice Gattefossé bei Arbeiten in einem Labor seiner Kosmetikfirma die Hand bei Experimenten verbrannte. Er tauchte sie in das nächstgelegene Gefäß mit Flüssigkeit, was zufällig ätherisches Lavendelöl war. Bald beobachtete er sehr erstaunt, dass die Brandwunde schnell verheilte und auch nur kleine Narben zurückblieben. Diese erstaunliche Erfahrung brachte ihn dazu, sich intensiver mit ätherischen Ölen zu befassen.

Während des Ersten Weltkriegs wurden Verletzte von ihm in einem Militärkrankenhaus mit den antiseptisch wirkenden ätherischen Ölen von Lavendel, Thymian, Zitrone und Nelken behandelt. Er stellte fest, dass die Wundheilungsrate deutlich besser war als mit herkömmlichen Mitteln. In zahlreichen Veröffentlichungen dokumentierte er seine Erkenntnisse und prägte 1920 den Begriff der Aromatherapie.

Konzentrierte Kraft der Natur

Oft werden sie als Essenzen bezeichnet, was den Charakter dieser Pflanzenkonzentrate gut beschreibt. Reine ätherische Öle sind hochwirksame Pflanzenauszüge, die eine so kleine Molekülstruktur aufweisen, dass sie auch durch die Haut in den Körper gelangen können. Gewonnen werden sie durch das Auspressen (etwa von Schalen der Zitrusfrüchte), durch Wasserdampfdestillation oder Extraktion mit einem Lösungsmittel wie Alkohol.

Besonders hochwertig sind die mittels Wasserdampfdestillation gewonnenen Öle. Verwendet werden vorrangig Blüten, Blätter, Wurzeln, Rinden, Samen oder Früchte, in seltenen Fällen auch Harze. Ätherische Öle haben nichts mit einem Öl im eigentlichen Sinn zu tun. Es sind hochwirksame Pflanzenauszüge, die aus den Duftdrüsen der Pflanzen extrahiert werden und sehr leicht und flüchtig sind, also ätherisch.

Die hochkonzentrierten Vielstoffgemische bestehen oft aus weit über 100 Einzelsubstanzen, vor allem unterschiedlichen Terpenverbindungen (circa 90 Prozent), Phenylpropanderivaten, Kohlenwasserstoffen und deren Derivaten sowie schwefel- und stickstoffhaltigen Verbindungen.

Die Pflanze produziert sie aus zwei Überlebensgründen: erstens, um Insekten zur Bestäubung anzulocken und damit die Fortpflanzung zu garantieren. Und zweitens, um sich vor Fressfeinden, Bakterien, Viren und Pilzen zu schützen. Alle ätherischen Öle zeichnen sich durch intensiven Geruch und Geschmack aus. Den ätherischen Ölen werden viele pharmakologische Wirkungen zugesprochen. So sind sie durchblutungsfördernd, entzündungshemmend, antiseptisch, antibiotisch, auswurffördernd, entwässernd, krampflösend, entblähend, beruhigend und kreislaufanregend. Auch die antibiotischen Eigenschaften macht sich der Mensch bei der medizinischen Anwendung zunutze.

Die aufwendige Herstellung und die geringe Ausbeute machen naturreine ätherische Öle sehr wertvoll und teilweise auch recht teuer.

INFO Rosenöl, eines der teuersten ätherischen Öle

Große Anbaugebiete der Damaszener-Rose sowie der *Rosa centifolia* zur Gewinnung von ätherischem Öl findet man in Bulgarien, der Türkei und Südfrankreich. Die frisch geöffneten Blüten werden in den frühen Morgenstunden von Hand gepflückt.

Mit zunehmender Sonneneinstrahlung verringert sich der Anteil des ätherischen Öls um bis zu 70 Prozent. Die Ausbeute ist gering. 1.000 kg Rosenblüten, also ein riesiger Blütenberg, ergeben am Ende nur 200–300 g ätherisches Rosenöl. Zudem ist das Zeitfenster für die Ernte sehr kurz: Es reicht nur von Mitte Mai bis Mitte Juni. Diese wenigen Zahlen machen deutlich, warum Rosenöl zu den teuersten gehört.

Wirkung ätherischer Öle

Duftstoffe docken an Rezeptoren der Riechzellen in der Nase an und leiten dann die Information über die Riechnerven bis zum Riechkolben im Gehirn weiter. Dabei werden ganz verschiedene Reaktionen ausgelöst – vom reinen Erkennen des Geruchs bis zur emotionalen Beeinflussung.

Lange dachte man, der Weg über die Riechzellen der Nase ins Riechzentrum des Gehirns sei der einzige Zugang der Duftstoffe zum Körper. Doch seit einigen Jahren ist klar, dass Duftmoleküle, die wir einatmen, essen, trinken oder auf der Haut verreiben, auch direkt ins Blut gelangen und so zu verschiedenen Organen transportiert werden. Denn was lange Zeit nicht bekannt war: In allen Körperzellen und damit Organen gibt es Rezeptoren für Duftstoffe – so beispielsweise in Herz, Lunge, Niere, Bauchspeicheldrüse und Gehirn.

Jede Zellart reagiert auf einen anderen Duft. So regt der Duft des Thymians (Thymol) die Darmtätigkeit an und der von Sandelholz (Sandalore) regt Hautzellen an, sich schneller zu teilen, und wird bereits erfolgreich in der Wundheilung eingesetzt. Lavendel hingegen hilft zum Beispiel bei Schlafstörungen und Ängsten.

INFO Viele Duftrezeptoren in Krebszellen
Entartete Zellen haben bis zu tausendmal mehr Duftrezeptoren als gesunde und reagieren auf bestimmte Duftstoffe mit einem Wachstumsstopp. Bislang funktioniert das allerdings nur im Reagenzglas, wie der Geruchsforscher Prof. Hanns Hatt von der Ruhr-Universität Bochum herausgefunden hat. Bis diese Erkenntnisse in der Krebstherapie oder -diagnostik eingesetzt werden können, ist es vermutlich noch ein weiter Weg.

Dosierung ätherischer Öle

Die hochkonzentrierten Essenzen werden vorrangig für äußere Anwendungen genutzt, und zwar in der Regel tropfenweise oder stark verdünnt. 1 ml ätherisches Öl entspricht 20 bis 25 Tropfen - maßgebend ist die Dichte und ob sie vom Tropfer in der Flasche oder von der Pipette abgehen.

Der Umgang mit den konzentrierten Wirkstoffgemischen ist nicht harmlos, auch wenn sie „nur" äußerlich verwendet werden. Eine Überdosierung kann zu Kopfschmerzen, Übelkeit, Schwindel oder auch Atemwegsbeschwerden führen.

Innerlich können diese Öle in sehr geringer Dosierung eingenommen werden. Dabei muss man sich ganz besonders streng an die vorgeschriebene Dosierung halten, denn bei Nichteinhaltung kann es zu Reizungen im Magen-Darm-Bereich kommen.

Deshalb ist es wichtig, sich sowohl bei äußerlichen als auch bei innerlichen Anwendungen an gesicherte Rezepturen zu halten. Schwangere, Kleinkinder und Allergiker sollten ätherische Öle nur nach umfassender Beratung durch einen Arzt und nur unter fachkundiger Begleitung anwenden. So können mentholhaltige Öle wie Minze bei Kleinkindern zu Atemwegsproblemen bis zu Erstickungsanfällen führen und Wacholderöl kann bei Schwangeren Wehen auslösen.

WICHTIG Ätherische Öle werden zwar in Form von Millilitern (ml) gehandelt, aber die Rezepturen werden üblicherweise in Tropfen dosiert. Rezepturangaben in ml für eine einmalige Anwendung weisen auf fehlerhafte Angaben oder auf die Verwendung von verfälschten Produkten hin (siehe Seite 45).

Dosierung von Kosmetika und Massageölen mit ätherischen Ölen
1 ml ätherisches Öl entspricht etwa 20 Tropfen.

Gesichts- und Körperpflegeöle:	20–40 Tropfen auf 100 ml (1–2 %)
Duschgele:	40–100 Tropfen auf 100 ml (2–5 %)
Massageöle:	40–100 Tropfen auf 100 ml (2–5 %)
Kleine Mengen zum Massieren:	Auf 1 TL Basisöl (5 ml) gibt man drei bis fünf Tropfen ätherisches Öl.

Dosierung von Badezusätzen, Waschungen, Wickeln, Inhalationen

Ätherische Öle sind nicht wasserlöslich. Damit sie sich im Wasser gut verteilen, müssen sie emulgiert werden. Als Emulgatoren dienen im Haushalt fette Milchprodukte wie Sahne oder fette Kaffeesahne (mindestens 15 % Fettgehalt), Honig und Salz. Sahne kommt vor allem bei Voll- und Halbbädern zur Anwendung, Honig und Salz sind bei kleineren Anwendungen eine sehr gute Alternative.

DOSIERUNG VOLLBAD Dazu werden die ätherischen Öle mit 1 EL flüssigem Honig oder 100 ml Rahm gut vermischt. Diese Emulsion wird ins laufende Badewasser gegeben. Im Vollbad werden die Hauptbestandteile von ätherischen Ölen, beispielsweise Terpene, zum einen über die Lunge und zum anderen auch über eine große Hautfläche aufgenommen. Nach einem 30-minütigen Bad sind Terpene noch nach mehr als 5 Stunden in der Ausatemluft nachweisbar.

DOSIERUNG FUSSBAD Drei bis fünf Tropfen ätherisches Öl mit 50 ml Sahne oder 1 TL Honig oder Salz verrühren und in 5 Liter warmes Wasser geben.

DOSIERUNG INHALATION Drei bis fünf Tropfen ätherisches Öl auf 2 Liter heißes Wasser geben.

DOSIERUNG WASCHUNG Auf eine Waschschüssel mit 3 bis 5 Litern werden entsprechend drei bis fünf Tropfen ätherisches Öl gegeben. Dafür das Öl vorher mit 1 EL Sahne, 1 TL Honig oder Salz emulgieren, alles gut vermischen und ins Waschwasser geben. Bei trockener Haut und Salz als Emulgator empfiehlt sich, zusätzlich etwas Öl (zum Beispiel Sonnenblumenöl) ins Waschwasser zu geben. Ein mehrfach gefaltetes Baumwolltuch in die Lösung tauchen und die Waschung durchführen (siehe Seite 37).

DOSIERUNG WICKEL Wasser und Essenzen werden während des Tränkens der Tücher mechanisch gemischt, deshalb benötigt man für diese Anwendung keinen Emulgator. Geben Sie drei bis sechs Tropfen als Zusatz ins Wickelwasser. Durch den Zusatz erhöhen Sie die Wirkung von warmen und heißen Wickeln. Durch die Wärme werden die flüchtigen Öle besonders gut freigesetzt.

DOSIERUNG TEE In geringer Dosierung können manche ätherischen Öle auch innerlich eingenommen werden. Als Faustregel gilt: ein Tropfen emulgiert mit Honig auf ein Glas Wasser oder Tee. Da ätherische Öle leicht flüchtig sind, sollte der Tee bei der Zugabe höchstens handwarm sein, damit die Wirkstoffe nicht wirkungslos verdampfen. Wichtig: Unbedingt an die Rezeptur halten, da eine Überdosierung, auch wenn es manchmal nur ein Tropfen ist, zu unangenehmen Reaktionen führen kann! Manche Öle darf man gar nicht innerlich verwenden.

DOSIERUNG ALS RAUMDUFT Sie benötigen dafür eine Duftlampe, die aus einer flachen Schale und einer darunter befindlichen Kammer für ein Teelicht besteht. In die Schale gibt man 1–2 EL warmes Wasser und fügt drei bis sechs Tropfen ätherisches Öl hinzu. Dann das Teelicht entzünden und den Duft etwa 30 Minuten genießen. Da das Wasser verdunstet, muss immer wieder etwas nachgefüllt werden.
WICHTIG Lassen Sie brennende Duftlampen nicht unbeaufsichtigt, auch wenn Sie das Zimmer nur für wenige Minuten verlassen! Achten Sie darauf, dass auch keine Kinder allein im Raum sind, wenn die Duftlampe angezündet ist!

Ätherische Öle richtig aufbewahren und lagern

Auch die besten ätherischen Öle verlieren ihre Wirkung, wenn sie abgelaufen sind oder falsch gelagert werden. Die Öle sind temperatur- und lichtempfindlich. Vom Hersteller werden sie aus diesem Grund meist in kleinen, dunklen Glasflaschen angeboten. Auch zu Hause sollten Sie die ätherischen Öle möglichst kühl und an einem dunklen Ort aufbewahren.

Kühl bedeutet nicht, dass die Öle in den Kühlschrank müssen. Die Obergrenze liegt bei etwa 20 °C. Viele Öle halten sich bei richtiger Lagerung mehrere Jahre. Ätherisches Öl, zum Beispiel Zitrus- oder Teebaumöl, hält sich nur ein Jahr. Rosenöl hingegen kann im Laufe der Jahre nachreifen, wodurch es einen noch tieferen und weicheren Geruch bekommt.

Wie man gute Qualität erkennt

Für die Wirksamkeit eines ätherischen Öls ist der Reinheitsgehalt absolut wichtig. 100-prozentige Öle wie Rosen- oder Melissenöl sind deshalb manchmal sehr teuer. Reines Zitrusöl hingegen ist relativ preiswert, weil aus den Schalen der Zitrusfrucht viel mehr ätherisches Öl gewonnen werden kann als aus den Blütenblättern einer Rose.

Aufgrund des teilweise hohen Preises kommt es leider vor, dass gepanschte Produkte auf dem Markt als reines Öl angeboten werden. Bei reinem Öl sollten auf der Deklaration mindestens folgende Angaben zu finden sein:

- Botanischer und deutscher Name der verwendeten Pflanze
- 100 % naturreines Öl
- Pflanzenteil (Blüte, Zweig, Blatt etc.)
- Anbauart (zum Beispiel kontrolliert biologischer Anbau (kbA))
- Art der Gewinnung (Wasserdampf, Kaltpressung, Extraktion)
- Füllmenge in ml oder g
- Chargennummer
- Sicherheitshinweis
- Hersteller
- Mindesthaltbarkeitsdatum (MHD)

Bei Produkten zur Aromatherapie beziehungsweise bei Kosmetikprodukten muss eine Angabe der Inhaltsstoffe (Ingredients) sowie die Angabe möglicher sensibilisierender Stoffe vorhanden sein.

Sieben unserer zehn Küchenkräuter im Buch sind auch als ätherische Öle in der Apotheke, im Reformhaus und in Naturkostläden erhältlich. Das sind Koriander, Lavendel, Melisse, Minze/Pfefferminze, Rosmarin, Salbei und Thymian.

WICHTIG Achten Sie beim Kauf von Melissenöl darauf, dass die Bezeichnung „Melissa officinalis" auf dem Etikett steht! Es gibt auch Oleum Aethereum Melissae indicum, das mit Melisse nichts gemein hat, sondern auf der Basis von Citronella oder Lemongras gewonnen wird. Es ist daher deutlich preiswerter als das echte Melissenöl.

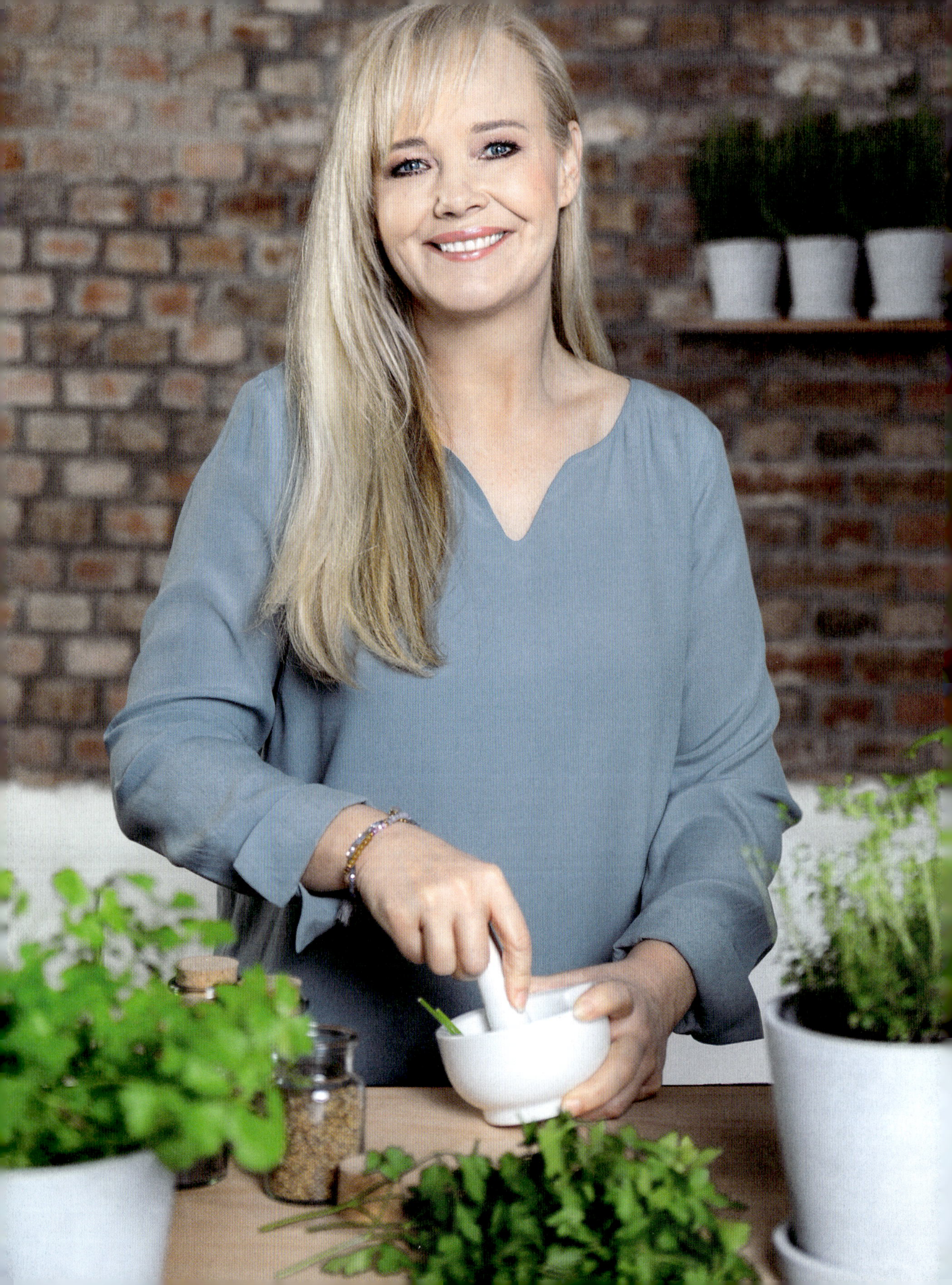

02

Meine Top 10 heilsamer Küchenkräuter

Kapuzinerkresse
Knoblauch
Koriander
Lavendel
Melisse
Petersilie
Pfefferminze
Rosmarin
Salbei
Thymian

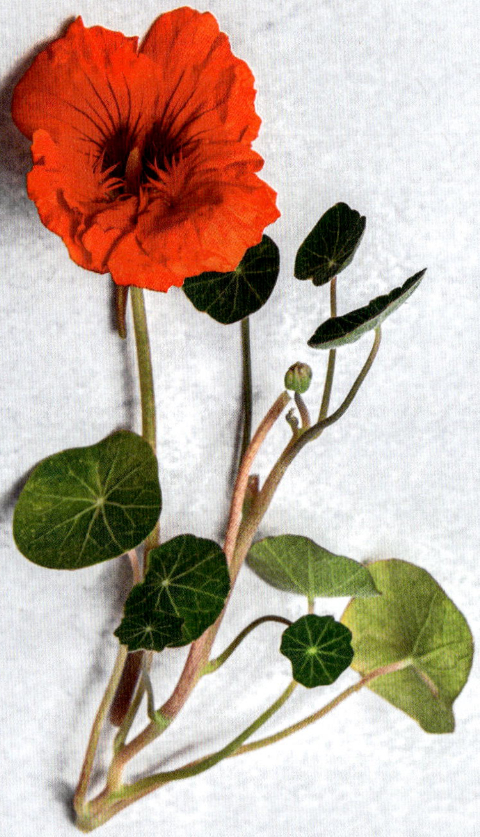

Kapuzinerkresse

NAME Große Kapuzinerkresse (*Tropaeolum majus*)
BEINAMEN Pfaffenkappe, Mönchskapüzchen, Kapuzinerli, Salatblume, Salatkresse
FAMILIE Kapuzinerkressegewächse (*Tropaeolaceae*)

Indikationen

INNERLICH
Erkrankungen der Atemwege
Grippaler Infekt
Entzündungen der ableitenden Harnwege
Nasennebenhöhlenentzündung

ÄUSSERLICH
Stumpfe Verletzungen
Muskelschmerzen
Wunden

Wirkstoffe

Blätter: sehr hoher Vitamin-C-Gehalt, viel Eisen, Schwefel, Senfölglykoside, Polyphenole (zum Beispiel Quercetin-Glucosid)
Blüten: zusätzlich verschiedene Carotinoide, Lutein, Anthocyane, hoher Vitamin-C-Gehalt
Die Samen enthalten verschiedene Öle wie Linolsäure.

Wirkung

antibakteriell, antiviral, antifungizid (pilztötend), durchblutungsfördernd, entzündungshemmend, schleimlösend, schmerzlindernd, wundheilungsfördernd

Verwendete Teile

Blüten, Blätter (frisch und getrocknet), Samen (Früchte)

Anwendungsformen und Dosierung

Frische Pflanzenteile, Tinktur, Frischpflanzensaft, Fertigpräparate
WARNUNG Nicht mehr als 15 g auf einmal essen beziehungsweise 30 g am Tag!
Fertigpräparate nach Packungsbeilage.

Gegenanzeigen

Magen-Darm-Geschwüre, Nierenerkrankungen, Schwangerschaft, Stillzeit, nicht bei Säuglingen anwenden.

Kapuzinerkresse

WISSENSWERTES

Die Pflanze und der Name

Da die Kapuzinerkresse zunächst in Klostergärten angepflanzt wurde, ist der deutsche Name „Kresse der Kapuzinermönche" wohl auf zwei Pflanzenmerkmale zurückzuführen: den leicht scharfen Geschmack, denn im Althochdeutschen war „cresso" die Bezeichnung für „scharf". Und den eigenwilligen Sporn an den Blüten, der an die Kapuzen der Mönchskutte erinnert.

Herkunft und Historisches

Heimat dieser üppig rankenden oder am Boden kriechenden Pflanze mit den wunderschönen roten und orangefarbenen Blüten ist das Andengebiet Perus und des heutigen Boliviens. Man nutzt die Heilkräfte der Pflanze dort seit jeher unter anderem zur Behandlung entzündeter Wunden und als Schmerzmittel. Diese Wirkungen der Pflanze sind auf die enthaltenen Senföle (Senfglykoside) zurückzuführen, die bakterien- und pilzhemmend und auch antiviral (gegen Viren) wirken.

In der Volksmedizin der Einheimischen Südamerikas wird die Pflanze bis heute bei Hautkrankheiten, Vergiftungen, Kopfschmerzen, Husten und Bronchitis verwendet. So wie die Spanier die Kartoffel nach Europa brachten, gelangte auch die Kapuzinerkresse im 16. Jahrhundert durch holländische Seefahrer in unsere Breiten. Im 18. Jahrhundert wurde sie vor allem gegen Skorbut eingesetzt, was wegen des hohen Vitamin-C-Gehalts sicher so manchem Seefahrer das Leben gerettet hat. Die intensivere wissenschaftliche Beschäftigung mit der Kapuzinerkresse gibt es erst seit dem 20. Jahrhundert. Neuere Untersuchungen* bestätigten die Heilwirkung vor allem bei Infektionen der Atemwege, der Nieren und der Harnwege, wo es als natürliches Antibiotikum zum Einsatz kommt. Weitere Studien* befassen sich mit der krebshemmenden und antidiabetischen Wirkung (gegen die Zuckerkrankheit).

* Studien zur Kapuzinerkresse siehe Seite 304

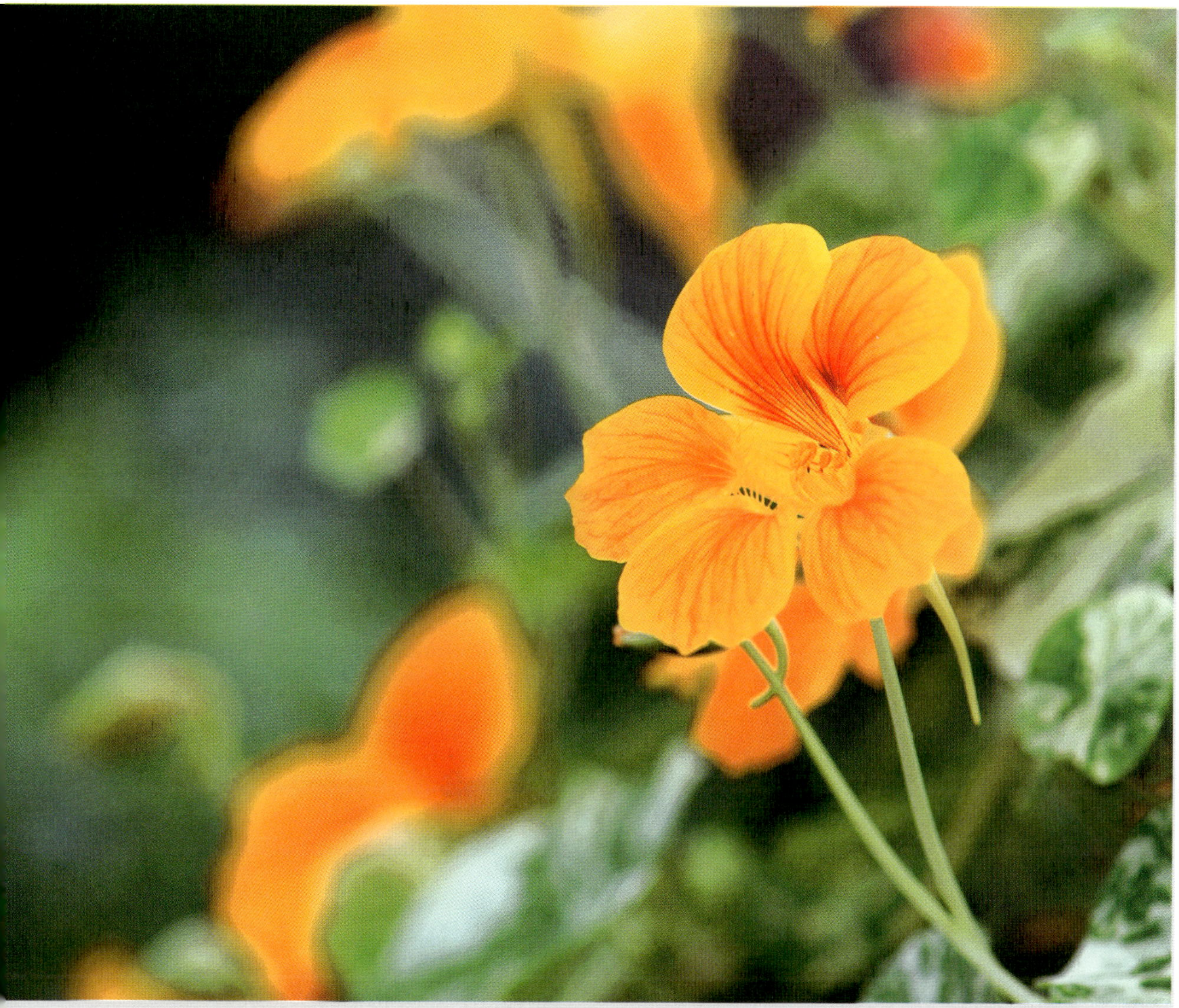

Anbau und Anbautipps

Kapuzinerkresse stellt kaum Ansprüche. Sie mag Sonne, nimmt aber auch mit Halbschatten oder sogar Schatten vorlieb, allerdings wuchert sie dann nicht so stark. Sie mag weniger sandige und trockene Böden, doch eine Schicht Hauskompost hilft darüber leicht hinweg.

Übrigens: Oft machen Blattläuse der Pflanze zu schaffen. Pflanzen Sie am besten Lavendel in der Nähe, denn dessen Duft mögen Blattläuse nicht. Befallene Blätter können Sie mit schwarzem Tee oder einer Seifenlösung bespritzen.

Akne

Frischpflanzensaft-Creme

Die antibakterielle Wirkung der Senföle kann zur Desinfektion der Haut und zur Hautberuhigung bei Akne beitragen. Sie können eine Frischpflanzensaft-Creme anrühren und auch Dampfbäder mit dem Kraut machen.

ZUBEREITUNG Ernten Sie eine Handvoll Kraut, spülen es unter kaltem Wasser ab und schütteln es trocken. Dann auf einem Brett leicht quetschen. Die Pflanzenteile in ein dünnes Tuch oder Gaze geben und fest auspressen. Das ergibt etwa 5–10 ml Saft. Rühren Sie den Pflanzensaft in 50 g Gesichtscreme ein, die nicht zu fett sein sollte. Die Creme am besten im Kühlschrank aufbewahren, so hält sie sich länger.

ANWENDUNG Morgens und abends auf das gereinigte Gesicht auftragen.

DAUER Als Kur über 3 Wochen.

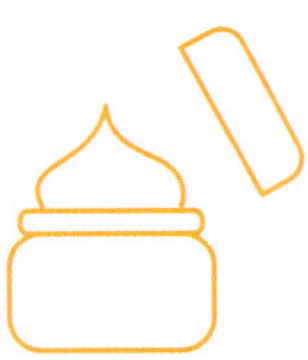

Dampfbäder

Dampfbäder helfen auch gegen Akne, denn sie wirken desinfizierend, entzündungshemmend und reinigend.

ZUBEREITUNG Geben Sie eine Handvoll klein geschnittene blühende Kapuzinerkresse in einen Topf und übergießen Sie sie mit 1 Liter kochendem Wasser.

ANWENDUNG Beugen Sie das Gesicht über den dampfenden Topf und bedecken Sie den Kopf mit einem Handtuch.

DAUER 10 Minuten ruhig einatmen und das Gesicht bedampfen lassen, danach nur leicht abtupfen.

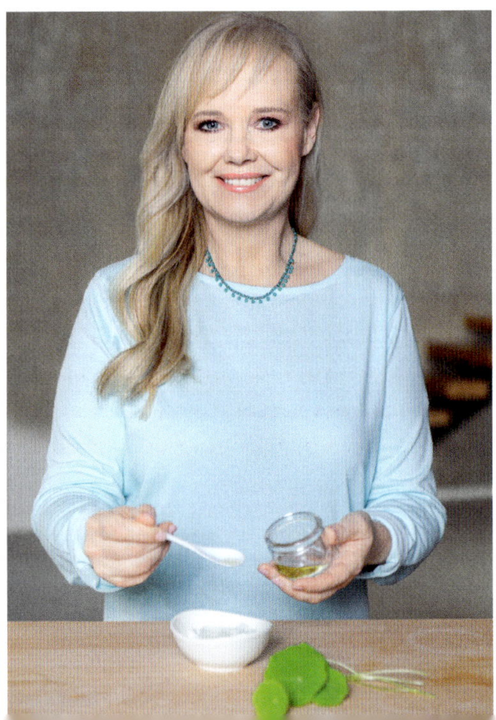

Atemwegsinfekte

Tinktur

Zu über 90 Prozent werden Atemwegsinfekte von Viren verursacht. Manchmal kommt es zusätzlich zu einer bakteriellen Infektion, wenn beispielsweise die Mandeln entzündet sind.

Bereiten Sie schon im Sommer eine Kapuzinerkresse-Meerrettich-Tinktur zu, die Sie dann beim Auftreten des Infekts zur Hand haben. Meerrettich, der ebenfalls Senföle enthält, verstärkt die Wirkung.

ZUBEREITUNG Geben Sie 100 g grob zerpflückte frische Blätter und Blüten der Kapuzinerkresse in ein Schraubglas. Reiben Sie etwa 2–3 cm Meerrettichwurzel fein und geben diese mit ins Glas. Anschließend mit 300 ml 45-prozentigem Alkohol aufgießen, sodass alle Pflanzenteile gut bedeckt sind. Das Glas 1–2 Minuten schütteln. An einem kühlen, dunklen Platz 10–14 Tage (gern auch bis zu 4 Wochen) lagern und die ersten beiden Tage immer mal wieder schütteln, damit sich die Pflanzenteile gut mit dem Alkohol vermischen. Nach Ablauf der Zeit durch ein Tuch abgießen, das Tuch zum Schluss gut auspressen. Die Flüssigkeit in saubere, dunkle Flaschen füllen und abschließend beschriften.

Angina

Mundspülung

Wenn die Atemwegserkrankung von einer Angina begleitet wird, können Sie die Tinktur zum Gurgeln verwenden. Verdünnen Sie dafür einen Teil Tinktur mit zehn Teilen Wasser und gurgeln mehrmals täglich damit.

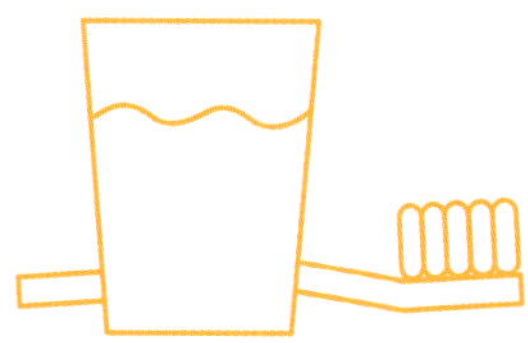

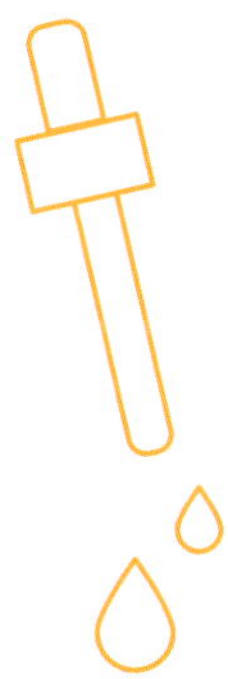

ANWENDUNG Dreimal täglich 1 TL (etwa 20 bis 30 Tropfen) in 25 ml Saft oder Wasser nach dem Essen einnehmen und hinterher ein Glas Wasser trinken.

DAUER Bis zur Besserung der Beschwerden; nicht länger als 6 Wochen hintereinander.

Grippaler Infekt

Kapuzinerkresse-Tee

Auch die Grippe wird von Viren verursacht. Da die Senföle aus Kapuzinerkresse gut Viren bekämpfen, kann ein Kapuzinerkresse-Tee bei grippalen Symptomen helfen.

ZUBEREITUNG 1 TL getrocknete Blätter (Apotheke) oder 2 TL frisches Kraut mit 150 ml kochendem Wasser übergießen, 5–7 Minuten ziehen lassen und danach abseihen.

ANWENDUNG Zwei- bis dreimal täglich eine Tasse trinken.

DAUER Bis zum Abklingen der Beschwerden. Alternativ können Sie die Tinktur (wie bei Atemwegsinfekten beschrieben) einnehmen.

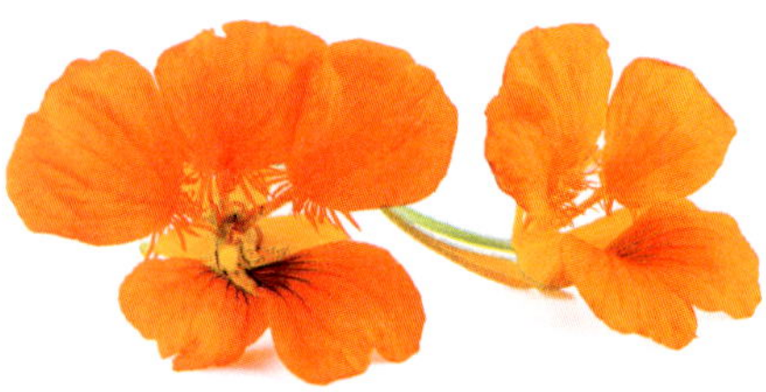

TIPP

Immunsystem mit Kräutern bereits im Sommer stärken

Um einer Erkältung vorzubeugen, können Sie regelmäßig frische Blätter und Blüten der Pflanze essen. Denn im Sommer ist die beste Zeit, um das Immunsystem fit für den Winter zu machen. Dabei helfen die Wirkstoffe vieler Kräuter. Essen Sie davon reichlich! Blüten und junge Blätter der Kapuzinerkresse schmecken hervorragend auf einem Butterbrot oder mit geräuchertem Lachs. Kombinieren Sie nach persönlichem Geschmack! In der armenischen Küche werden zum Beispiel verschiedene frische Kräuter wie Petersilie, Dill, Koriander und Lauch in großen Mengen in das dort übliche dünne Fladenbrot gewickelt und zu vielen Speisen gegessen.

Haarausfall

Haarspülung

Im Volksmund wird die Kapuzinerkresse auch Glatzenstopp genannt. Der hohe Schwefelgehalt der Pflanze kann bei der Stimulierung des Haarwuchses und bei Haarausfall helfen, besonders, wenn dieser durch Infektionen oder Pilze ausgelöst wird. Auch als Begleittherapie einer Behandlung kann sie helfen.

Dabei kommen die pilztötenden und antibakteriellen Inhaltsstoffe zur Wirkung. Als traditionelles Hausmittel wird eine Haarspülung verwendet. Diese wirkt auch durchblutungsfördernd. Für den Winter empfiehlt sich ein Haartonikum.

ZUBEREITUNG Zerkleinern Sie zwei Handvoll frische Kapuzinerkresse-Blätter grob, geben Sie sie in einen Topf und gießen mit 1 Liter Wasser auf. Maximal 15 Minuten abgedeckt leicht köcheln und über Nacht ziehen lassen. Morgens abseihen.

ANWENDUNG Spülen Sie damit die Haare nach der Haarwäsche und massieren Sie die Flüssigkeit gut ein. Nicht auswaschen. Den Rest der Haarspülung für die nächste Anwendung im Kühlschrank aufbewahren. (Reicht für etwa drei Spülungen.)

DAUER Regelmäßig während der Vegetationszeit ab Juni bis Ende September/Mitte Oktober, je nach Witterung.

Haartonikum

Auch im Winterhalbjahr können Sie die Kopfhaut mit Kapuzinerkresse pflegen. Dafür stellen Sie ein Haartonikum her.

ZUBEREITUNG Geben Sie 100 g Blätter in ein sauberes Schraubglas und übergießen Sie sie mit 500 ml 70-prozentigem Alkohol (Apotheke). Lassen Sie das Tonikum 2 Wochen ziehen, zwischendurch immer mal wieder schütteln. Dann abseihen und in eine gut verschließbare Flasche füllen, beschriften.

ANWENDUNG Die Kopfhaut mit diesem stärkenden Haarwasser ein- bis zweimal täglich kräftig einmassieren.

DAUER Täglich über mehrere Wochen als Kur anwenden.

Muskelschmerzen – Vaginalinfektion

Auflage

Ein weiterer Anwendungsfall für die Nutzung der Kapuzinerkresse sind Muskelschmerzen infolge von Verspannungen oder nach intensiver körperlicher Belastung. Die enthaltenen Senfölglykoside verursachen eine leichte Gewebereizung, die durchblutungsfördernd wirkt und so zur Entkrampfung der Muskulatur beiträgt.

ZUBEREITUNG 30 g frisches Kapuzinerkressekraut oder 3 g getrocknetes Kraut mit 1 Liter kochendem Wasser übergießen, 10–15 Minuten ziehen lassen, dann abseihen.

ANWENDUNG Tauchen Sie ein dünnes, sauberes Baumwolltuch in den warmen Aufguss, wringen es leicht aus und legen das Tuch auf die betroffene Muskelpartie. Eventuell mit einem weiteren Tuch/Schal fixieren. Wenn die Kompresse kalt geworden ist, erneuern.

DAUER 1–3 Tage bis zur Besserung der Beschwerden anwenden.

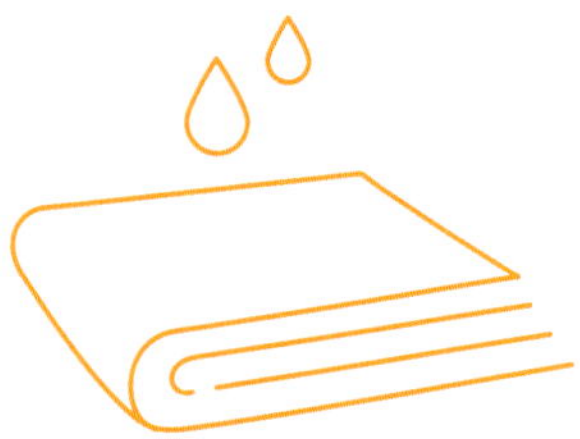

Vaginalspülung

Fast jede Frau hat im Laufe ihres Lebens mit Veränderungen des milchsauren Scheidenmilieus zu tun. Gerät es aus dem Gleichgewicht, können unliebsame Pilze oder Bakterien die Oberhand gewinnen. Pflanzliche Antibiotika und Antimykotika können innerlich und äußerlich bei der Bekämpfung der Keime helfen oder eine Therapie unterstützen. Der zusätzliche Verzehr von Knoblauch, Kresse und Meerrettich wirkt von innen keimhemmend. Mit einer Vaginalspülung bekämpfen Sie die Erreger vor Ort. Außerdem wirkt die Spülung wundheilend.

ZUBEREITUNG Siehe links: Aufguss bei Muskelschmerzen.

ANWENDUNG Befüllen Sie eine Frauendusche oder Klistierpumpe mit dem Kräuteraufguss, der Körpertemperatur haben sollte. Spülen Sie in der Dusche stehend oder in der Badewanne liegend die entzündete Scheide. Haben Sie keine Hilfsmittel zur Hand, stellen Sie die doppelte Aufgussmenge her und gießen ihn in die Wanne oder eine große Schüssel für ein Sitzbad.

DAUER Mehrmals täglich bis zur Besserung der Symptome.

Kompresse

Bei leichten oberflächlichen Wunden können Sie den Heilungsprozess unterstützen. Eine Kompresse wirkt entzündungshemmend. Trockene Haut wird außerdem geschmeidiger.

ZUBEREITUNG Siehe Seite 56: Aufguss bei Muskelschmerzen.

ANWENDUNG Tauchen Sie eine sterile Gaze in den Sud (er muss nicht warm sein) und legen sie auf die Wunde. Anschließend mit einem zweiten Baumwolltuch fixieren. Etwa 15–20 Minuten aufliegen lassen und dann eventuell erneuern.

DAUER Bis sich die Wunde geschlossen hat.

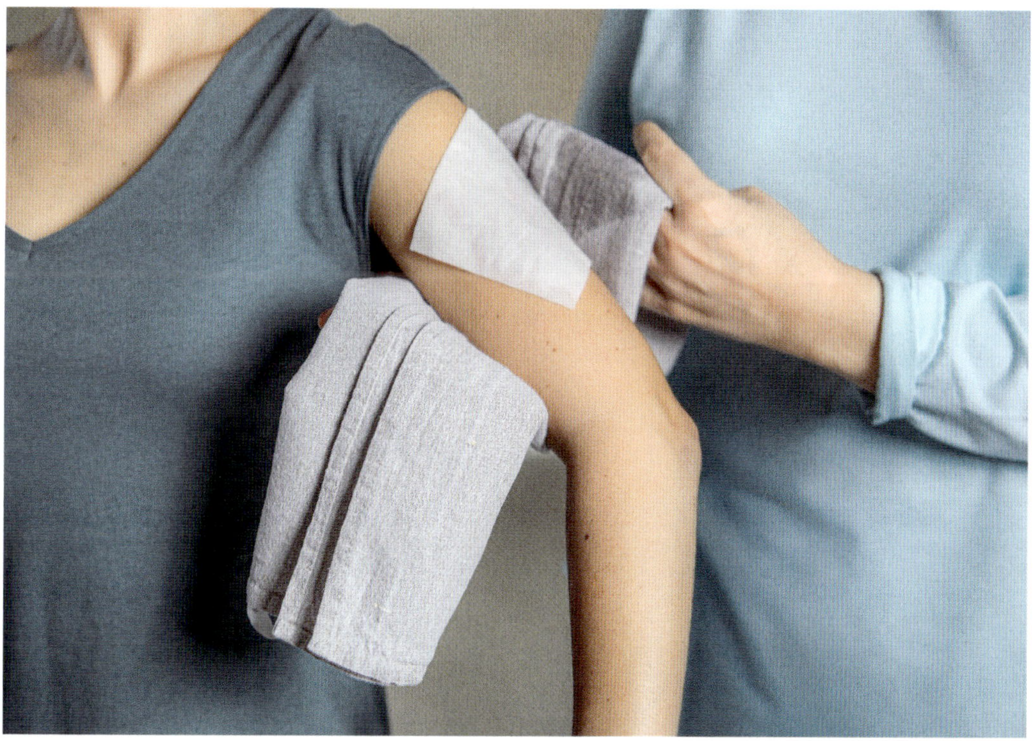

Kapuzinerkresse hat eine stark antibiotische Wirkung, was das Eindringen von Keimen in Wunden erfolgreich verhindert und den Heilungsprozess fördert.

Weitere interessante medizinische Aspekte

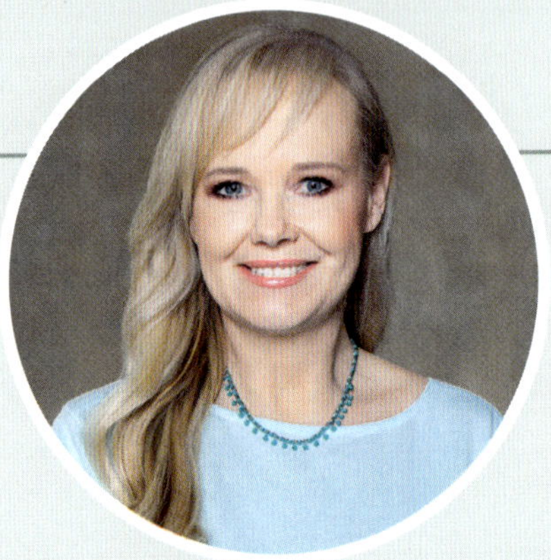

Positive Wirkung gegen Krebs

Kapuzinerkresse regt das Immunsystem an und tötet Keime ab. Neben all den antibakteriellen, antiviralen und antifungiziden Wirkungen von Kapuzinerkresse belegen Studien auch eine antikanzerogene. Schon lange ist bekannt, dass Senföle krebshemmend wirken. Sie kommen vor allem in Kreuzblütlern wie Kohlgemüse, Rettich und Kresse vor. Auch die Kapuzinerkresse ist in der Wissenschaft als mögliches Antikrebsmittel im Gespräch. Untersuchungen ergaben,* dass ihr Senföl vor allem einen schützenden Effekt vor Lungenkrebs und einigen Leukämiearten entwickeln kann.

Harnwegsinfekte

Klinische Studien* bestätigen die antibakterielle Wirksamkeit eines Kombinationspräparats aus Kapuzinerkresse und Meerrettich (siehe Seite 59) auch bei Infekten der Harnwege. Bei leichten und mittelschweren Harnwegsinfekten wirkt die Behandlung mit Senfölen aus Kapuzinerkresse und Meerrettich sogar so gut wie herkömmliche Antibiotika. Der Vorteil: Es gibt keine üblichen Nebenwirkungen wie bei synthetisch hergestellten Antibiotika.

Diabetes und Senföle

Seit einiger Zeit gibt es wissenschaftliche Untersuchungen* zu den antidiabetischen Effekten der Pflanzeninhaltsstoffe von Kapuzinerkresse und Meerrettich. Forscher beobachteten, wie unterschiedliche Konzentrationen von Senföl den Signalweg des Insulins beeinflussten. In menschlichen Leberzellen kurbelten die Senföle die Produktion von Enzymen an, die für die Zuckerneubildung notwendig sind. Die Erkenntnisse, so die Forscher, könnten für Ernährungsstrategien bei Diabetes, aber auch für die Entwicklung neuer Medikamente von Bedeutung sein. Es sieht demnach so aus, als ob alle Pflanzen, die Senföle enthalten, also Zwiebeln und Knoblauch, aber eben auch die Kresse insbesondere für Zuckerkranke besonders empfehlenswert sind.

* Studien zu Kapuzinerkresse siehe Seite 304

Das perfekte Duo: Kapuzinerkresse und Meerrettich

Fertigpräparate mit den antibiotisch wirkenden Substanzen aus Kapuzinerkresse und Meerrettich sind in Apotheken erhältlich, als Nahrungsergänzungsmittel auch in Drogerien und Reformhäusern.

Ein Kombinationspräparat aus der Apotheke (Angocin®) kommt sowohl bei Infektionen der Atemwege als auch bei Angina, Blasenentzündung und Nasennebenhöhlenentzündungen zur Anwendung.

Beide Pflanzenteile enthalten unterschiedliche spezifische Glucosinolate, aus denen im Körper Senföle entstehen. Diese wirken etwas schwächer als Penicillin und Streptomycin, haben aber den Vorteil, dass die Darmflora nicht so angegriffen wird. Ausgeschieden werden sie über Niere und Lunge, wo sie ihre Wirkung entfalten. Auch das Problem der Resistenz entfällt. Besonders effektiv ist eine Kombination aus Kresse und Meerrettich.

Aus der Kapuzinerkresse wird Benzylisothiocyanat gebildet und aus dem Meerrettich Allyl- und Phenylethylisothiocyanat. Sie haben eine breite antimikrobielle Wirkung gegen eine Vielzahl von Bakterien und Pilzen inklusive Problemkeimen. Eine Studie* am Universitätsklinikum Freiburg hat gezeigt, dass Senfölglykoside aus Kapuzinerkressekraut und Meerrettichwurzel gegen 13 Bakterienarten eine ausgeprägte keimhemmende Wirkung entfalten, sogar gegen den „Problemkeim" MRSA. Er ist gegen die meisten Antibiotika resistent und verursacht jährlich viele Tausend Todesfälle in Europa. Das Wirkspektrum der Pflanzenkombination entspricht also der eines besonderen Breitspektrum-Antibiotikums.

Auch das antivirale und antientzündliche Potenzial von Kapuzinerkresse und Meerrettich wurde in zahlreichen Forschungsarbeiten belegt. Im Kampf gegen Viren erweist sich die Kombination der Senföle beider Pflanzen als besonders wirkungsvoll. Das konnte unter anderem an einer deutlich höheren Wirkung gegen das Grippe-/Influenzavirus H1N1 gezeigt werden.

Zur Vorbeugung von Erkältungen aller Art lohnt sich der regelmäßige Verzehr von Meerrettich und Kapuzinerkresse. Da Letztere im Winter nicht frisch zu erhalten ist, kann man entweder selbst konservieren (siehe Seite 63) oder auf Pflanzensaft (Reformhaus), Tinktur oder andere Fertigpräparate zurückgreifen.

Medizin aus der Küche

Kapuzinerkresse kann pur gegessen und vielen Speisen als aromatisches Gewürz hinzugefügt werden oder einfach ein Butterbrot veredeln. Die frischen Blüten, Blätter und Knospen werden in der französischen Küche besonders geschätzt. Mit ihrem angenehm-pfeffrigen Geschmack geben die klein geschnittenen Blätter und Blüten Eier- und Kartoffelgerichten, Kräuterbutter, Quark und Salaten eine besondere geschmackliche Note. Auch ein Pesto aus Blättern und Blüten schmeckt sehr gut und in Essig eingelegt sind Knospen sowie Samen eine würzige Zugabe.

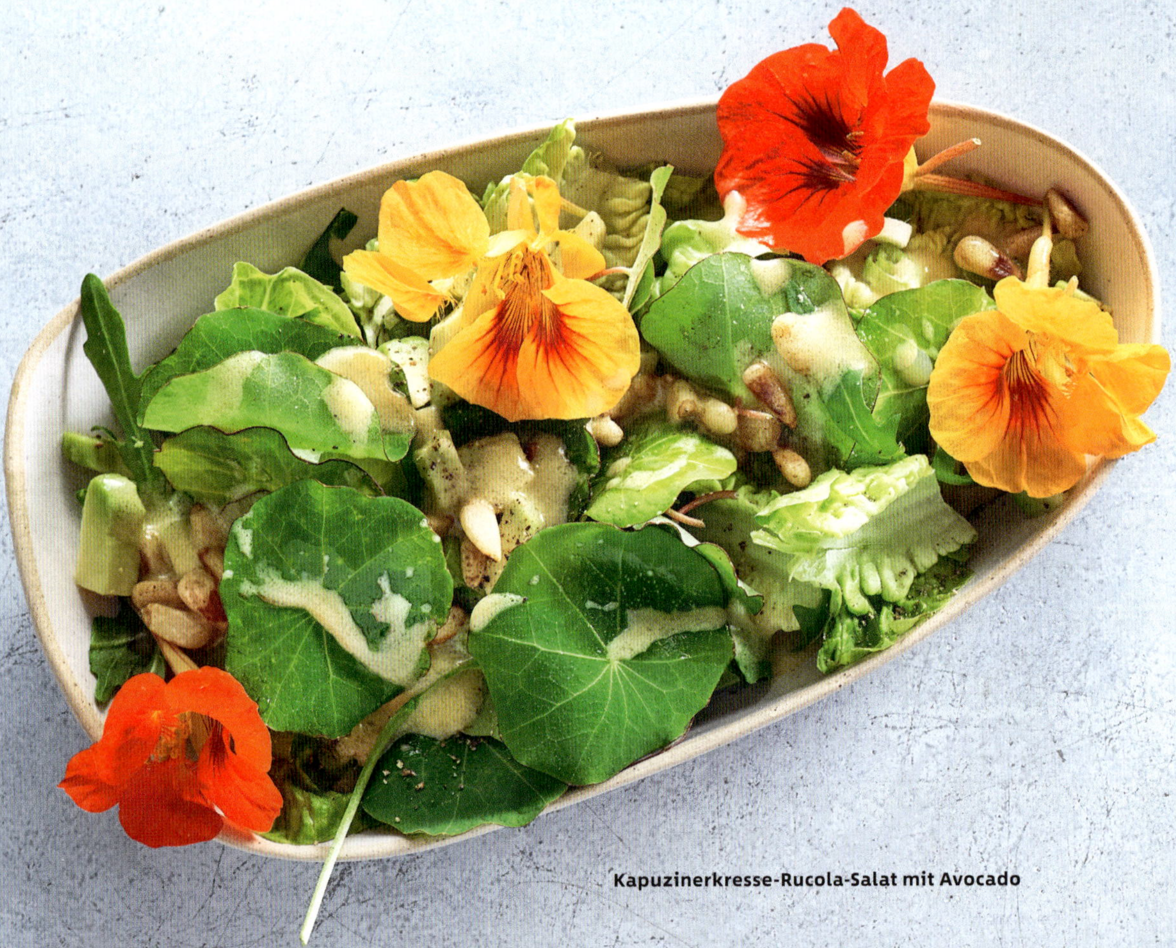

Kapuzinerkresse-Rucola-Salat mit Avocado

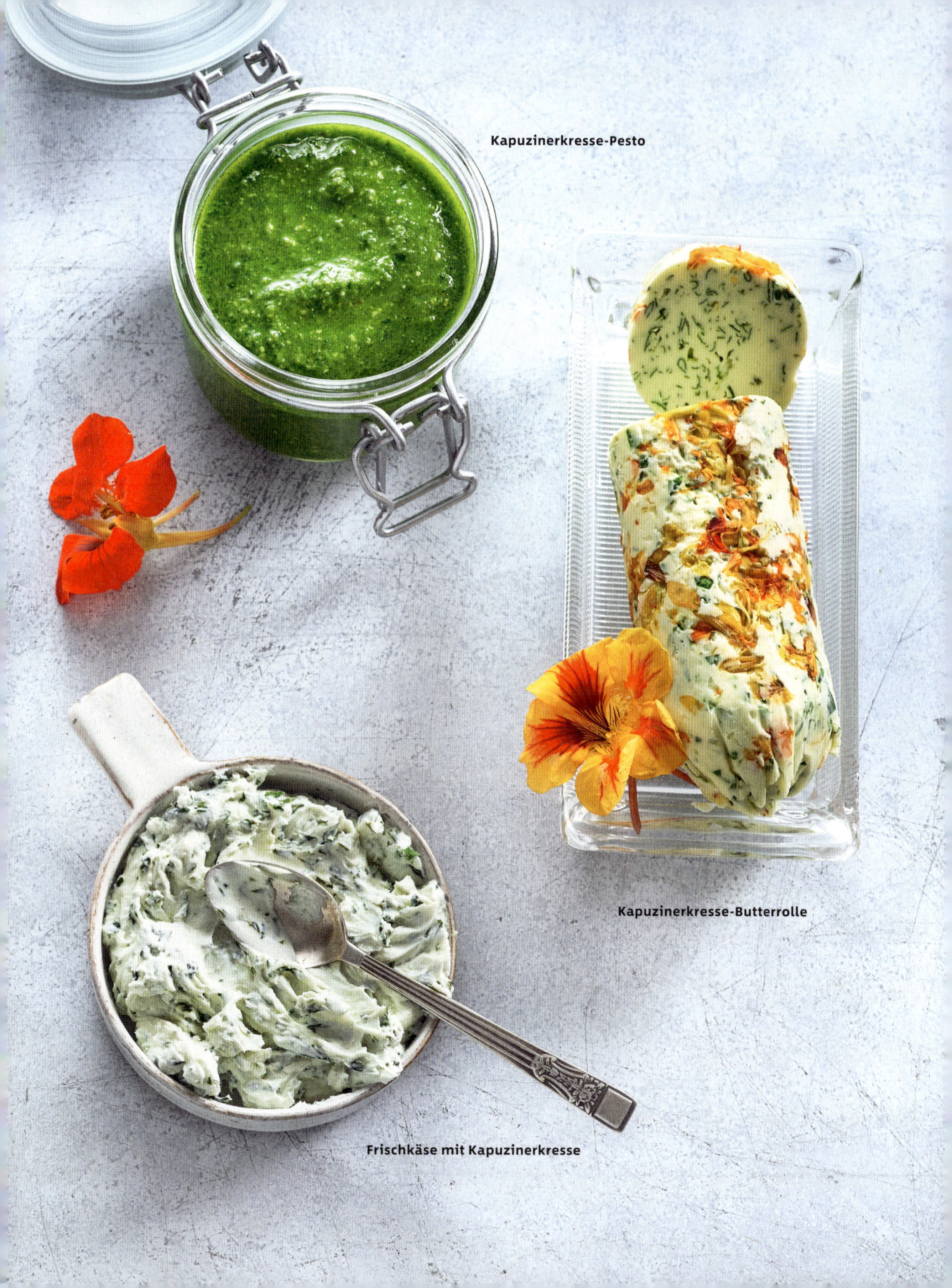

Kapuzinerkresse-Pesto

Kapuzinerkresse-Butterrolle

Frischkäse mit Kapuzinerkresse

Kapuzinerkresse-Rucola-Salat mit Avocado

Blüten, Blätter und Stängel der Kresse sind essbar. Man kann sie sehr gut in Salaten verwenden. Die leuchtenden Blüten sind zudem ein absoluter Hingucker.

Zubereitungszeit 15 Minuten
Für 2 Personen

2 EL Pinienkerne
1 Romanasalatherz oder anderer grüner Salat
1 Bund Rucola (ca. 50 g)
1 Handvoll Kapuzinerkresseblätter
1 Handvoll Kapuzinerkresseblüten
2 Frühlingszwiebeln
1 Avocado
1 EL Himbeeressig
3 EL Olivenöl
½ TL Senf
Salz
frisch gemahlener schwarzer Pfeffer

Die Pinienkerne ohne Fettzugabe in einer Pfanne rösten und abkühlen lassen. Inzwischen Romanasalat, Rucola und Kapuzinerkresseblätter waschen und trocken schleudern. Salatblätter und Rucola mundgerecht zerzupfen und mit den Kapuzinerkresseblättern in einer Schüssel mischen. Die Kapuzinerkresseblüten abbrausen und abtropfen lassen. Die Frühlingszwiebeln putzen und in feine Scheiben schneiden. Die Avocado schälen, entkernen und fein würfeln. Beides unter den Salat heben. Essig, Öl und Senf zu einem Dressing vermischen, mit Salz und Pfeffer würzen, über den Salat träufeln und vermengen. Die Kapuzinerkresseblüten darübergeben und mit den Pinienkernen bestreuen.

vegan, laktosefrei, glutenfrei, frei von raffiniertem Zucker

Frischkäse mit Kapuzinerkresse

Fein gehackte Kapuzinerkresse eignet sich besonders gut zum Würzen von Quark oder Frischkäse.

Zubereitungszeit 5 Minuten
Für 2 Personen

zarte Pflanzenteile der Kapuzinerkresse (gehackt 2 TL)
einige Kapuzinerkresseblüten
100 g Ziegenfrischkäse

Kapuzinerkresse und Blüten abbrausen, trocken tupfen, fein hacken und mit dem Frischkäse vermischen. – Bald verzehren, da der Frischkäse sonst mit der Zeit bitter wird.

vegetarisch, glutenfrei, frei von raffiniertem Zucker

Kapuzinerkresse-Pesto

Die üppig wachsende Kapuzinerkresse kann man mit all ihren wunderbaren Wirkstoffen als Würzpaste in Form eines Pestos haltbar machen.

Zubereitungszeit 10 Minuten
Ergibt ca. 250 g

150 g Kapuzinerkresse (Blätter, Blüten oder gemischt mit Samen)
120 ml Öl (z. B. Oliven- oder Sonnenblumenöl) plus etwas Öl zum Bedecken
2–3 TL Salz

Die Pflanzenteile abbrausen, trocken tupfen, grob schneiden, in den Standmixer geben und mit dem Öl übergießen. Das Salz hinzufügen und zu einem Pesto mixen. Alternativ den Stabmixer verwenden. Das Pesto in ein ausreichend großes Glas füllen – es sollten keine Luftblasen entstehen. Etwas Öl zugießen, sodass das Pesto luftdicht abgedeckt ist. – Hält sich mehrere Wochen im Kühlschrank.

vegan, laktosefrei, glutenfrei, frei von raffiniertem Zucker

Kapuzinerkresse-Butterrolle

Diese Butter kann man auch einfrieren und so im Winter von den geschmacklichen sowie gesundheitlichen Vorteilen der Kapuzinerkresse profitieren.

Zubereitungszeit 10 Minuten plus 60 Minuten Kühlzeit
Für ca. 12 Portionen

6 Kapuzinerkresseblätter
15 Kapuzinerkresseblüten plus einige Blüten zum Garnieren
250 g weiche Butter
Salz

Blätter und Blüten waschen, trocken tupfen und die Blüten beiseitelegen. Den Rest fein schneiden, unter die Butter rühren und mit Salz würzen. Die beiseitegelegten Blüten fein schneiden, auf Butterbrotpapier streuen, die Butter daraufgeben und mithilfe des Papiers zu einer Rolle formen. Gut 60 Minuten im Kühlschrank fest werden lassen. – In Scheiben geschnitten zum Beispiel mit Brot genießen.

vegetarisch, glutenfrei, frei von raffiniertem Zucker

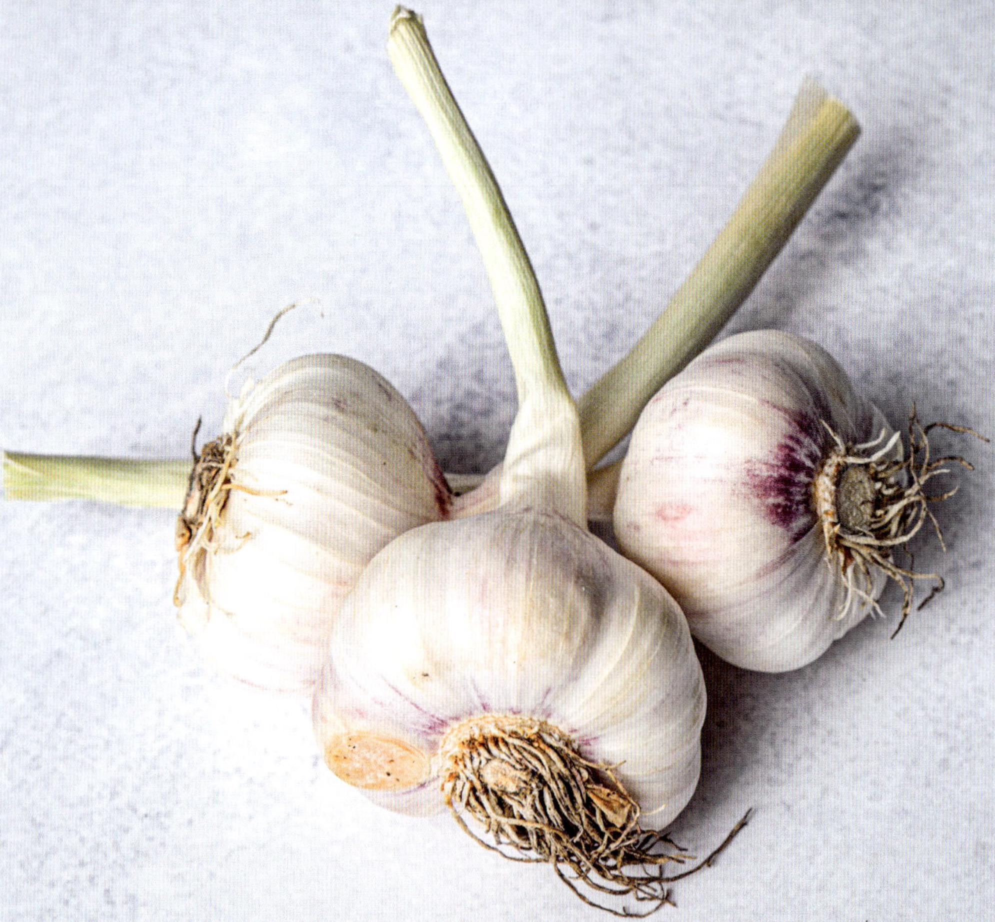

Knoblauch

BOTANISCHER NAME *Allium sativum*

BEINAMEN Knofel, Knöblich, Knuflook, Knuflauk

FAMILIE Zwiebelgewächse (*Alliaceae*)

Indikationen

INNERLICH
Abwehrschwäche
Arteriosklerose
Bluthochdruck
Gefäßveränderungen
Fettstoffwechselstörungen
Erkältung
Infektionen

ÄUSSERLICH
Herpes
Warzen
Pilzinfektionen

Wirkstoffe
Besonders gut untersucht sind die Schwefelverbindungen Allicin und Ajoen, die beim Zerkleinern von Knoblauch entstehen; Saponin, insgesamt 147 sekundäre Pflanzenstoffe, Spurenelemente (Chlorid, Fluorid, Jodid, Kupfer und Zink).

Wirkung
antioxidativ, blutdrucksenkend, gefäßschützend, blutverdünnend, cholesterinsenkend, keimtötend, verdauungsfördernd

Verwendete Teile
Knoblauchzehen, Blätter vom Bärlauch und Schnittknoblauch

Anwendungsformen und Dosierung
frisch, als Sirup, Fertigpräparate
Tagesdosis: Die medizinisch wirksame Dosis liegt bei 4 g frischem Knoblauch, also etwa zwei bis drei Zehen pro Tag. Der Hauptstoff, das Allicin, wird nur freigesetzt, wenn der Knoblauch zerkleinert wird.

Alternativ täglich zwei bis drei Tabletten/Kapseln getrocknetes Knoblauchpulver à 300 mg. In die Kapseln wird meist der „aged garlic" abgefüllt, zu dem die Studienlage* besonders gut ist. Der frische Knoblauch wirkt aber vermutlich genauso effektiv.

Gegenanzeigen
Bei der Einnahme von Gerinnungshemmern sollten Sie die Einnahme von hochdosiertem Knoblauch mit dem Arzt besprechen und regelmäßig die Gerinnungswerte überprüfen. Sonst könnte es zu ungewollten Blutungen kommen. Wegen dieser Wirkung bitte auch vor einer Operation auf größere Mengen Knoblauch verzichten, da Blutungen sonst verstärkt werden können.

Einige Menschen reagieren allergisch auf Knoblauch. Da die schwefelhaltigen, öllöslichen Komponenten in die Muttermilch übergehen und beim Säugling Blähungen auslösen können, sollten stillende Mütter Knoblauch vorsichtig verwenden.

* Studien zu Knoblauch siehe Seite 305

Knoblauch

WISSENSWERTES

Die Pflanze und der Name

Der Begriff „Knoblauch" geht auf das mittelhochdeutsche Wort „knobelouh" zurück, was so viel wie „Zehenlauch" bedeutet. Seine Verwandten sind Bärlauch (*Allium ursinum*), die heimische Wildform des Knoblauchs, und Schnittknoblauch (*Allium tuberosum*). Bärlauch schmeckt auch sehr intensiv nach Knoblauch, aber der Geruch verflüchtigt sich schneller nach dem Verzehr. Unterdessen kann man Bärlauch nicht nur wild pflücken, sondern für den Anbau im heimischen Garten kaufen. Ebenso den aus dem asiatischen Raum stammenden Schnittknoblauch. Dieses dezent nach Knoblauch schmeckende Kraut kann man vom Frühjahr bis zum Spätsommer ernten. Auch die Blüten sind essbar.

Herkunft und Historisches

Ursprünglich stammt Knoblauch, der zu den Zwiebelgewächsen zählt, aus Zentralasien. Heute ist er weltweit verbreitet.

Knoblauch wurde schon in altindischen Sanskrit-Schriften überschwänglich gerühmt. Auch während der Han-Dynastie in China (206 vor Christus bis 220 nach Christus) wurde dieses Kraut in den höchsten Tönen gepriesen. Sogar auf teurer Seide wurden seine Wirkungen beschrieben.

Im alten Ägypten wurde Knoblauch als heilige Pflanze angesehen und den Pharaonen als Grabbeigabe mit auf ihren letzten Weg gegeben. Um die Gesundheit und Leistungsfähigkeit der Sklaven beim Erbau der Pyramiden zu erhalten, bekamen sie deshalb feste Rationen an Knoblauch.

Antike Ärzte beschreiben ihn auch als Mittel gegen Vergiftungen durch Tier- oder Schlangenbisse. Und da Giftmorde in jenen fernen Zeiten ein beliebtes Mittel waren, um politische Konkurrenten zu beseitigen, nahmen römische Kaiser vorsorglich reichlich davon ein. Im mittelalterlichen Europa wurde der Knoblauch als kraftvolle Waffe gegen Dämonen, Krankheiten, Werwölfe und Vampire angesehen und man hängte ihn über Türen oder in Fenster.

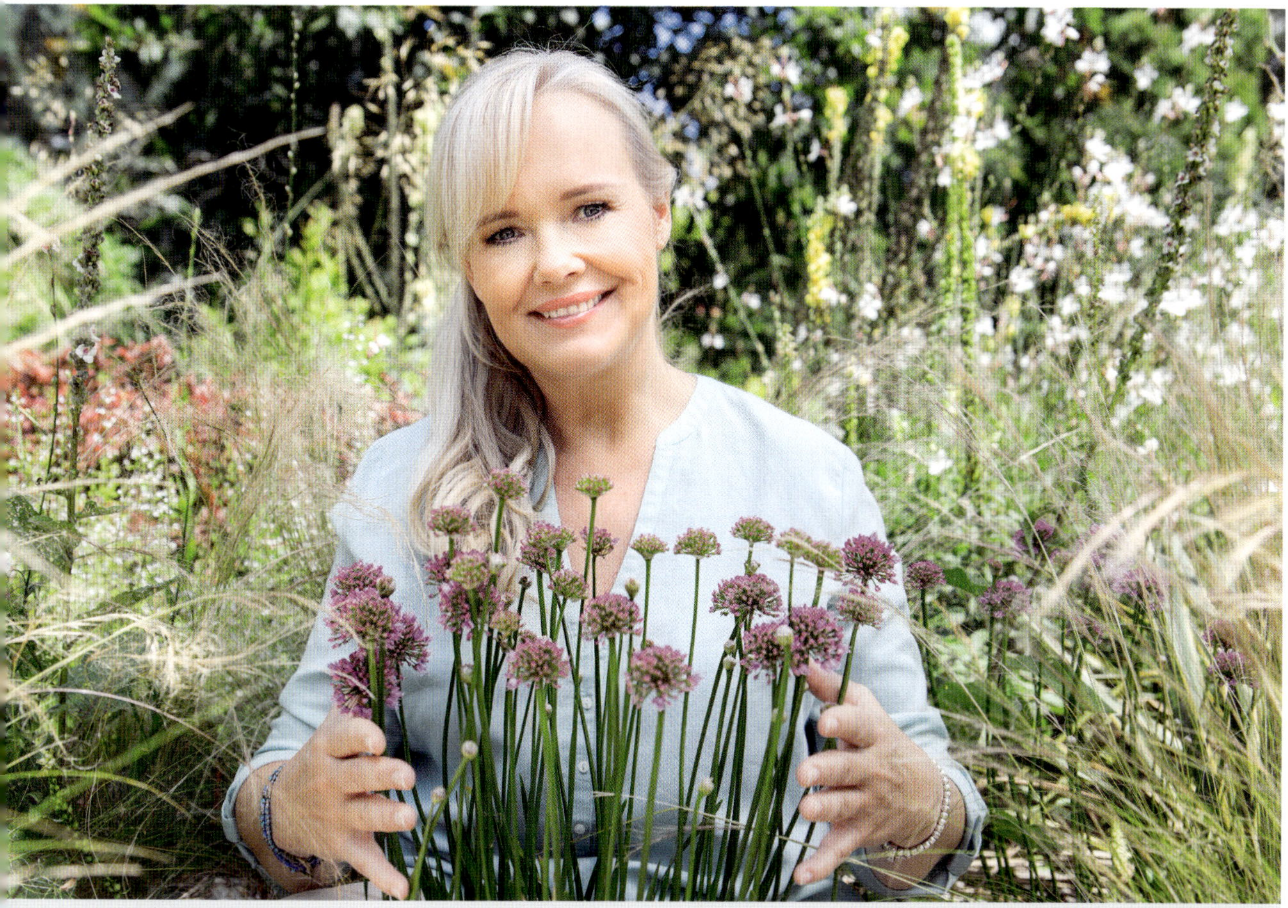

Knoblauch gehört zu den Zwiebelgewächsen, die alle – einschließlich Schnittlauch – wunderschöne violette oder weiße essbare Blüten hervorbringen. Hier ist der Berglauch (*Allium spec.*) zu sehen.

Anbau und Anbautipps

Ganz einfach die Zehen ab Mitte September bis in den Oktober mit der Spitze nach oben 4–5 cm tief in die Erde stecken (Winterknoblauch) und die nächste Zehe im Abstand von 10 cm; auch im zeitigen Frühjahr noch möglich (Sommerknoblauch). Im Winter vor zu viel Nässe schützen, eventuell abdecken.

TIPP Knoblauch gilt als biologisches Schädlingsbekämpfungsmittel, da sein Geruch zum Beispiel Blattläuse vertreibt. Man kann ihn somit wunderbar zwischen andere Kräuter oder Salate pflanzen.

„Knoblauch ist der Theriak der Bauern", schreibt Konrad von Megenberg um 1350 in seinem „Buch der Natur". Theriak war in der Antike und im Mittelalter das berühmteste Arzneimittel, hergestellt aus mehr als 300 verschiedenen Inhaltsstoffen. Knoblauch galt bald als günstiger Ersatz für dieses sündhaft teure Allheilmittel. „Gekocht stärkt Knoblauch die Brust und die Stimme, schließt den Leib auf und stärkt die Verkochung der Speise im Magen und verzehrt schlechte Getränke und üble Säfte."

Abwehrschwäche

Knoblauch-Honig-Sirup

Stärken Sie das Immunsystem mit einem Knoblauch-Honig-Sirup. In Laborversuchen fanden Wissenschaftler heraus, dass Knoblauch nicht nur das Wachstum von Bakterien und Pilzen hemmt, sondern auch antiviral wirkt. Der Honig hat ebenfalls antibakterielle und antivirale Eigenschaften und verstärkt somit die Wirkung.

ZUBEREITUNG Reiben Sie acht geschälte Knoblauchzehen auf einer sehr feinen Reibe zu Mus. Geben Sie den Knoblauch in 200 ml Imker- oder Biohonig und fügen 50 ml Apfelessig hinzu. Mischen Sie das Ganze kräftig (eventuell mit dem Mixer). Füllen Sie den Sirup in ein Glas und erwärmen es in einem Wasserbad etwa 15 Minuten auf Stufe 1 (nicht höher als 40 °C). Nach dem Abkühlen den Knoblauchsirup 5 Tage im Kühlschrank durchziehen lassen, täglich einmal durchmischen, dann ist der Sirup fertig.

ANWENDUNG Geben Sie morgens 2 TL in ein Glas warmes Wasser und trinken es auf nüchternen Magen.

DAUER Prophylaktisch in Erkältungszeiten.

Akne

Frische Knoblauchzehe

Akne entsteht durch die Verstopfung der Talgdrüsen in der Haut. Es bilden sich Mitesser (Komedonen), die sich im weiteren Krankheitsverlauf durch Besiedelung mit Bakterien entzünden, eitern und Schmerzen verursachen können. Antibakteriell und antiseptisch wirkender Knoblauch kann äußerlich und innerlich helfen. Steigern Sie die Zufuhr von Vitamin C und Knoblauch innerlich. Äußerlich kann eine frische Knoblauchzehe helfen.

ZUBEREITUNG Halbieren Sie eine Knoblauchzehe und drücken Sie sie leicht an.

ANWENDUNG Reiben Sie die betroffenen Bereiche zweimal täglich mit der Knoblauchzehe ein.

DAUER Bis Besserung eintritt.

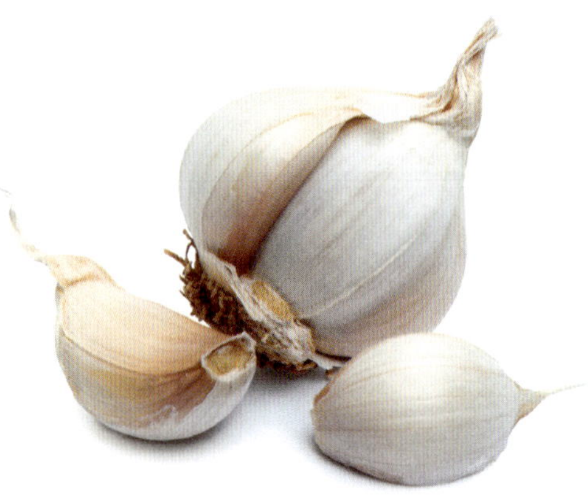

Arteriosklerose

Zitronen-Knoblauch-Trinkkur

Auch Alterungsprozesse in den Gefäßen (Arteriosklerose) können durch regelmäßigen Knoblauchverzehr eingedämmt werden. So tragen die Hauptinhaltsstoffe des Knoblauchs dazu bei, die Fließeigenschaften des Blutes zu verbessern und die vermehrte Synthese von Stickstoffmonoxid anzuregen, das die Gefäße weitet. Auch Saponine, sekundäre Pflanzenstoffe, tragen zur gefäßschützenden Wirkung bei. Im Verbund mit den Schwefelverbindungen sorgen sie unter anderem dafür, dass weniger Cholesterin oxidiert, also „ranzig" wird, und die Gefäße schädigt. Am besten ist der Effekt, wenn Knoblauch roh verzehrt oder nur kurz erhitzt wird (siehe Seite 80 ff.).

Machen Sie am besten regelmäßig eine Zitronen-Knoblauch-Trinkkur, um die antioxidative Kraft von Vitamin C mit dem gefäßschützenden Allicin aus dem Knoblauch zu kombinieren.

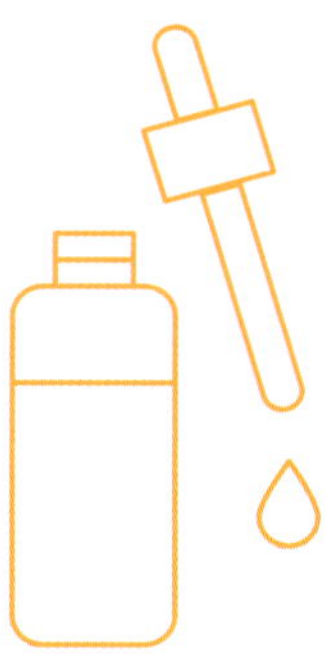

ZUBEREITUNG Fünf Biozitronen waschen und vierteln. Zwei Knollen Knoblauch in Zehen teilen und diese schälen. Zitronen und Knoblauch mit etwas Wasser im Mixer oder mit dem Stabmixer pürieren. Diese Mischung mit 1 Liter Wasser in einem Topf aufkochen lassen. Anschließend den Saft durch ein Sieb abgießen, abkühlen lassen und nach Belieben mit etwas Honig süßen. Den Saft in eine Flasche füllen und im Kühlschrank aufbewahren.
ANWENDUNG Trinken Sie davon täglich über 3 Wochen etwa 20 ml (1–2 EL). Danach 1 Woche pausieren, anschließend nochmals 3 Wochen einnehmen.
DAUER Ein- bis zweimal im Jahr als Kur.

TIPP **Wenn Sie frische Knoblauchknollen verwenden, ziehen Sie nur die äußere Hülle ab und sparen sich das Schälen der Zehen. Einfach die ganze Knolle in den Mixer werfen.**

Bluthochdruck

Knoblauchtinktur

Eine australische Studie der Universität Adelaide* hat die wichtigsten klinischen Studien aus aller Welt verglichen (Metastudie) und kam zu dem Ergebnis, dass Knoblauch den diastolischen (unteren) Blutdruckwert von Bluthochdruckpatienten im Schnitt um 7 mm/Hg senkte. Damit war Knoblauch deutlich effektiver als ein Placebo (Scheinmedikament). Allein eine Senkung um nur fünf Punkte verringert das Risiko eines Herzinfarkts oder Herzversagens um 20 Prozent und das Risiko eines Schlaganfalls um 40 Prozent! Eine saudi-arabische Studie von 2013* belegt: je mehr Knoblauch, desto größer die blutdrucksenkende Wirkung.

Die folgende altchinesische Knoblauchtinktur wurde 1971 von einer UNESCO-Kommission wiederentdeckt. Man fand das Rezept in einem zerstörten Kloster in Tibet.

Tag	Frühstück	Mittagessen	Abendessen
1.	1 Tropfen	2 Tropfen	3 Tropfen
2.	4 Tropfen	5 Tropfen	6 Tropfen
3.	7 Tropfen	8 Tropfen	9 Tropfen
4.	10 Tropfen	11 Tropfen	12 Tropfen
5.	13 Tropfen	14 Tropfen	15 Tropfen
6.	15 Tropfen	14 Tropfen	13 Tropfen
7.	12 Tropfen	11 Tropfen	10 Tropfen
8.	9 Tropfen	8 Tropfen	7 Tropfen
9.	6 Tropfen	5 Tropfen	4 Tropfen
10.	3 Tropfen	2 Tropfen	1 Tropfen

ZUBEREITUNG 250 g Knoblauch schälen, dann zerquetschen. Den zerdrückten Knoblauch in 200 g Weingeist geben (96 Prozent, notfalls tut es auch Korn – lassen Sie sich in der Apotheke beraten). In einem verschlossenen Glas 10 Tage in einem kühlen Raum lagern. Anschließend das Gemisch durch ein Tuch filtern, dabei soll der Knoblauch gut ausgedrückt werden. In Flaschen füllen und noch mal 2–3 Tage stehen lassen.
ANWENDUNG Sie benötigen eine Pipette (Apotheke, altes Arzneifläschchen) für die richtige Dosierung. Man nimmt die Tropfen im Rahmen einer Kur (Dosierung siehe Tabelle) in aufsteigender und dann wieder absteigender Dosierung. Geben Sie die Tropfen jeweils in 50 ml (¼ Trinkglas) Milch und trinken Sie sie zu den Mahlzeiten.
DAUER Nach Ablauf der Kur nimmt man dreimal täglich je 25 Tropfen, ebenfalls in Milch, bis das Mittel aufgebraucht ist. Am besten ist es, die Tropfen während des Essens einzunehmen.

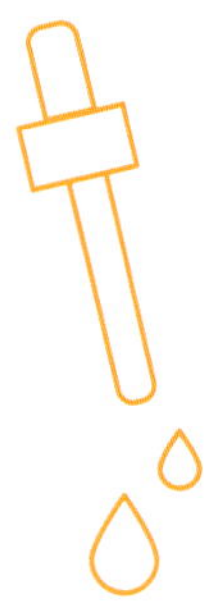

* Studien zu Knoblauch siehe Seite 305

Erkältung

Knoblauch-Ingwer-Sirup

Vor allem in den nasskalten Jahreszeiten Herbst und Winter treten gehäuft Erkältungskrankheiten auf. Das Zusammentreffen mit vielen Infizierten in schlecht gelüfteten Räumen begünstigt eine Ansteckung. Die trockene Heizungsluft sowie die kalten Temperaturen erhöhen die Anfälligkeit des Körpers. Eine normale Erkältung wird durch Viren im Nasen-Hals-Bereich verursacht. Ein grippaler Infekt oder eine Grippe mit Gliederreißen, Kopfschmerzen und Fieber macht dem Körper dagegen weitaus mehr zu schaffen. Viele Kräuter sind sehr hilfreich bei der Behandlung und Genesung. Knoblauch in Kombination mit Ingwer und Zitrone ist ein klassisches Antigrippemittel, ebenso hilfreich bei Halsschmerzen und Mandelentzündung.

ZUBEREITUNG Eine Knoblauchzehe zerdrücken, ein Stück Ingwer reiben (etwa daumengroß), eine Zitrone auspressen. Alles mit 1 TL Honig vermischen und mit 150 ml warmem Wasser (etwa 40 °C) aufgießen.

ANWENDUNG Täglich schlückchenweise bis zu drei Tassen trinken.

DAUER Bis zur Besserung.

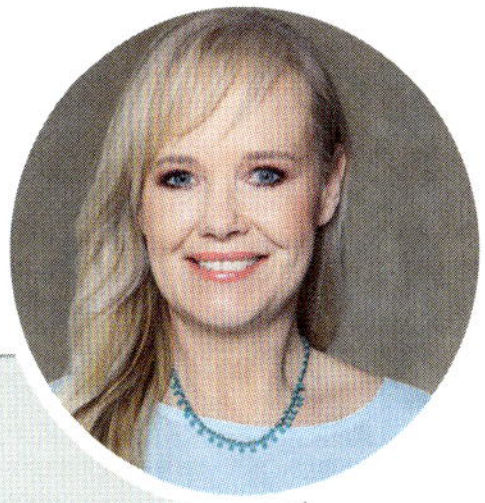

INFO

Vorbeugen und schneller gesund werden

In einer placebokontrollierten Studie,* an der 146 Probanden in Großbritannien teilnahmen, konnte gezeigt werden, dass mit Knoblauch Erkältungen und grippalen Infekten vorgebeugt werden kann. Dabei nahmen die Testteilnehmer über 12 Wochen entweder ein Knoblauchpulver ein oder bekamen ein Placebo. Die Knoblauchgruppe erkrankte weitaus seltener an grippalen Infekten und bei Erkrankung erholte sie sich schneller.

Essen Sie gerade in der Erkältungszeit reichlich Knoblauch. Kündigt sich ein Infekt an, essen Sie täglich 1–2 g rohen Knoblauch. Das ist etwa eine Zehe. Bei den ersten Anzeichen einer Erkältung: Hacken Sie eine Knoblauchzehe sehr fein, vermischen Sie sie mit 1 TL Honig und essen Sie den Mix sofort.

Erkältung

Knoblauchsaft

Sobald Sie die ersten Anzeichen einer Erkältung verspüren, greifen Sie zum Knoblauch und stellen einen antibiotisch wirkenden Knoblauchsaft her.

ZUBEREITUNG Schälen Sie eine große Knoblauchzehe und geben Sie sie in eine Knoblauchpresse oder zerstampfen Sie den Knoblauch im Mörser. Geben Sie zur Knoblauchpaste 1 EL Zitronensaft und 1 EL Bio- oder Imkerhonig.

ANWENDUNG Nehmen Sie diesen Knoblauchsaft bis zu fünfmal am Tag ein.
Sie können auch gleich eine Tagesportion herstellen.

DAUER 1–2 Tage, bis die Symptome verschwunden sind.

TIPP

Hühnerbrühe mit Kräutern und Knoblauch

Bei Erkältungskrankheiten und Husten tut eine Hühnersuppe mit Knoblauch, Petersilie und weiteren Kräutern gut. Die Zutaten wirken unter anderem schleimlösend, besonders der Knoblauch. So ist der Hauptwirkstoff im Knoblauch, das Alliin, chemisch gesehen eng mit dem Medikament Mucodyne verwandt, das beispielsweise zur Regulierung des Schleimflusses bei der chronisch obstruktiven Bronchitis (COPD) verschrieben wird.

Die Dämpfe der Suppe kann man während der Zubereitung inhalieren und dann drei- bis viermal am Tag vor dem Essen jeweils eine kleine Portion Suppe löffeln.

* Studien zu Knoblauch siehe Seite 305

TIPP

Frühjahrskur mit Bärlauch

Er gehört mit zu den ersten Wildkräutern im Frühjahr und enthält - ebenso wie der Knoblauch - schwefelhaltige Verbindungen mit ihren antibiotischen, gefäßschützenden und cholesterinsenkenden Eigenschaften. Als typische Frühlingspflanze wartet Bärlauch mit reichlich Vitamin C auf, unter den Mineralien ist Eisen zu nennen, was die Blutbildung fördert. Als saisonale Pflanze kann man Bärlauch gut gegen Frühjahrsmüdigkeit einsetzen. Da es seit einigen Jahren in jedem Supermarkt Bärlauch zu kaufen gibt, kann jeder von diesen gesunden Vorteilen profitieren. Machen Sie im Frühjahr über 4 Wochen eine Bärlauchkur, bei der Sie täglich mindestens eine Handvoll essen - ob im Kräuterquark, auf dem Butterbrot oder im Salat!

Oder Sie setzen eine Tinktur an, um von den schützenden Stoffen auch noch zu profitieren, nachdem der Bärlauch verblüht ist. Geben Sie dafür eine Handvoll gewaschene und geschnittene Bärlauchblätter in ein Schraubglas und übergießen die Blätter mit Doppelkorn, bis der Bärlauch vollständig bedeckt ist. Deckel drauf und die Tinktur 2–3 Wochen ziehen lassen. Anschließend abseihen und in eine dunkle Flasche abfüllen. Von dieser Tinktur dreimal täglich 15 bis 30 Tropfen vor den Mahlzeiten nehmen.

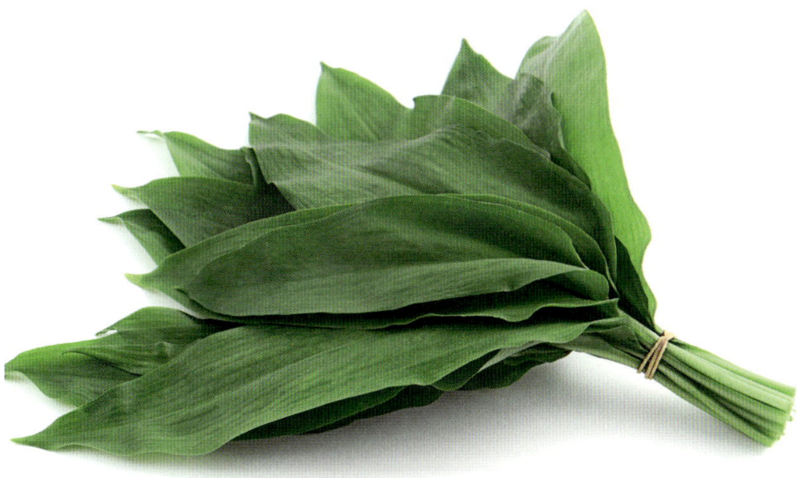

Fußpilz

Frische Knoblauchzehe

Bereits römische Soldaten setzten Knoblauch oder Zwiebeln gegen Fußpilz ein. Dabei werden die Füße von oberflächlich haftenden Pilzen befallen. Durch den in ihm enthaltenen Wirkstoff Allicin hemmt Knoblauch das Pilzwachstum.

ZUBEREITUNG Eine Knoblauchzehe zerschneiden, leicht andrücken, um das antimykotisch wirkende Allicin freizusetzen.

ANWENDUNG Reiben Sie die betroffenen Stellen vor dem Schlafengehen mit der Knoblauchzehe ein und ziehen eine Baumwollsocke darüber. Über Nacht einwirken lassen. Bereits nach wenigen Tagen sollten sich erste Erfolge einstellen.

DAUER Pilzinfektionen sind oft langwierig und hartnäckig. Auch wenn Sie keinen Befall mehr sehen, sollte diese Behandlung über einen längeren Zeitraum mindestens zweimal in der Woche fortgesetzt werden.

Herpes

Frische Knoblauchzehe

Nutzen Sie die antiviralen Eigenschaften des im Knoblauch enthaltenen Allicins, um Herpesbläschen in Schach zu halten, noch bevor diese auftauchen. Handeln Sie also bereits beim ersten Kribbeln.

ZUBEREITUNG Drücken Sie eine aufgeschnittene Knoblauchzehe leicht an, damit etwas Saft austreten kann.

ANWENDUNG Betupfen Sie die betroffene Hautpartie mehrmals täglich.

DAUER Bis Sie merken, dass Sie den Prozess gestoppt haben.

WICHTIG Eine Anwendung darf auf jeden Fall nur so lange erfolgen, wie noch keine Bläschen sichtbar sind. Sobald diese sich gebildet haben, sollte die Behandlung mit Knoblauch eingestellt werden, da er die Bläschen zum Platzen bringen kann. Dann kann zum Beispiel eine Melissentinktur helfen (siehe Seite 152).

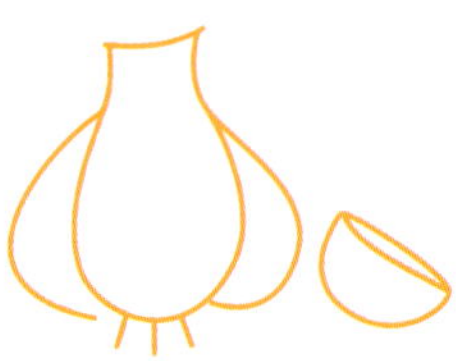

Knoblauchmus

Hühneraugen sind schmerzende Stellen an den Füßen, die viel Ähnlichkeit mit einem Vogelauge haben und deshalb seit dem 16. Jahrhundert so bezeichnet werden.

Durch chronischen Druck entstehen diese begrenzten Hornschwielen mit einem in die Tiefe gerichteten Sporn. Gegen die unangenehmen und manchmal auch sehr schmerzhaften Druckstellen können Sie mit Knoblauchmus angehen.

ZUBEREITUNG Eine frische Knoblauchzehe mit der Presse zerquetschen oder im Mörser zu Mus zerstoßen.

ANWENDUNG Die umliegende Haut des Hühnerauges mit einer fettenden Creme einreiben, da die Scharfstoffe im Knoblauch bei manchen zur Blasenbildung führen. Dann das Knoblauchmus auf das Hühnerauge auftragen und mit einer Gazebinde oder einem Heftpflaster fixieren.

DAUER Auflage über Nacht liegen lassen und 1–2 Wochen täglich anwenden. Danach sollte die Druckstelle so aufgeweicht sein, dass sie abgetragen werden kann.

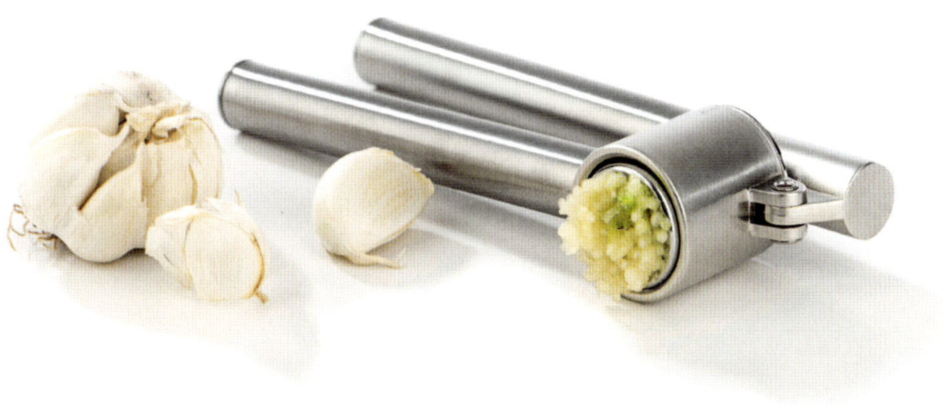

Ohrenschmerzen

Knoblauchwatte

Knoblauch ist genauso wie die Zwiebel bei Ohrenschmerzen ein hilfreiches Naturheilmittel. Mit einer Knoblauchwatte nutzen Sie sowohl die desinfizierende als auch die antibakterielle Wirkung.

ZUBEREITUNG Zerkleinern Sie eine Knoblauchzehe, legen Sie die Stückchen in eine dünne Gaze oder ein Küchentuch und pressen Sie etwas Saft heraus.

ANWENDUNG Platzieren Sie das zusammengefaltete nässende Tuch so lange im äußeren Gehörgang, wie es als angenehm empfunden wird, mindestens aber 30 Minuten. Oder Sie pressen den Saft auf einen Wattebausch und drücken diesen vorsichtig in den äußeren Gehörgang.

DAUER Je nach Beschwerden wiederholen.

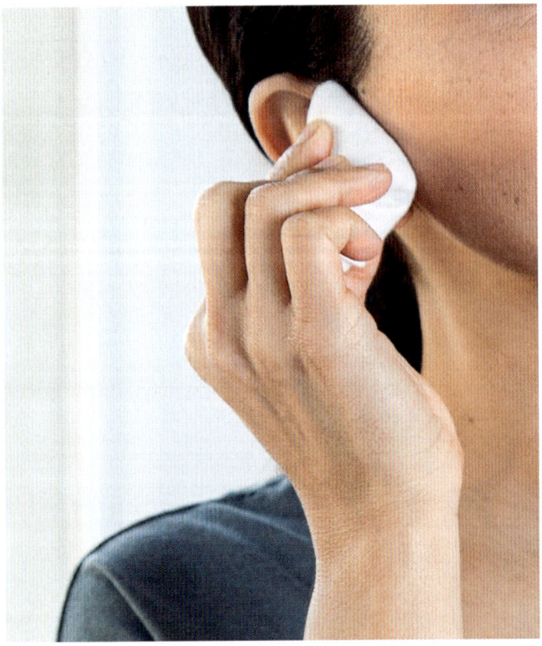

Die Knoblauchwatte sollte locker im Gehörgang platziert und nicht hineingestopft werden.

Knoblauchauflage

Nutzen Sie die antivirale Wirkung des Knoblauchs im Kampf gegen Warzen mit einer kleinen Knoblauchauflage! Der Knoblauch bremst das Wachstum von Viren und beruhigt die entzündete Hautstelle.

ZUBEREITUNG Schneiden Sie von einer Knoblauchzehe eine dünne Scheibe ab und auf die Größe der Warze zu.

ANWENDUNG Cremen Sie die Haut um die Warze mit etwas Creme ein, da die scharfen Inhaltsstoffe des Knoblauchs zu Hautreizungen oder Blasenbildung führen können. Legen Sie die Knoblauchscheibe direkt auf die Warze und fixieren Sie sie mit einem Pflaster. Eventuell noch einen kleinen Verband machen.

DAUER Über Nacht einwirken lassen und die Behandlung so lange wiederholen, bis die Warze verschwunden ist.

WICHTIG Knoblauch nicht auf die zarte Haut von Babys und Kleinkindern auflegen!

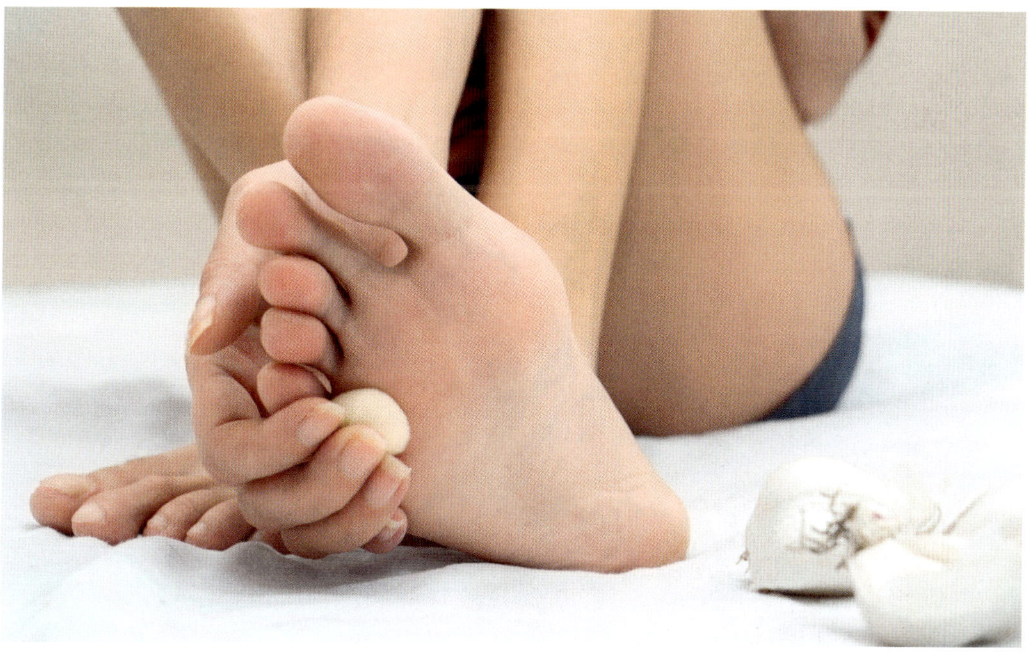

Warzen sind gutartige Hautwucherungen, die in den meisten Fällen auf einer Infektion mit humanen Papillomaviren (HPV) beruhen.

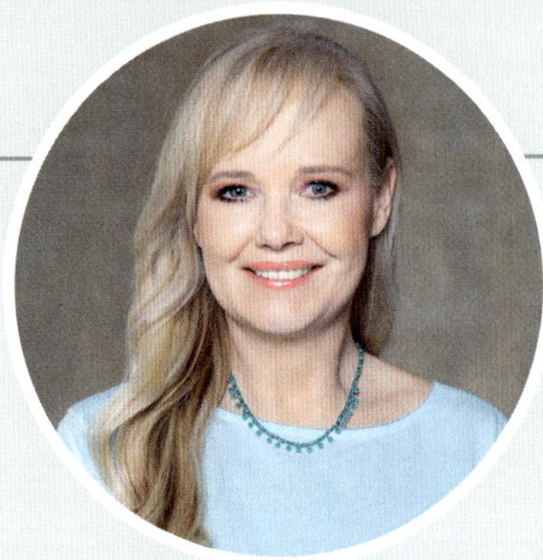

Weitere interessante medizinische Aspekte

Antibakterielle Wunderknolle

Allicin bekämpft nicht nur Viren und Pilze, sondern auch Bakterien. Darum wird Knoblauch auch als natürliches Antibiotikum bezeichnet. Den ersten wissenschaftlichen Nachweis für die antibakterielle Wirkung von Knoblauch lieferte der französische Nobelpreisträger und Chemiker Louis Pasteur 1858. Im Ersten Weltkrieg wurde Knoblauch aufgrund eines Mangels an Alternativen zur Desinfektion bei medizinischen Eingriffen sowie zur Bekämpfung von Ansteckungskrankheiten verwendet. Auch im Zweiten Weltkrieg hatte Knoblauch einen hohen Stellenwert. Man verwendete ihn als mildes Antibiotikum und als Antiseptikum gegen den Wundbrand. Britische Forscher konnten nachweisen, dass regelmäßige Knoblauchesser während der Wintermonate weniger Probleme mit Schnupfen, Husten und Co. hatten. Knoblauch hat als Infektionsprophylaxe also schon bewiesen, was er kann. Die Wirkung von 1 mg Allicin entspricht etwa der Konzentration von 0,01 mg Penicillin. Laboruntersuchungen zufolge hemmt Knoblauchsaft noch in einer Verdünnung von 1:125.000 das Wachstum verschiedener Bakterien.

Mit Knoblauch Cholesterin senken und das Herz schützen

In knapp 40 Studien zeigte sich, dass nach einem mehrwöchigen täglichen Verzehr von Knoblauch der Cholesterinspiegel um 8 Prozent gesunken war. Das mag zwar wenig erscheinen, aber eine solche Reduzierung des Cholesterins wird statistisch mit einer um 40 Prozent geringeren Wahrscheinlichkeit von Erkrankungen der Herzkranzgefäße bei 50-Jährigen gleichgesetzt.

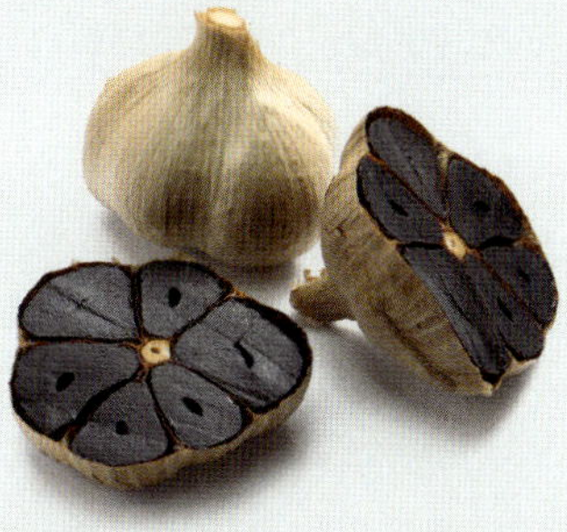

Radikalenfänger schwarzer Knoblauch

Aus Weiß mach Schwarz, denn schwarzer Knoblauch entsteht, wenn handelsüblicher weißer Knoblauch unter kontrollierten Bedingungen fermentiert wird. Im Verlauf dieses Prozesses bilden sich aus Zuckern und Aminosäuren des Knoblauchs Melanoidine, die eine beträchtliche antioxidative Wirkung entfalten können und somit die gesundheitliche Wirkung von Knoblauch steigern. Nicht nur das Immunsystem profitiert davon. Schwarzer Knoblauch („black garlic") wirkt sich auch positiv auf den Zuckerstoffwechsel aus. Gegenüber dem frischen Lauchgewächs hat der fermentierte Knoblauch außerdem den Vorteil, deutlich bekömmlicher zu sein. Er hat eine pastige Konsistenz, schmeckt leicht süßlich und kann als Snack gegessen werden. Man kann ihn auf Brot streichen und dieses dann mit Käse belegen, in Dips verrühren oder warme Speisen damit würzen.

In asiatischen Ländern wie Japan, Südkorea und Thailand hat er eine lange Tradition. Seit ein paar Jahren ist diese Spezialität auch hierzulande erhältlich. Man findet ihn in sehr gut sortierten Supermärkten, in Feinkostläden, auf Märkten und im Online-Handel.

Starker Darm, starkes Immunsystem – Knoblauch hilft

Der Darm wird von etwa 38 Billionen Bakterien besiedelt. Ihre Zusammensetzung entscheidet maßgeblich, ob wir gesund bleiben oder krank werden. Welche Bakterien in unserem Darm leben, hängt vor allem davon ab, wie wir uns ernähren. Denn die Bakterien futtern quasi mit. Die „guten" Bakterien (zum Beispiel Bifidobakterien), die wie eine Schutzmacht gegen krank machende Bakterien (beispielsweise Salmonellen) wirken, vermehren sich besonders gut, wenn sie mit für uns unverdaulichen Ballaststoffen gefüttert werden. Man nennt sie Präbiotika. Knoblauch enthält diese natürlichen Präbiotika in Form von Oligofruktose und Inulin. Je mehr Präbiotika, desto mehr Nahrung für eine gesunde Darmflora und damit ein starkes Immunsystem. Denn 70 Prozent aller Immunzellen befinden sich in Dünn- und Dickdarm, knapp 80 Prozent aller Abwehrreaktionen laufen hier ab. Das macht den Darm zu einem wichtigen Teil unseres Immunsystems. Und der freut sich über eine reichliche Zufuhr des Fitmachers Knoblauch.

Medizin aus der Küche

Knoblauch ist ein sehr vielseitiges und äußert gesundes Lauchgewächs. Er kann bis zu knapp 1 Meter hoch wachsen. Der meist für die Küche verwendete Teil befindet sich jedoch unter der Erde. Die sogenannte Knolle ist botanisch gesehen ein Gebilde aus zur Knospe geschlossenen Blättern. Sie besteht aus mehreren Zehen, die einzeln von einer Haut umgeben sind. Knoblauch gehört weltweit vermutlich zu den am häufigsten arzneilich genutzten Pflanzen. Der Gehalt an antioxidativen und entzündungshemmenden Stoffen kann aber je nach Sorte sowie der Art der Zubereitung um ein Vielfaches schwanken. Aber egal, ob roh oder gegart: Knoblauch ist ein medizinisches Kraftpaket und sollte kein Ausnahmegewürz in der Küche sein. Sie können Knoblauch gut in Öl oder Essig einlegen, um ihn haltbar zu machen. Durch Einfrieren verliert er allerdings an Geschmack.

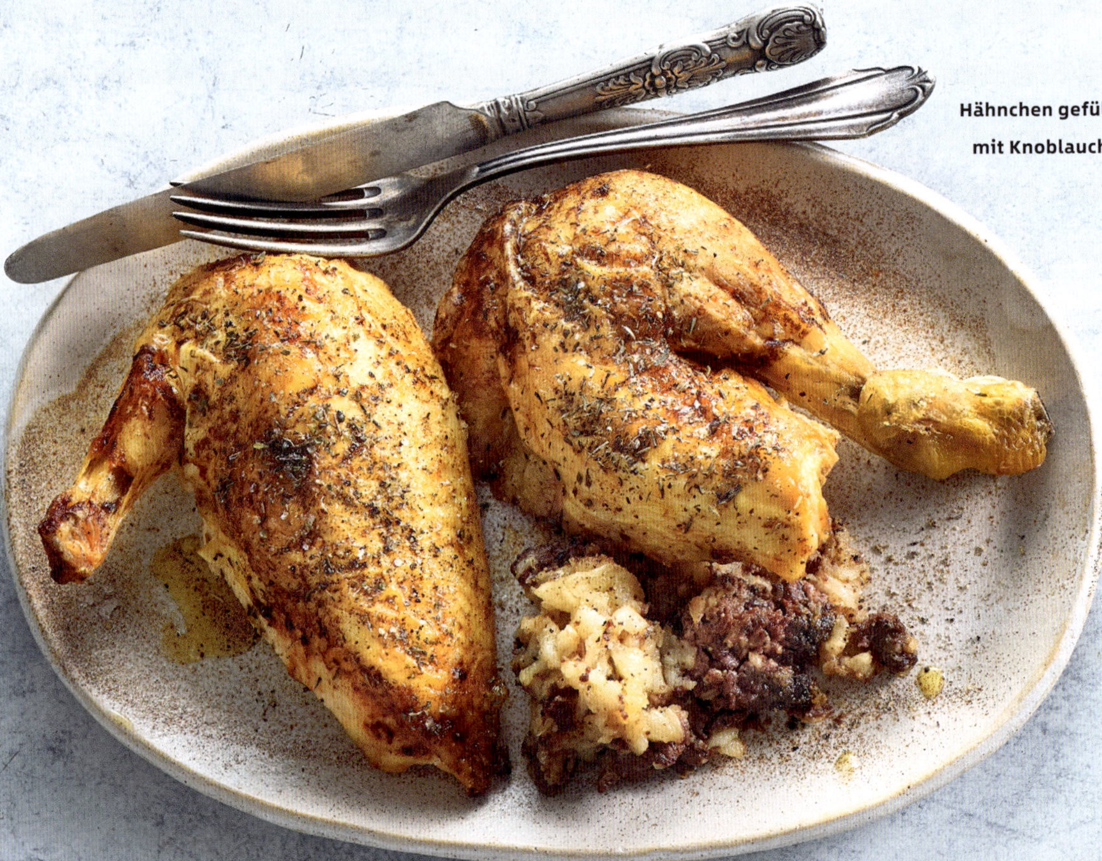

Hähnchen gefüllt mit Knoblauch

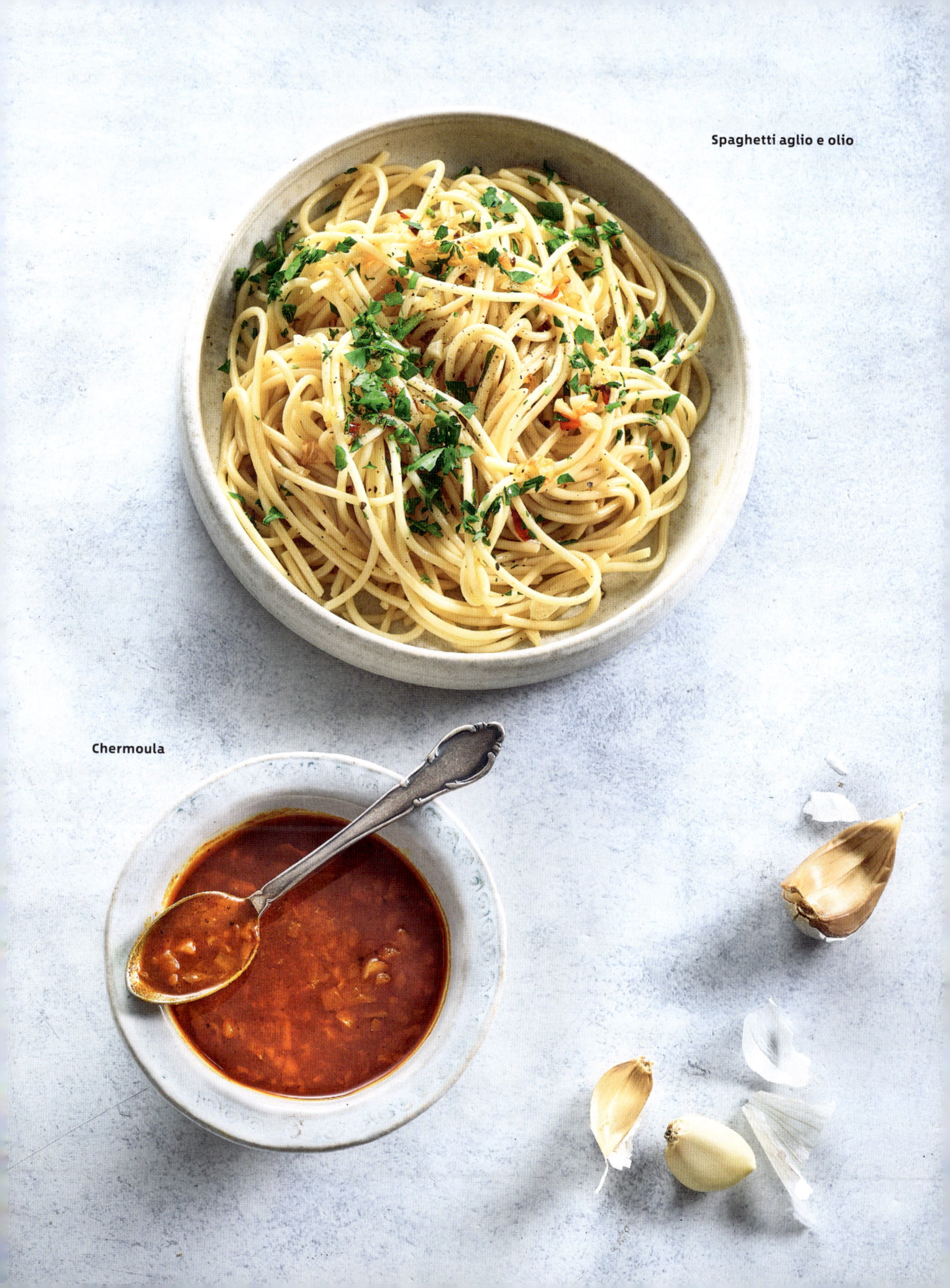

Spaghetti aglio e olio

Chermoula

Hähnchen gefüllt mit Knoblauch

Dieses französische Rezept ist ein Fest für Knoblauchfans.

Zubereitungszeit 20 Minuten plus ca. 30 Minuten Dämpfzeit und 75 Minuten Backzeit

Für 4 Personen

3 mittelgroße Knoblauchknollen
1 küchenfertiges Hähnchen (ca. 1,5 kg) mit Leber und Magen
1 EL Gänsefett oder ein anderes Fett
1 Ei (Größe M)
1 Eigelb (Größe M)
Salz
frisch gemahlener schwarzer Pfeffer
1–2 Prisen Cayennepfeffer
1 TL Kräuter der Provence

Außerdem

Küchengarn

Die Knoblauchknollen in Zehen zerteilen, schälen und in einem Sieb über Wasserdampf abgedeckt etwa 30 Minuten dämpfen. Den Backofen auf 220 °C Ober-/Unterhitze vorheizen. Hähnchenleber und -magen klein schneiden und in einer Pfanne im Gänsefett braten. In den Standmixer geben, gedämpfte Knoblauchzehen, Ei und Eigelb hinzugeben und pürieren. Alternativ den Stabmixer verwenden. Mit Salz, Pfeffer und Cayennepfeffer würzen. Das Hähnchen mit der Mischung füllen, die Öffnung zunähen, dann rundum salzen und pfeffern. In einen Bräter legen und im vorgeheizten Ofen 75 Minuten braten. Nach 35–40 Minuten ein Glas heißes Salzwasser angießen und das Hähnchen mit dem Bratensud beträufeln. Etwa 20 Minuten vor Ende der Garzeit mit den Kräutern bestreuen. Herausnehmen, das Hähnchen zerlegen und mit der Füllung servieren.

laktosefrei, glutenfrei, frei von raffiniertem Zucker

Spaghetti aglio e olio

Der italienische Klassiker – schnell und einfach zuzubereiten, aber immer wieder eine Gaumenfreude.

Zubereitungszeit 15 Minuten
Für 2 Personen

Salz
200 g Spaghetti aus Hartweizengrieß
½ Bund glatte Petersilie
½ frische rote Chilischote
2 Knoblauchzehen
75 ml Olivenöl

TIPP Die Petersilienstiele nicht wegwerfen, sondern einfrieren und bei der Zubereitung von Brühe verwenden.

Reichlich Wasser in einem Topf zum Kochen bringen, salzen und die Spaghetti darin al dente kochen. Inzwischen die Petersilie waschen, trocken schütteln und die Blätter fein hacken (siehe Tipp). Die Chili entkernen, waschen und in feine Würfel schneiden. Die Knoblauchzehen schälen, durch die Knoblauchpresse drücken oder fein hacken. In einer Pfanne das Olivenöl mit Petersilie, Chili und Knoblauch bei niedriger Hitze erwärmen und etwa 3 Minuten ziehen lassen. Nach Belieben salzen. Die Spaghetti in ein Sieb abgießen und abtropfen lassen, dann in der Knoblauch-Öl-Sauce wenden, auf Teller geben und servieren.

vegan, laktosefrei, frei von raffiniertem Zucker

Chermoula

Eine wunderbare Würzpaste, die man für kalte und warme Speisen verwenden kann. Sie passt als Füllung zu Fisch, als Würze für Fleisch, aber auch auf gegrilltem Brot oder als Marinade für Kartoffelsalat. Es ist eine unglaublich tolle Mischung von Zwiebeln und Knoblauch!

Zubereitungszeit 8 Minuten
Ergibt 1 Glas (ca. 150 g)

1 mittelgroße Zwiebel
3 Knoblauchzehen
½ TL gemahlener Kreuzkümmel
½ TL rosenscharfes Paprikapulver
¼ TL gemahlene Kurkuma
4 EL Zitronensaft
Salz
frisch gemahlener schwarzer Pfeffer
6 EL Olivenöl

Die Zwiebel schälen, in feine Würfel schneiden und in eine Schüssel geben. Die Knoblauchzehen schälen und dazupressen. Kreuzkümmel, Paprikapulver und Kurkuma zufügen und Zitronensaft untermischen. Mit Salz und Pfeffer würzen, Olivenöl darüberträufeln und alles gut mischen. In ein Schraubglas füllen und bis zur Verwendung im Kühlschrank aufbewahren. – Chermoula hält sich längere Zeit im Kühlschrank, da das Öl auch konservierend wirkt.

vegan, laktosefrei, glutenfrei, frei von raffiniertem Zucker

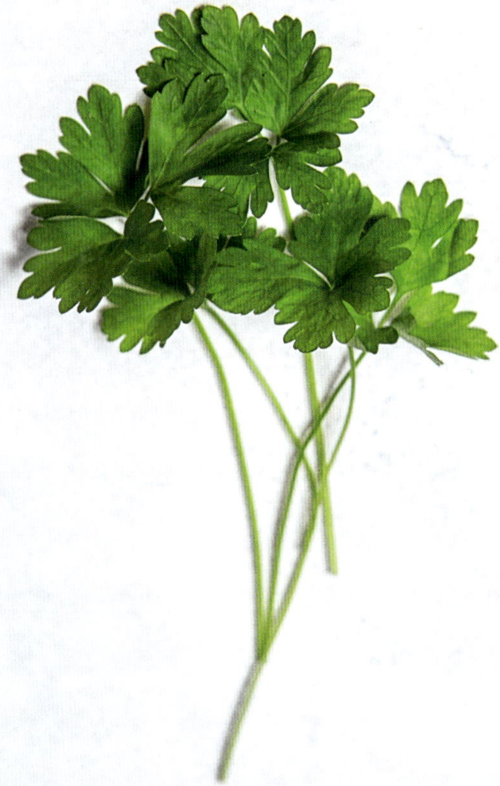

Koriander

BOTANISCHER NAME *Coriandrum sativum*

BEINAMEN Indische/Arabische/Chinesische Petersilie, Wanzenkraut, Stinkdill

FAMILIE Doldenblütler (*Apiaceae*)

Indikationen

INNERLICH
Appetitlosigkeit
Blähungen
Völlegefühl
Husten
Bronchitis
Mundgeruch
Verdauungsstörungen

ÄUSSERLICH
Gelenkschmerzen
Hautreizungen
Hautunreinheiten
Haarausfall
Kopfschmerzen
Entzündungen im Mundraum

Wirkstoffe
Das ätherische Öl des Korianders besteht zu mehr als 70 Prozent aus Linalool und weiteren Terpenen. Zusätzlich sind Cumarine, Phthalide und Phenolsäuren enthalten.

Wirkung
antibakteriell, antiviral und pilzhemmend (antifungizid), antioxidativ, entzündungshemmend, leicht krampflösend, schmerzlindernd, entblähend, fördert Magen- und Gallensaftbildung, potenziell krebshemmend

Verwendete Teile
Blätter, Samen (Früchte), ätherisches Öl

Anwendungsformen und Dosierung
Tee, ätherisches Öl, Tinktur, Samen (Gewürz), Ölauszug, Fertigpräparate
Die Tagesdosis liegt bei 3 g Droge.
Tee: Für einen Koriandertee wird 1 gestrichener TL (1 g) frisch zerstoßener Früchte mit 150 ml heißem Wasser übergossen.

Gegenanzeigen
Das ätherische Öl darf nicht innerlich und nicht in der Schwangerschaft angewendet werden. Vorsicht bei Empfindlichkeit gegen Dolden- und Korbblütler.

Koriander

WISSENSWERTES

Die Pflanze und der Name

Man vermutet, dass der Name ursprünglich vom griechischen Wort „kóris" hergeleitet werden kann, was „Wanze" bedeutet. Höchstwahrscheinlich geht das auf das Aroma der Korianderblätter zurück, die angeblich wie zerquetschte Wanzen riechen. Aus dem griechischen Wort wurde dann das lateinische „coriandrum".

Herkunft und Historisches

Die Heimat des Korianders ist der Vordere Orient. Der Koriander hat sich in fast allen Erdteilen einen festen Platz in der Küche erobert. Rund ums Mittelmeer, in ganz Asien, aber auch in Russland und Südamerika ist sein Stellenwert vergleichbar mit dem der Petersilie in Deutschland.

Man fand Samen von Koriander in altägyptischen Gräbern - ein Zeichen, dass dieses Kraut bereits seit Jahrtausenden angebaut wird. Vermutlich hatten die alten Ägypter diese zur Konservierung der Mumien beigegeben. Auch in ägyptischen Papyrusschriften wird die Pflanze beschrieben. Die Chinesen glaubten einst, Koriander würde Unsterblichkeit verleihen. Die Römer brachten den Koriander nach Europa. Sie nutzten die antibakteriellen Eigenschaften des Krautes, um Fleisch zu konservieren. Dafür mischten sie Koriander mit Essig und Kreuzkümmel.

Es stimmt: Koriander verzögert den Fäulnisprozess von Fleisch. Heutige Forschungen beschäftigen sich vor allem mit den antibiotischen und entzündungshemmenden Eigenschaften des ätherischen Öls der Koriandersamen. Erste Studienergebnisse* bestätigen diese.

* Studien zu Koriander siehe Seite 306

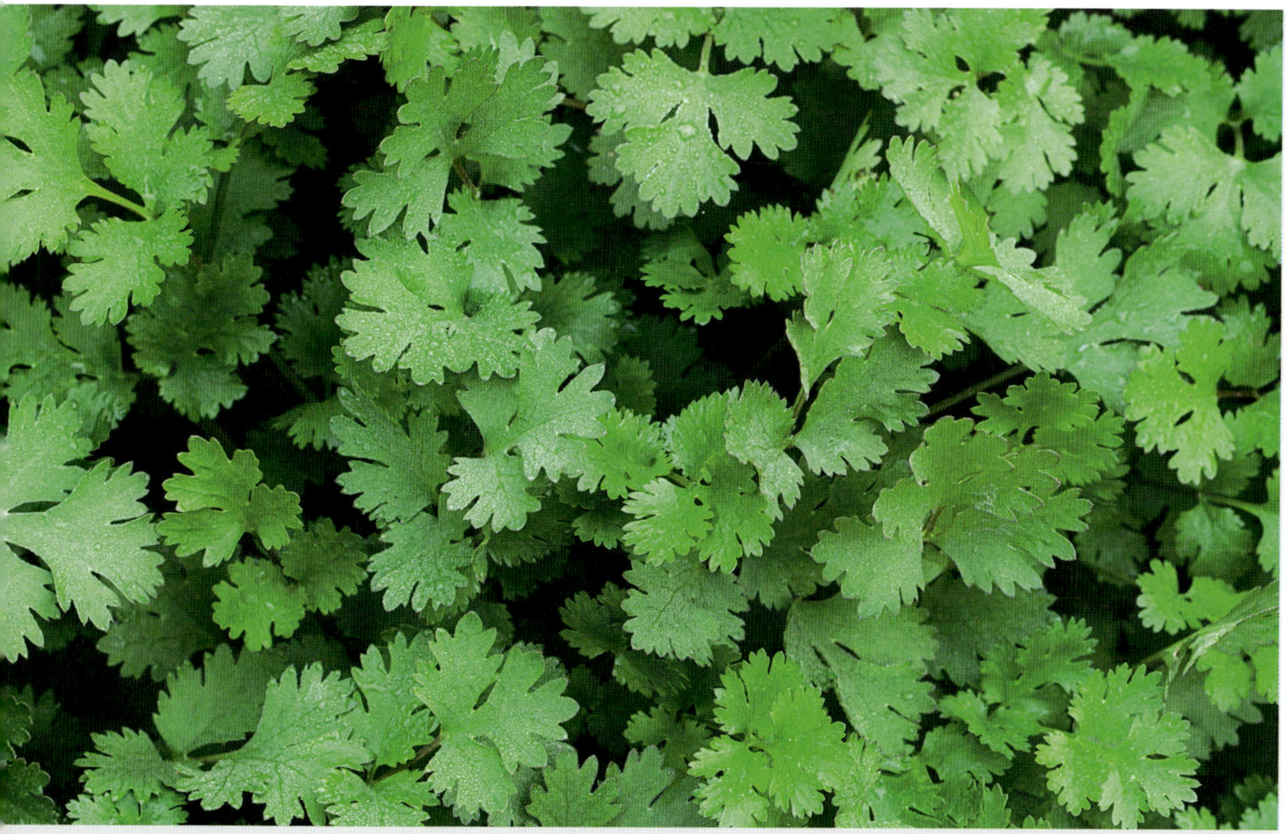

Anbau und Anbautipps

Koriander ist eine einjährige Kräuterpflanze, die je nach Standortbedingungen zwischen 30 und 60 cm Höhe erreichen kann. Die gesamte Pflanze duftet aufgrund der aromatischen ätherischen Öle sehr auffallend. Koriander können Sie vom Frühjahr bis zum Sommer immer wieder aussäen, um frische Kräuter ernten zu können.

Übrigens: Im Garten gedeiht Koriander am besten in der Nähe von Anis, da sich beide Pflanzen sehr gut ergänzen.

Koriander ist möglicherweise das biblische Himmelsbrot

So wird im Alten Testament berichtet, dass die Juden, nachdem sie Ägypten verlassen hatten, beim Durchqueren der Wüste, Manna aßen und „das Manna war wie Koriandersamen". Einige Historiker vermuten sogar, dass Koriander das Synonym für „Manna" ist, jene Nahrung, die den Kindern Israels das Leben rettete und auch als Himmelsbrot bezeichnet wird.

Koriander gehört noch heute zu den traditionellen Kräutern, die beim Passahfest, das an den 40-jährigen Aufenthalt in der Wüste erinnert, gegessen werden.

Akne

Linsen-Koriandersamen-Maske

Akne hat viele Ursachen. Sehr oft sind verschiedene Bakterien (zum Beispiel Propionibakterien oder Staphylococcus aureus) an der Entstehung der entzündlichen Hautkrankheit beteiligt.

An der Universität Beira Interior (Portugal) konnte nachgewiesen werden,* dass das ätherische Öl des Korianders gegen den Lebensmittelkeim Escherichia coli, acht andere Bakterienstämme und sogar gegen den multiresistenten (MRSA) Staphylococcus aureus wirkt, was dem Inhaltsstoff Linalool zugeschrieben wird.

Auch in der ayurvedischen Medizin empfiehlt man bei Akne neben anderen Maßnahmen das regelmäßige Auftragen einer etwas aufwendigen, aber effektiven Linsen-Koriandersamen-Maske.

* Studien zu Koriander siehe Seite 306

ZUBEREITUNG Weichen Sie 5 EL geschälte Mung Dal (indische Linsenart; Asialaden, Reformhaus, Naturkostladen) und 1 EL Koriandersamen tagsüber mindestens 8 Stunden in Wasser ein. Achten Sie darauf, dass alles mit Wasser bedeckt ist. Pürieren Sie die Früchte dann im Mixer sehr fein. Geben Sie nun ½ TL gemahlene Kurkuma, 1 TL Kalmuspulver und 2 TL Cistrosewasser (Apotheke, Naturkostladen, Reformhaus) dazu und verrühren alles zu einer glatten Paste.
ANWENDUNG Tragen Sie die Maske abends auf die betroffenen Hautareale auf und lassen Sie diese mehrere Stunden einwirken. Danach mit klarem Wasser abwaschen. Zum Schluss mit Cistrosewasser nachreinigen. Es wirkt ebenfalls antientzündlich sowie antibiotisch.
DAUER Mehrmals die Woche bis zur Besserung des Hautbildes.

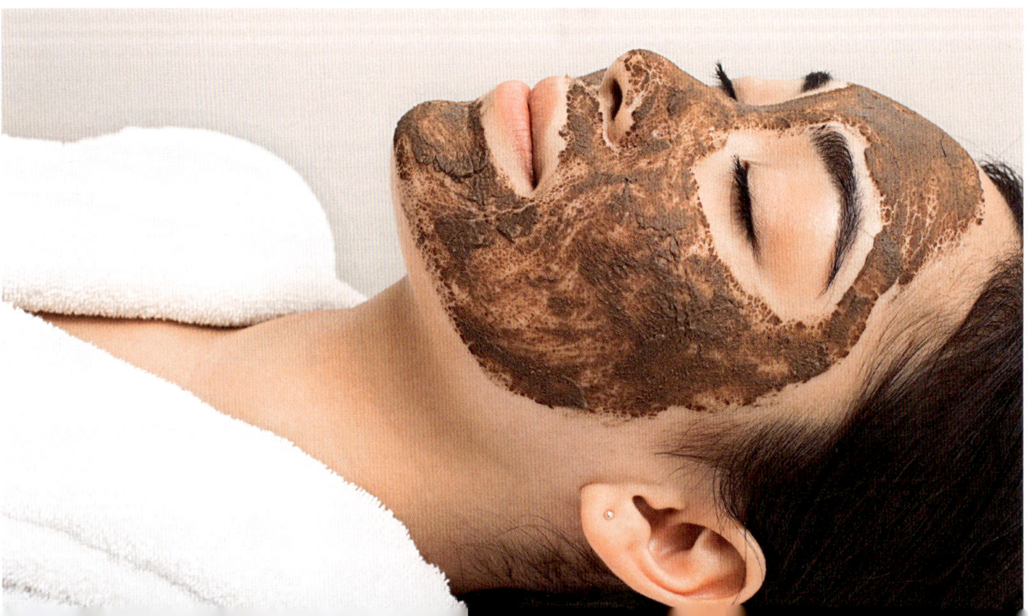

Akne

Appetitlosigkeit

Maske mit frischem Koriander

Eine weitere Möglichkeit ist eine Maske mit frischem Koriander. Die Maske wirkt entzündungshemmend und beruhigend auf die Haut und kann den Heilungsprozess bei Akne unterstützen.

ZUBEREITUNG Übergießen Sie eine Handvoll frischen Koriander, 1 TL zerkleinertes Zitronengras und 1 TL Kamillenblüten mit einer Tasse kochendem Wasser. Lassen Sie diese Mischung etwa 1 Stunde ziehen und pürieren Sie anschließend alles.

ANWENDUNG Tragen Sie die Paste auf das Gesicht auf und lassen Sie sie 20 Minuten einwirken. Danach das Gesicht mit lauwarmem Wasser abwaschen und leicht abtupfen.

DAUER Mehrmals die Woche bis zur Besserung des Hautbildes.

WICHTIG Bei schwerer Akne sollten Sie ohne Rücksprache mit Ihrem Arzt keine Selbstversuche durchführen!

Koriander-Früchte-Tee

Verdauungsfördernde Pflanzen haben oft auch appetitanregende Effekte. Die enthaltenen Bitterstoffe und/oder ätherischen Öle im Koriandersamen regen die verstärkte Produktion von Verdauungssäften an – angefangen von der Speichelbildung im Mund über die Bildung von Magensaft bis zur Galleproduktion. Die ätherischen Öle der Korianderfrüchte bringen Verdauungssäfte wieder in Balance mit der Nahrungsaufnahme.

Dabei hilft ein Koriander-Früchte-Tee. Hierfür benutzen Sie Samen, die einen fruchtigen, leicht zitrusartigen Geschmack haben. Auch frischer Koriander entfaltet als Tee eine appetitanregende Wirkung.

ZUBEREITUNG Zerstoßen Sie 1 knappen TL (1 g) Samen in einem Mörser oder geben Sie 4–6 g (drei bis fünf Stängel) frischen Koriander in ein Glas. Übergießen Sie die Früchte oder das frische Kraut mit 150 ml heißem Wasser und lassen den Tee 5–10 Minuten abgedeckt ziehen. Anschließend abseihen.

ANWENDUNG Trinken Sie jeweils 30 Minuten vor den Mahlzeiten bis zu dreimal täglich eine Tasse des Koriander-Früchte-Tees.

DAUER Nicht länger als 4 Wochen, danach eine Pause einlegen.

EXTRA

Pflegemittel für die Haut

Koriander ist schon seit Langem Bestandteil von Hautpflegeartikeln und Mundwässern – vor allem als Duftstoff und zur besseren Haltbarkeit. In der Parfümerie sorgt er als Grundstoff für blumige Duftnoten und ist vielen Körper- und Badeölen beigemischt. Aufgrund neuerer Studien zur Wirksamkeit bei verschiedenen Hauterkrankungen wurden in den vergangenen Jahren ganz spezielle medizinkosmetische Produkte entwickelt.

Pflege trockener, juckender und neurodermitischer Haut

Die ätherischen Öle des Korianders haben eine sehr starke antibiotische (bakterienhemmende) wie auch pilzhemmende Wirkung, wie Forschungen* des Universitätsklinikums Freiburg belegen konnten. Diese Eigenschaften helfen auch bei verschiedenen Hautproblemen wie sehr trockener Haut und Juckreiz (zum Beispiel bei Neurodermitis). Besonders gut waren die Ergebnisse bei Pilzbefall mit Juckreiz.

Pflegeöl selbst herstellen

Wer unter trockener Haut leidet, kann die folgende Rezeptur testen: Mischen Sie ein Basisöl im Verhältnis 1:20 mit ätherischem Korianderöl. Als Faustregel gilt: fünf Tropfen (etwa 0,25 ml) ätherisches Öl auf 5 ml (etwa 1 TL) Trägeröl. Prüfen Sie zunächst am Unterarm die Verträglichkeit. In Studien* wurde nachgewiesen, dass Korianderöl ein sehr geringes Allergiepotenzial hat.

Korianderöl für Haar und Kopfhaut

Die antibiotischen Eigenschaften des Korianderöls schützen auch die Kopfhaut vor Keimen und Entzündungen, die oft Juckreiz verursachen. Durch das Kratzen entstehen kleine Wunden, die wiederum Eintrittspforten für Keime sind. Nutzen Sie die antiseptischen Eigenschaften des Korianders und bereiten Sie Ihre eigene Korianderöl-Haarspülung zu, die gleichzeitig pflegend wirkt. Außerdem wird das Haarwachstum angeregt und geschädigtes Haar gepflegt.

Geben Sie 20 bis 40 Tropfen ätherisches Korianderöl in 100 ml Basisöl (beispielsweise Oliven- oder Mandelöl) und schütteln Sie alles gut durch. Alternativ können Sie einen Ölauszug aus Koriandersamen herstellen (siehe Seite 92) und als Pflegemittel verwenden. Für Eilige: Im Handel gibt es Korianderöl zu kaufen.

Massieren Sie das Pflegeöl in die Kopfhaut ein und schlagen Sie ein Handtuch um die Haare. Lassen Sie das Öl mehrere Stunden (besser noch über Nacht) einwirken. Waschen Sie morgens die Haare mit einem milden Shampoo. Um erneute Irritationen zu verhindern, können Sie einmal wöchentlich die Kopfhaut mit dem Öl pflegen.

* Studien zu Koriander siehe Seite 306

Koriander-Honig-Maske für empfindliche Haut

Diese Maske beugt Rötungen vor und lässt kleine Äderchen und Hautreizungen verschwinden. Hacken Sie frische Korianderblätter sehr fein, sodass eine breiige Konsistenz entsteht. Verrühren Sie das Kraut mit 1–2 EL Joghurt und einer Messerspitze Honig. Tragen Sie die Paste auf Gesicht und Dekolleté auf und lassen Sie sie 15–20 Minuten einwirken. Danach mit warmem Wasser abspülen. Als Kur über 2–3 Wochen ein- bis zweimal wöchentlich durchführen.

Hautpeeling für die Sauna

Das Peeling wird vor dem letzten Saunagang aufgetragen. Durch die Wärme in der Sauna dringen die Inhaltsstoffe tief in die Haut ein. Für die Paste benötigen Sie 200 ml flüssigen Honig, 2 EL geschrotete Koriandersamen (in Mörser oder Kaffeemühle zerkleinern) und zehn Tropfen ätherisches Orangenöl. Geben Sie erst den Honig und dann die Koriandersamen in ein Schraubglas. Vermischen Sie alles gut. Zum Schluss das ätherische Öl hineinträufeln. Noch mal alles gut verrühren. Die Korianderkörner sorgen für einen hauterneuernden Peelingeffekt, wirken entspannend und desinfizierend. Honig spendet der Haut Feuchtigkeit und nährt sie, verhärtete Hautpartien werden geschmeidiger, gereizte Haut wird beruhigt. Das Orangenöl bereichert das Peeling durch seinen das Gewebe entstauenden Effekt.

Koriandermaske gegen Hautunreinheiten

Eine Paste aus Koriander und Wasser ist bei Entzündungen der Haut und Pickeln gut. Mahlen Sie 2 EL Koriandersamen fein und geben etwas Wasser dazu, sodass eine Paste entsteht. Tragen Sie die Paste auf die betroffenen Hautareale auf und lassen Sie die Paste trocknen. Dann mit einem rauen Waschlappen abrubbeln und mit lauwarmem Wasser nachspülen. Bei akuten Hautproblemen können Sie die Maske täglich bis zum Abklingen der Hautprobleme anwenden.

Akuthilfe bei Pickeln

Die antibakteriellen Eigenschaften von Koriander beziehungsweise Koriandersamen sind bei der Bekämpfung von Pickeln ein bewährtes Hausmittel. Das regelmäßige Auftragen einer Koriander-Honig-Paste kann das entzündliche Geschehen günstig beeinflussen. Kurkuma verstärkt die antibakteriellen beziehungsweise wundheilenden Eigenschaften. Mahlen Sie 2 EL Koriandersamen fein (Kaffeemühle; alternativ gemahlenen Koriander kaufen) und geben Sie etwas Wasser dazu – am besten tropfenweise, damit die Paste nicht zu dünn wird. Anschließend 1 TL Honig und eine Messerspitze Kurkuma unterrühren. Tragen Sie die Maske auf das Gesicht auf und lassen Sie sie trocknen. Danach mit lauwarmem Wasser abspülen. Tragen Sie die Maske mehrmals die Woche bis zum Abklingen der Symptome auf.

Babykoliken

Korianderöl

Man nennt sie auch Dreimonatskoliken: Manche Babys schreien heftig und sind phasenweise sehr unruhig, vor allem abends. Die genauen Ursachen hierfür sind bislang unbekannt. Häufig werden Verdauungsprobleme vermutet. Eine Bauchmassage mit Korianderöl kann Linderung verschaffen. Bei dieser Aromatherapie-Massage entfaltet das Öl in und auf der Haut seine entblähende und den Darm beruhigende Wirkung.

ZUBEREITUNG Geben Sie drei Tropfen ätherisches Korianderöl auf 1 EL Körper- oder Speiseöl (siehe Seite 23).

Massagen haben eine allgemein entspannende Wirkung, die entblähenden Stoffe des Korianders unterstützen diese Wirkung.

ANWENDUNG Wenn das Baby unruhig ist, geben Sie etwas von dem Öl auf die Hand (die sollte unbedingt warm sein) und massieren das Bäuchlein sanft im Uhrzeigersinn. Diese Massage hilft auch bei Erwachsenen. Achten Sie auf eine warme Umgebung!

Danach eventuell ein warmes Kirschkernkissen auflegen, das zusätzlich für Entspannung sorgt.

DAUER 3–5 Minuten beziehungsweise so lange, wie das Baby die Massage als angenehm empfindet. Für Erwachsene gilt das Gleiche: sanft im Uhrzeigersinn massieren und warm halten.

Einige Wochen vor der Geburt können Sie selbst einen Ölauszug herstellen (Tipp zu Massageöl; siehe Seite 96) und das Babybäuchlein damit einreiben.

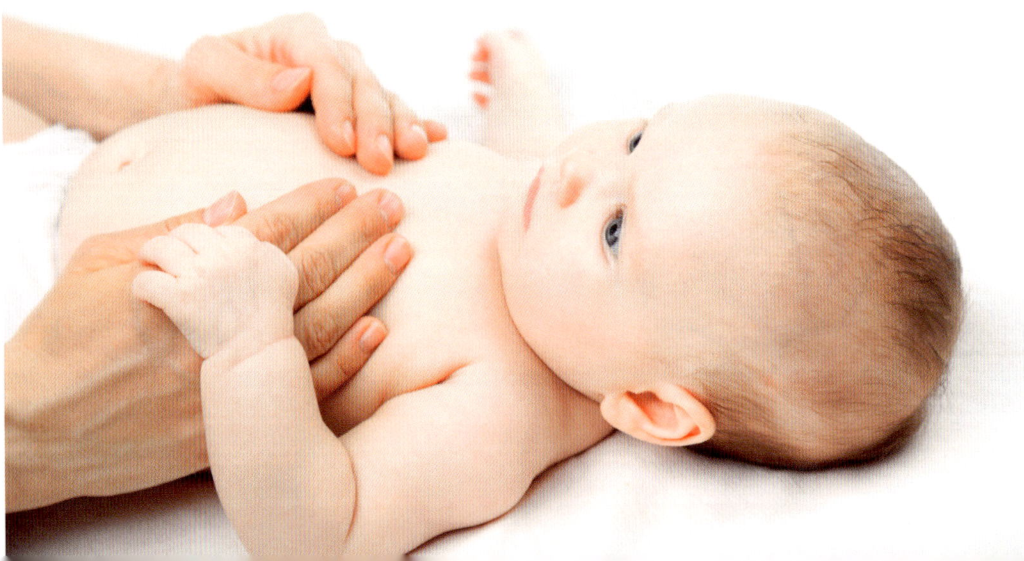

Korianderbrei

Bei einer Bindehautentzündung (Konjunktivitis) handelt es sich um eine Infektion (oft durch Bakterien oder Viren verursacht) oder Reizung der Bindehaut im Auge. Es ist eine der häufigsten Erkrankungen der Augen. Ein Hausmittel aus der Traditionellen Chinesischen Medizin ist ein Brei aus frischem Koriander.

ZUBEREITUNG Geben Sie eine Handvoll Koriander (Blätter mit Stielen) mit 100 ml Wasser in einen Mixer.

ANWENDUNG Tragen Sie den Brei auf die geschlossenen Augenlider auf. Lassen Sie die Breiauflage etwa 5 Minuten einwirken.

DAUER Wiederholen Sie die Auflage, bis die Infektion abklingt. Bessern sich die Beschwerden nach drei Auflagen nicht, konsultieren Sie bitte einen Augenarzt.

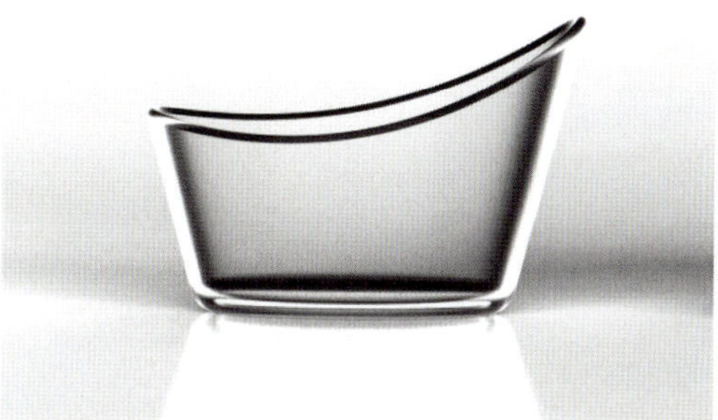

Augenbadewanne

Koriandersamen-Augenbad

Die ayurvedische Medizin empfiehlt ein Koriandersamen-Augenbad. Da Koriander durch den Inhaltsstoff Dodecenal stark antibakteriell wirkt, können dadurch Erreger bekämpft werden. Der hohe Gehalt an Antioxidantien reduziert außerdem Rötungen und Juckreiz.

ZUBEREITUNG Übergießen Sie 2 TL Samen mit 250 ml Wasser und bringen Sie alles zum Kochen. Nehmen Sie den Topf vom Herd, sobald das Wasser kocht, und lassen den Tee abgedeckt etwa 10 Minuten ziehen. Danach abseihen.

ANWENDUNG Füllen Sie den Sud in eine Augenbadewanne (Apotheke) oder als Ersatz in einen Eierbecher. Wenn die Flüssigkeit auf Körpertemperatur abgekühlt ist, den Kopf nach vorn beugen, sodass das Auge in die Flüssigkeit getaucht wird, dann die Augenbadewanne oder den Eierbecher fest ans Auge drücken und den Kopf nach hinten beugen. Unter häufigem Lidzwinkern das Auge 5–10 Minuten baden.

DAUER Bis zu dreimal täglich, so lange, bis die Entzündung abgeklungen ist. Bessern sich die Beschwerden nach drei bis fünf Augenbädern nicht, konsultieren Sie bitte einen Augenarzt.

Blähungen

Teemischung

Bei Blähungen kommt es im Verdauungstrakt zu einer Ansammlung von Gas. Dieses Gas wird durch den Magen und den Darm während der Verdauung produziert. Entstehen größere Mengen, kann das Beschwerden verursachen. Außerdem machen sie sich durch einen unangenehmen Geruch bemerkbar. Mit seinen engen Verwandten Anis, Fenchel und Kümmel gehört Koriander zu den sogenannten karminativen Heilpflanzen, das heißt, sie lindern Blähungen und fördern die Verdauung. Besonders empfehlenswert ist eine karminative Teemischung, die aus jeweils 25 g Koriander-, Kümmel-, Anis- sowie Fenchelsamen besteht. Sie ist übrigens auch sehr gut für Kinder geeignet.

ZUBEREITUNG Geben Sie 2 EL der Mischung in einen Mörser und zerquetschen Sie die Samen. Dann in eine Kanne geben und mit 1 Liter heißem Wasser aufgießen. Lassen Sie alles 5–10 Minuten ziehen, anschließend abseihen. Wenn Sie diesen Tee für Kinder zubereiten, dann nur die Hälfte der Teemischung auf die Wassermenge geben.
ANWENDUNG Trinken Sie den Tee zu jedem Essen. Er schmeckt übrigens auch kalt.
DAUER Bis zur Besserung der Beschwerden, jedoch nicht länger als 6 Wochen, dann 1 Woche Pause.
Außerdem helfen Massagen mit Korianderöl (siehe Seite 92).

Das Mörsern ist wichtig, damit die Inhaltsstoffe besser gelöst werden können.

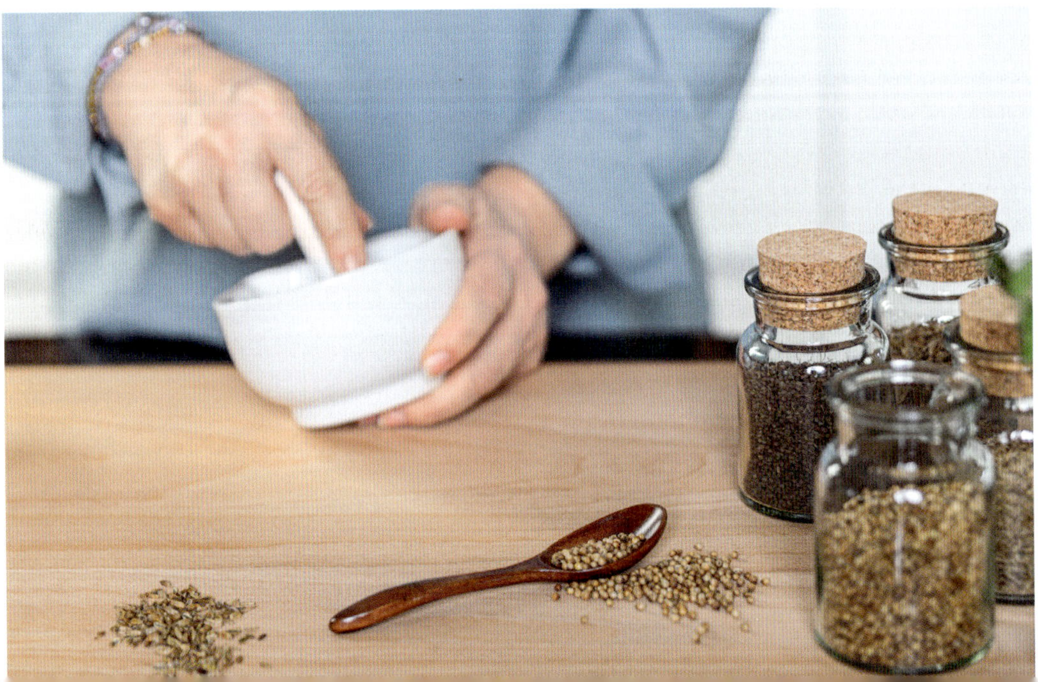

Blasenentzündung

Fußpilz

Koriandersamen-Abkochung

Harnwegsinfektionen werden durch Bakterien ausgelöst. Ein einfaches ayurvedisches Hausmittel, nämlich eine Koriandersamen-Abkochung, hilft bei der Bekämpfung der Infektion. Im Ayurveda bedeutet eine Blasenentzündung ein Ungleichgewicht der Doshas, die mithilfe dieses Hausmittels, aber auch durch eine entsprechende Ernährung (viel trinken sowie keine fetten und scharfen Speisen essen) wieder ins Gleichgewicht gebracht werden.

ZUBEREITUNG Geben Sie 2 EL Koriandersamen in 500 ml kaltes Wasser, lassen alles kurz aufkochen und köcheln den Sud dann 20–30 Minuten auf sehr kleiner Flamme. Den Topf dabei nicht abdecken. Ein Teil des Wassers verdampft, was die Konzentration der antibakteriellen Stoffe erhöht. Danach abseihen und die Abkochung auf Trinktemperatur abkühlen lassen.

ANWENDUNG Trinken Sie die Abkochung schluckweise über den Tag verteilt.

DAUER Bis zum Abklingen der Beschwerden.

Fußbäder

Besonders anfällig für Hautpilze sind die Füße, denn Pilze finden an feuchtwarmen Orten besonders gute Lebensbedingungen. Das Eingeengtsein in Schuhen und die dadurch vermehrte Schweißbildung oder der Kontakt mit nassen Oberflächen wie in Schwimmbädern sind oft die Initialzündung. Häufig siedeln Pilze sich zwischen zwei Zehen an. Neben allgemeinen hygienischen Maßnahmen können Fußbäder mit ätherischem Korianderöl durch dessen pilzhemmende Wirkung im Kampf gegen den Fußpilz helfen.

ZUBEREITUNG Verrühren Sie drei bis fünf Tropfen 5-prozentiges Korianderöl (Apotheke, Reformhaus) mit 1 EL Salz oder Honig und geben Sie die Mischung in 5 Liter warmes Wasser.

ANWENDUNG Baden Sie die Füße mindestens 10 Minuten zweimal täglich.

DAUER Über mehrere Wochen, auch wenn die Haut äußerlich gesund erscheint. Pilze sind sehr hartnäckig. Auch vorbeugend nach einem Schwimmbadbesuch.

Herpes

Husten

Koriandercreme

Lippenherpes wird meist durch den Herpes-simplex-Virus ausgelöst. Die Krankheit wird durch einen erst juckenden, dann schmerzhaften Hautausschlag mit Bläschen charakterisiert, der in einem begrenzten Hautareal, oft an der Lippe, auftritt. Rücken Sie dem Herpes mit einer Koriandercreme zu Leibe!

ZUBEREITUNG Mischen Sie in einem Eierbecher einige Tropfen Korianderöl in etwa 1 TL Unguentum leniens/Coldcream/Lindernde Salbe (Apotheke).

ANWENDUNG Tragen Sie die Mischung stündlich mit einem Wattestäbchen auf die Bläschen auf. Hilft auch gegen Herpes an anderen Körperstellen.

DAUER Bis zum Abklingen der Infektion.

Korianderhonig

Der Korianderhonig hilft gut gegen Husten. Bestimmte Stoffe im Koriander wie die Alpha-Pinene wirken stark antimikrobiell und tragen auch zur Lockerung der Bronchialsekrete bei. Honig unterstützt durch seine entzündungshemmenden Eigenschaften.

ZUBEREITUNG Zerstoßen Sie 1 EL Koriandersamen im Mörser sehr fein oder mahlen Sie sie in einer Kaffeemühle. Dann werden die zermahlenen Koriandersamen mit 50 g Honig verrührt.

ANWENDUNG Nach Bedarf mehrmals täglich 1 TL langsam auf der Zunge zergehen lassen oder mit 150 ml lauwarmem Wasser aufgießen und schlückchenweise trinken.

DAUER Bis zur Besserung der Beschwerden.

TIPP

Massageöl selbst herstellen

Wer das Öl selbst herstellt, braucht etwas Geduld: Zerstoßen Sie 50 g Koriandersamen im Mörser oder mahlen Sie sie grob in einer Kaffeemühle. Sie können auch variieren und einen Teil durch Fenchel- und/oder Anis- beziehungsweise Kümmelsamen ersetzen. Geben Sie alles in ein sauberes Glas und füllen mit 150–200 ml geruchlosem Speiseöl (zum Beispiel Distelöl) oder Mandelöl auf. Wichtig ist, dass die Samen gut mit Öl bedeckt sind. Das Glas an einen hellen Ort stellen und 3 Wochen ziehen lassen, damit das Öl die Wirk- und Duftstoffe aufnehmen kann. Zwischendurch immer mal wieder schütteln. Anschließend abseihen und in ein sauberes Glas umfüllen.

Koriander-Kreuzkümmel-Tee

Bei Kopfschmerzen, die von der Schläfengegend ausgehen, empfiehlt die ayurvedische Medizin einen Koriander-Kreuzkümmel-Tee.
ZUBEREITUNG Stellen Sie eine Abkochung her, indem Sie 1 gestrichenen TL Koriander und Kreuzkümmel mit 300 ml Wasser 10–15 Minuten köcheln lassen. Abseihen.
ANWENDUNG Geben Sie den Tee in eine Thermosflasche und trinken immer wieder in kleinen Schlucken davon.
DAUER Bis Besserung eintritt.

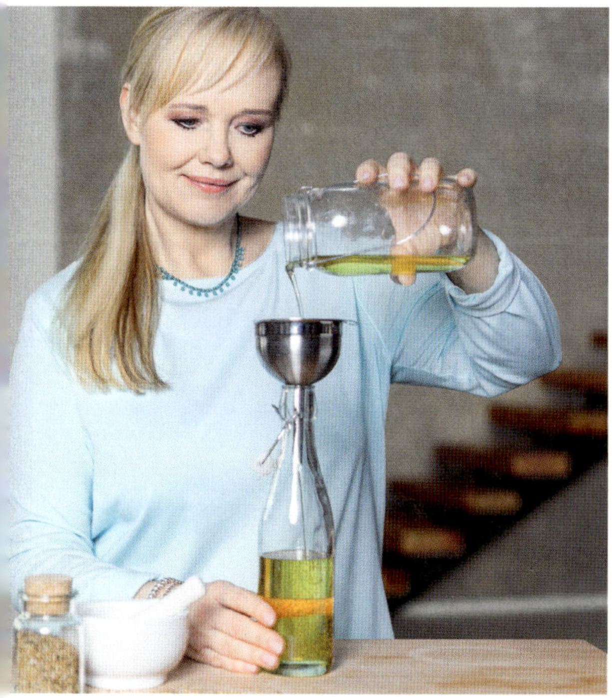

Koriander-Massageöl

Neben der antibakteriellen Wirkung und der entzündungshemmenden Eigenschaft kann Korianderöl auch Schmerzen lindern, sowohl bei Schmerzen durch Überlastung bei körperlicher Tätigkeit, Verspannungen oder rheumatischen Beschwerden. Koriandersamenextrakt führt zur deutlichen Abschwellung betroffener Gelenke. Bereiten Sie sich daher gegen Muskel- und Gelenkschmerzen und Schwellungen ein Koriander-Massageöl zu.
ZUBEREITUNG Geben Sie für eine Massageanwendung zehn Tropfen ätherisches Korianderöl zu 10 ml Basisöl, zum Beispiel Oliven- oder Mandelöl. Sie können natürlich auch eine größere Menge für mehrere Anwendungen vorbereiten. Bevor Sie das Öl in ein Glas umfüllen, gut durch ein feines Sieb oder Gaze abseihen. Auch ein selbst zubereiteter Auszug aus Koriandersamen kann als Massageöl verwendet werden.
ANWENDUNG Massieren Sie das Öl gut ein und bedecken dann die schmerzende Stelle.
DAUER Regelmäßig bis zur Besserung der Beschwerden.

Verdauungsbeschwerden

Koriandertinktur

Koriander gehört im Ayurveda und in der Traditionellen Chinesischen Medizin (TCM) seit Jahrtausenden zur Kräuterapotheke bei Verdauungsbeschwerden, angewendet wird er von Appetitlosigkeit bis Reizdarm. Im Jahr 1986 hat auch die Kommission E* die positive Wirkung auf die Verdauung anerkannt. Hauptwirkstoff ist das ätherische Öl Linalool. Zur Unterstützung der Verdauung können Sie eine Koriandertinktur selbst herstellen.

ZUBEREITUNG Zerstoßen Sie 30 g Koriandersamen im Mörser, geben Sie sie in ein Schraubglas und gießen mit 150 ml 40-prozentigem Doppelkorn/Wodka oder Weingeist (Apotheke) auf. Alternativ können Sie 50 g frische Blätter mit der gleichen Menge Alkohol aufgießen und 1–2 Minuten gut schütteln. Die Pflanzenteile müssen bedeckt sein. Lassen Sie die Mischung mindestens 10–14 Tage an einem kühlen, dunklen Platz ziehen (gern auch länger). Die ersten beiden Tage immer mal wieder schütteln, damit sich die Pflanzenteile gut mit dem Alkohol vermischen. Nach Ablauf der Zeit alles durch ein Tuch abgießen, das Tuch zum Schluss gut auspressen. Die Flüssigkeit in saubere, dunkle Flaschen füllen und beschriften.

ANWENDUNG Von dieser Tinktur nimmt man ein- bis dreimal täglich zehn bis 20 Tropfen ein, gern auch mit Wasser verdünnt.

DAUER Bis zum Abklingen der Beschwerden oder bei akutem Bedarf, zum Beispiel nach schweren Mahlzeiten.

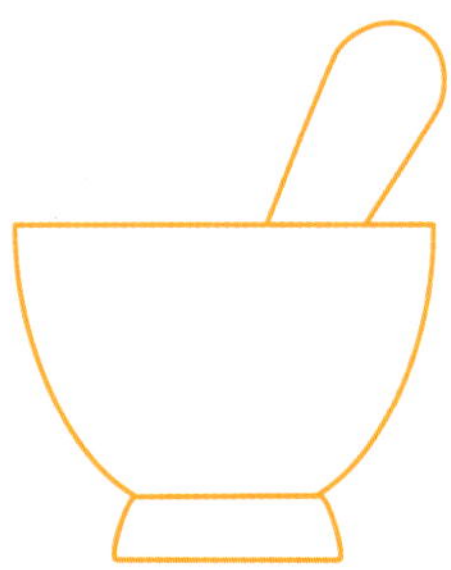

* Studien zu Koriander siehe Seite 306

Zahnfleischentzündungen

Ölziehen

Die starke antibakterielle Wirkung von Korianderöl ist auch für eine gesunde Mundflora sehr hilfreich, indem Bakterien in Schach gehalten werden.

Regelmäßiges Ölziehen mit Korianderöl wirkt einer Plaquebildung (Ablagerungen auf den Zähnen) entgegen. Die positive Wirkung auf die Zahn- und Mundgesundheit wurde sogar in einer Studie* der Universität Freiburg nachgewiesen.

ZUBEREITUNG Stellen Sie einen Ölauszug aus Koriandersamen her (Tipp zu Massageöl, siehe Seite 96) oder kaufen Sie einfach fertiges Korianderöl.

ANWENDUNG Morgens nach dem Zähneputzen 1 EL Öl in den Mund nehmen und 2–5 Minuten durch die Zähne hin- und herziehen. Danach das Öl ausspucken.

DAUER Am besten täglich, aber mindestens mehrmals wöchentlich.

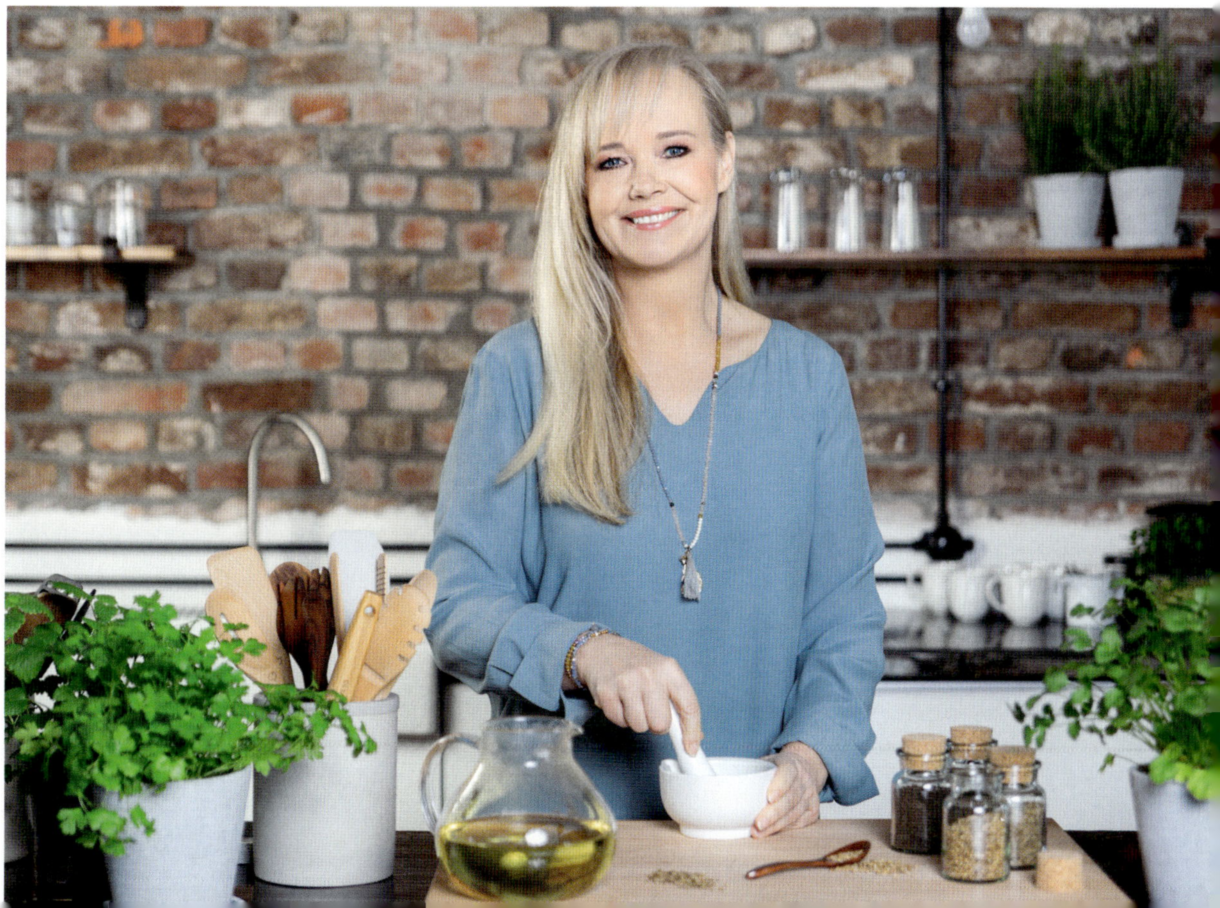

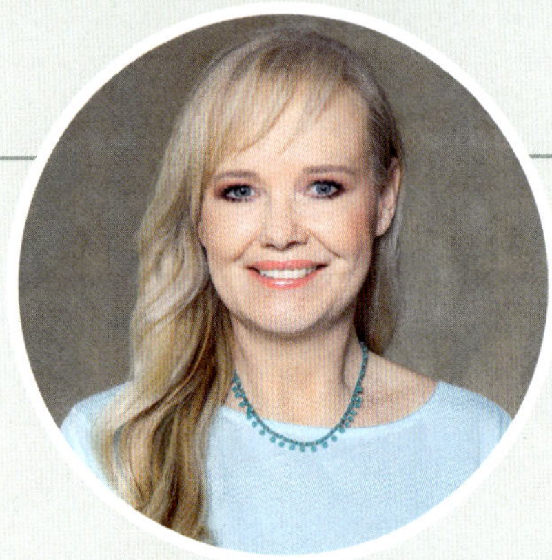

Weitere interessante medizinische Aspekte

Cholesterinsenker Koriander

In verschiedenen Studien, die mit Ratten durchgeführt wurden, konnte ein lipid-(fett-) senkender Effekt von Koriander nachgewiesen werden. Die Tiere wurden fett- und cholesterinreich ernährt. Eine Gruppe bekam zusätzlich Korianderkörner zu fressen. Die Werte für Cholesterin (vor allem „schlechtes" LDL-Cholesterin) sowie für Triglyceride waren deutlich niedriger und das „gute" HDL-Cholesterin deutlich höher als die Werte in der Kontrollgruppe. Das lässt sich zwar nicht 1:1 auf den Menschen übertragen, dennoch ist es ein interessanter Hinweis für die Wirksamkeit von Koriander.

Koriander als natürliches Antibiotikum

Die antibiotische Wirkung von Koriander führt eine kalifornisch-mexikanische Forschergruppe* speziell auf Dodecenal zurück. Die Wissenschaftler isolierten diesen antibakteriellen Stoff in frischen Korianderblättern. Er war um das Zweifache wirksamer als das üblicherweise gegen Salmonellen eingesetzte starke Antibiotikum Gentamicin.

Neben Dodecenal und Linalool wurde etwa ein Dutzend weiterer antibiotisch wirkender Komponenten aus den Korianderblättern extrahiert, die sich ebenfalls wirksam gegen diverse schädliche Bakterien zeigten. Das Koriandergrün hat gegenüber Koriandersamen den Vorteil, dass es auch reich an Antioxidantien ist, die zusätzlich entzündungshemmend wirken.

* Studien zu Koriander siehe Seite 306

Eines der wichtigen Gewürze im Ayurveda

Nach ayurvedischem Verständnis ist Koriander nicht nur bei Verdauungsproblemen hilfreich, sondern auch gut für die Augen. Der Saft der frischen Pflanze beseitigt Allergien, Heufieber und Hautausschlag. Die gerösteten und anschließend gemahlenen Samen helfen bei Rheuma, Koliken (verursacht durch Blähungen), Neuralgie, rauem Hals, Verdauungsstörungen, Erbrechen, Katarrh und Problemen mit der Galle.

Mit Koriander Mundgeruch bekämpfen

Neben zahlreichen antibakteriellen und antiseptischen Inhaltsstoffen verfügt Koriander über atemreinigende und atemerfrischende Bestandteile. Das sind vor allem Cineol und Thymol. Diese beiden Stoffe sind übrigens auch Bestandteil von Mundspülungen.

Knabbern Sie nach dem Genuss von Knoblauch ein paar Korianderkörner oder einen Stängel grünen Koriander für frischen Atem und zur Desinfektion.

Korianderöl und Krebsprävention

Korianderöl wird mittels Wasserdampfdestillation aus den Koriandersamen gewonnen. Wichtige Komponenten mit starken antimikrobiellen Eigenschaften sind Linalool, Campher, Alpha-Pinen, Limonen, P-Cymen, Alpha-Terpineol, Geraniol und Gerany-lacetat, wie Forschungen am Universitätsklinikum Freiburg ergaben.

Genauer untersucht wurden Linalool, Limonen und Geraniol. Neben herausragenden antimikrobiellen Eigenschaften zeigte sich, dass Geraniol auch vorbeugend gegen verschiedene Krebsarten wie Darm- und Brustkrebs wirkt. Bei Limonen wurde eine präventive Wirkung unter anderem bei Haut-, Lungen- und Lebertumoren aufgezeigt.

Medizin aus der Küche

Ob nun eher die Samen des Korianders oder die frischen Blätter zum Würzen genommen werden, ist von Land zu Land sehr unterschiedlich. Die Samen werden in der europäischen, nordafrikanischen und asiatischen, aber auch in der lateinamerikanischen Küche verwendet. Die indische Curry-Gewürzmischung beispielsweise beinhaltet unter anderem Koriandersamen. Die frischen Blätter sind in ganz Asien und Lateinamerika sehr beliebt. In Thailand braucht man sie, um Green-Curry-Paste herzustellen. Zur Zubereitung von Zhoug, einer jemenitischen Gewürzpaste, bedarf es sowohl der Samen als auch der Blätter. Dass Koriander so gern in Ländern mit heißem Klima verwendet wird, liegt vermutlich in der konservierenden Wirkung des Korianders auf Fleisch, denn er verzögert Fäulnisprozesse.

Koriandergrün enthält große Mengen an Antioxidantien und Chlorophyll, die entzündungshemmend und immunstärkend wirken. Es ist belegt, dass Patienten mit chronischen Entzündungskrankheiten wie Rheuma einen niedrigen Antioxidantienspiegel im Körper aufweisen. Der Verzehr von Korianderblättern könnte diesen niedrigen Spiegel heben und zur Linderung der Entzündungen beitragen.

Fisch in Korianderkruste

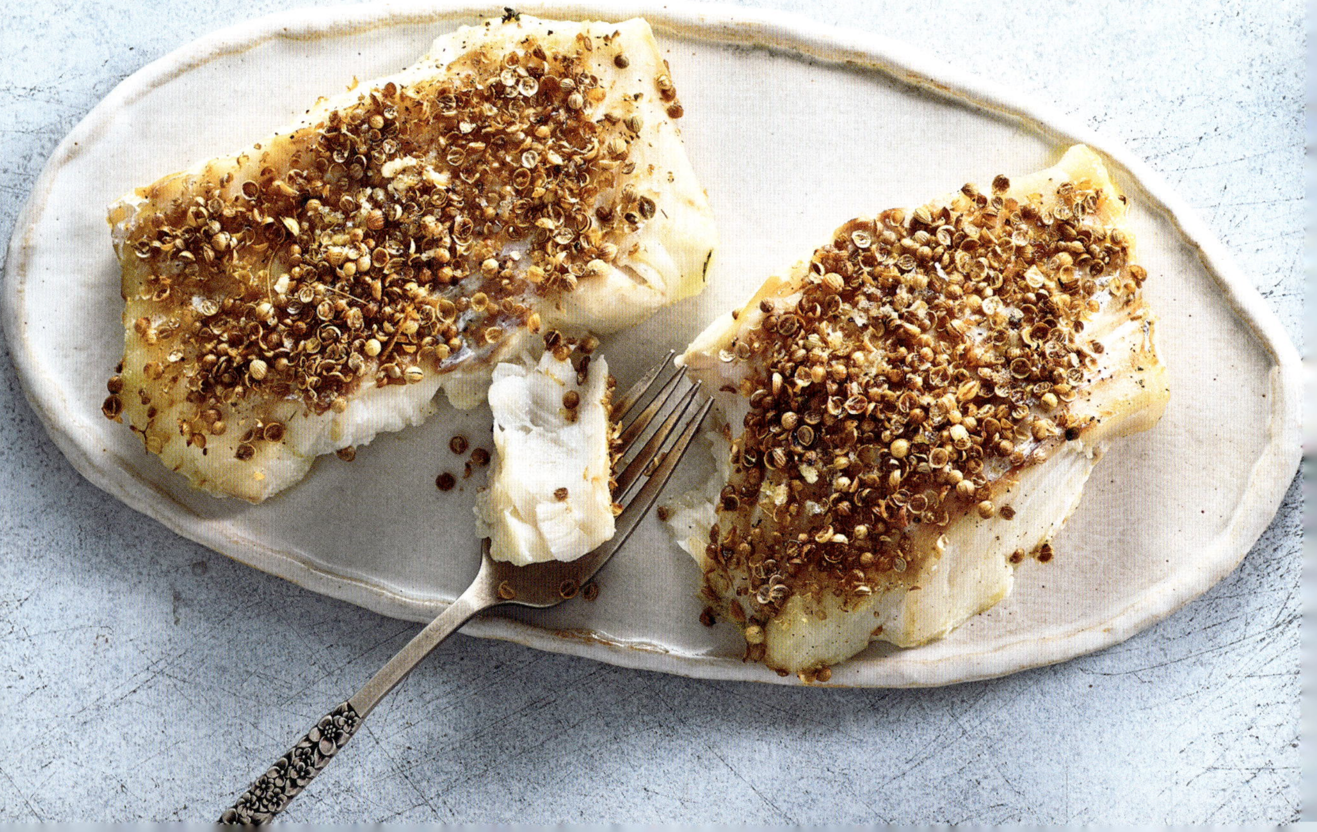

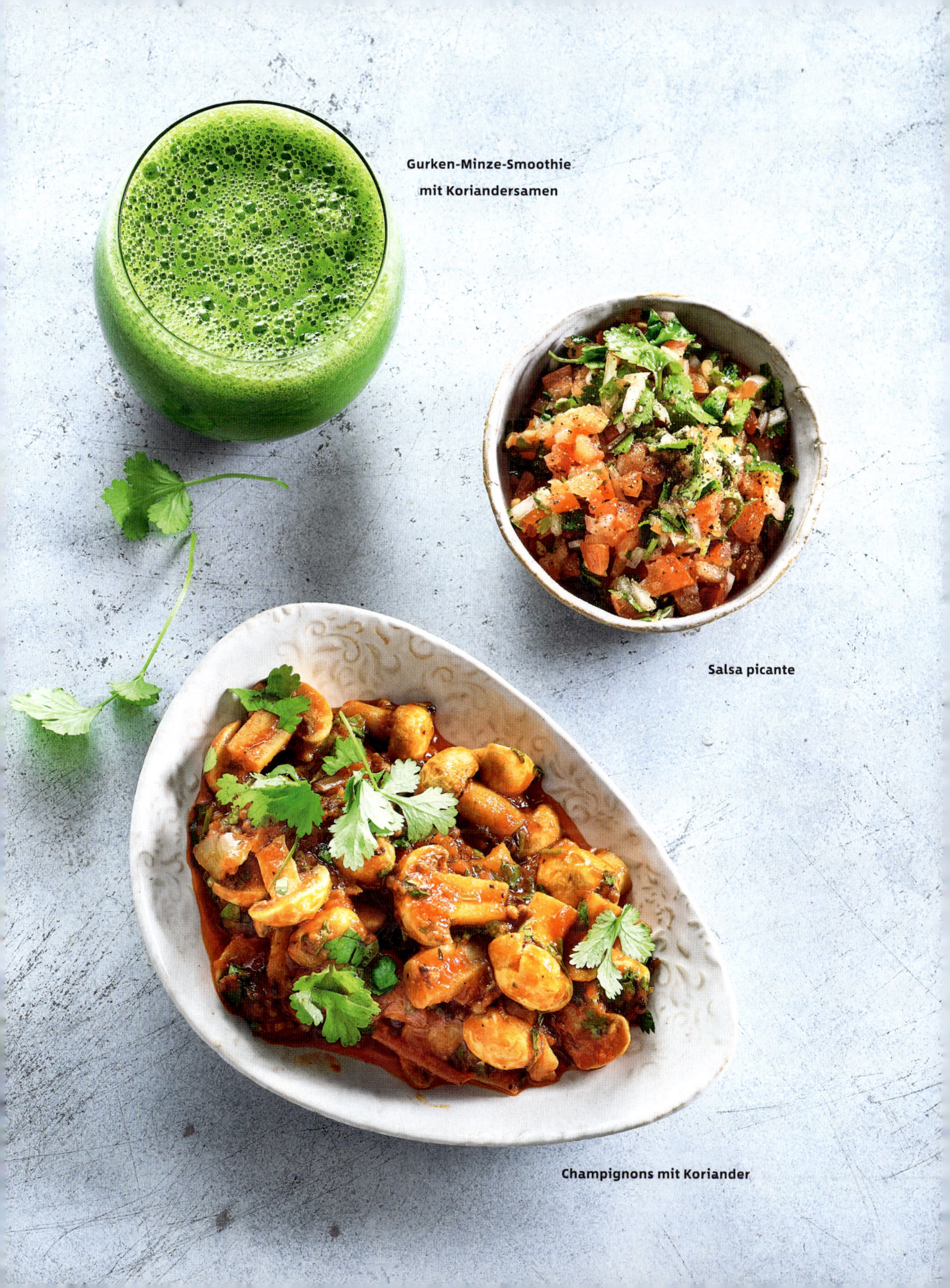

Gurken-Minze-Smoothie mit Koriandersamen

Salsa picante

Champignons mit Koriander

Fisch in Korianderkruste

Eine ausgesprochen gesunde Panade, die dem Fisch außerdem ein ganz besonderes Aroma verleiht.

Zubereitungszeit 15 Minuten plus 20–25 Minuten Backzeit

Für 2 Personen

6 TL Koriandersamen
1 TL Salz
2 Filets von Kabeljau, Schellfisch oder Scholle (à 200 g)
Sonnenblumenöl
1–2 EL Weißweinessig oder Saft von ½ Zitrone

TIPP Die Panade passt auch zu Thunfischfilets, die man in heißem Öl brät. Mit etwas Sojasauce statt Essig beträufeln.

Den Backofen auf 190 °C Ober-/Unterhitze vorheizen. Die Koriandersamen in einer Pfanne ohne Fettzugabe unter Rühren rösten (alternativ 10 Minuten im Ofen rösten). Etwas abkühlen lassen und mit dem Salz im Mörser fein zerkleinern. Falls kein Mörser vorhanden ist, die Körner mit dem Salz auf ein Küchenbrett geben und mit der flachen Unterseite eines Steinguttellers (oder einer Steingutschüssel) zerquetschen. Die Fischfilets abbrausen, trocken tupfen und von beiden Seiten in die Salz-Koriander-Mischung drücken. Eine Kasserolle mit Sonnenblumenöl ausreiben, die Fischfilets hineingeben, den Deckel aufsetzen und im vorgeheizten Ofen 20–25 Minuten schmoren lassen, dabei nach der Hälfte der Zeit die Filets wenden. Herausnehmen, mit Weißweinessig oder Zitronensaft beträufeln und servieren.

laktosefrei, glutenfrei, frei von raffiniertem Zucker

Gurken-Minze-Smoothie mit Koriandersamen

Dieser Smoothie besticht durch die Fülle an gesunden Zutaten.

Zubereitungszeit 5 Minuten

Für 2 Personen

1 Salatgurke
1 Bund Minze
1 Handvoll Brunnenkresse (alternativ 1 Pck. Gartenkresse)
1 TL gemahlene Koriandersamen
½ TL Fenchelsamen
2–3 TL Honig

Die Gurke waschen und ungeschält grob in Stücke schneiden. Die Minze abbrausen und grob zerkleinern. Gurke und Minze mit den restlichen Zutaten in den Standmixer geben und zu einem Smoothie mixen, eventuell noch etwas Wasser hinzufügen. In zwei Gläser füllen und genießen.

vegetarisch, laktosefrei, glutenfrei, frei von raffiniertem Zucker

Salsa picante

Geruch und Geschmack von Koriandergrün sind für einige Menschen sehr gewöhnungsbedürftig, manche beschreiben den Geschmack als „seifig". Das muss aber nicht sein: Probieren Sie diese frisch zubereitete Salsa, in der sich die Korianderblätter mit dem Aroma vollreifer Tomaten und der sanften Schärfe von Chilipulver verbinden. Die Koriandersamen sollten kurz angeröstet und möglichst immer frisch gemahlen werden.

Zubereitungszeit 12 Minuten
Für 4 Personen
4 Tomaten
1 mittelgroße Zwiebel
3 Knoblauchzehen
1 Bund Koriander
(mind. 10 Stängel)
1 Msp. Chilipulver
Saft von 1 Zitrone
Salz

Tomaten waschen, Stielansätze entfernen und das Fruchtfleisch in sehr kleine Würfel schneiden. Dann fein hacken, sodass alles eine etwas musige Konsistenz ergibt, und in eine Schüssel geben. Zwiebel und Knoblauchzehen schälen und ebenfalls fein hacken. Den Koriander abbrausen, trocken schütteln und die Blätter mit zarten Stielen sehr fein schneiden. Alles zu den Tomaten geben, Chilipulver, Zitronensaft und etwas Salz hinzufügen und vermengen.

vegan, laktosefrei, glutenfrei, frei von raffiniertem Zucker

Champignons mit Koriander

Dieses Gericht vereint Koriandergrün mit den Samen. Also eine ganz besonders gesunde Mischung.

Zubereitungszeit 15 Minuten plus
5 Minuten Garzeit
Für 2 Personen
2 TL Koriandersamen
1 Knoblauchzehe
2 EL Olivenöl
300 ml trockener Weißwein
500 g Champignons
2 EL Tomatenmark
Salz
frisch gemahlener
schwarzer Pfeffer
einige Stängel Koriander

Die Koriandersamen mörsern, die Knoblauchzehe schälen und fein hacken. Beides mit Olivenöl und Wein in einen Topf geben und 5 Minuten abgedeckt köcheln lassen. Inzwischen die Champignons säubern und halbieren, mit dem Tomatenmark in den Topf geben und bei mittlerer bis hoher Hitze weitere 5 Minuten garen. Mit Salz und Pfeffer würzen, die Champignons herausnehmen und warm halten. Die Flüssigkeit auf die Hälfte einkochen lassen. Währenddessen den Koriander abbrausen, trocken schütteln und Blätter sowie zarte Stiele hacken. Die Pilze auf eine Servierplatte geben und mit der Sauce übergießen. Mit gehacktem Koriander bestreuen und servieren.

vegan, laktosefrei, glutenfrei, frei von raffiniertem Zucker

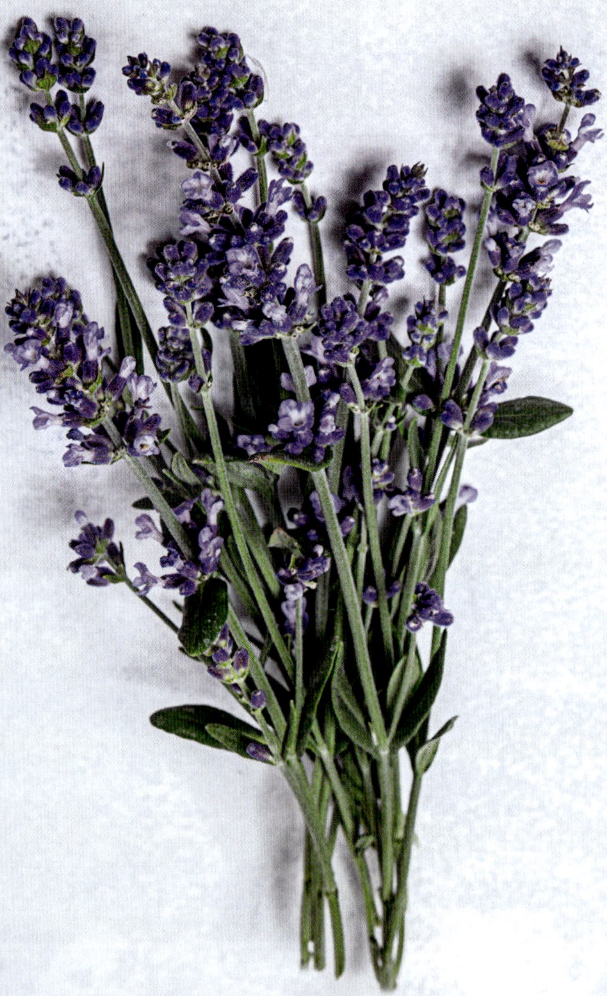

Lavendel

BOTANISCHER NAME *Lavandula angustifolia*

BEINAMEN Narden, Lavander, Speick, Schwindelkraut, Spikatblüten, Spiklavendel, Balsam, Fander, Hirnkraut, Spiket, Zitterblümchen

FAMILIE Lippenblütler (*Lamiaceae*)

Indikationen

INNERLICH
Angstzustände
Blähungen
Funktionelle Oberbauchbeschwerden
Kopfschmerzen
Schlaflosigkeit
Magen- und Gallenbeschwerden
Nervöse Unruhe

ÄUSSERLICH
Erkältung
Kopfschmerzen
Kreislauf- und Durchblutungsprobleme
Insektenstiche
Nervosität
Schmerzen
Unruhe
Wunden

Wirkstoffe
ätherisches Öl mit mehr als 40 verschiedenen Bestandteilen (unter anderem Linalylacetat, Linalool, Campher, Cumarine, Cineol), milde Gerbstoffe (insbesondere Rosmarinsäure), Flavonoide

Wirkung
angstlösend, antimikrobiell, antidepressiv, durchblutungsfördernd, entblähend, insektizid, krampflösend, kreislaufanregend, nervenschützend, schmerzlindernd, verdauungsfördernd

Verwendete Teile
Blüten

Anwendungsformen, Dosierung
Tee, Ölauszug, ätherisches Öl, Tinktur, verschiedene Fertigpräparate
Tagesdosis: Bei der Verwendung von Blättern als Teeaufguss beträgt die Tagesdosis 3–5 g, das entspricht drei bis vier Tassen (0,8–1,6 g); bei der Einnahme von ätherischem Öl mit Zucker, auf Honig oder in einem Getränk beträgt die Dosis zehn bis maximal 20 Tropfen; zur äußeren Anwendung als Badezusatz sind 20–100 g Droge gut verträglich.

Gegenanzeigen
Allergien gegen Lippenblütler

Lavendel

WISSENSWERTES

Herkunft und Historisches

Die Heimat des Lavendels ist ursprünglich Frankreich und das westliche Mittelmeer. Berühmt sind die riesigen Anbaugebiete in der Provence. Heute wird dieser wunderbar duftende Strauch weltweit angebaut und selbst in nördlichen Regionen als Gartenpflanze kultiviert.

Die Geschichte des Lavendels als Heilmittel beginnt erst mit der Klostermedizin. Im antiken Rom wurden die getrockneten Blüten lediglich als Bade- und Waschmittelzusatz genutzt. Davon scheint auch der Name abgeleitet zu sein, vom lateinischen Wort „lavare", also „waschen". Der Zusatz „angustifolia" kommt aus dem Lateinischen und bedeutet „schmalblättrig". „Macer floridus", ein Bestseller der Kräutermedizin, der um 1070 erschien, beschreibt bereits die beruhigende und schmerzstillende Wirkung von Lavendel. Des Weiteren wurde das Kraut gegen Blähungen und starke Monatsblutungen angewendet. Hildegard von Bingen äußert sich schwärmerisch über sein Aroma und empfahl die Anwendung bei Kopfläusen, riet aber von einer innerlichen Anwendung ab. Bei Seuchen wurden früher Räucherungen mit Lavendel durchgeführt, um die Luft zu reinigen und böse (Krankheits-)Geister zu vertreiben.

Anbau und Anbautipps

Lavendel ist ein Strauch, der bis zu 1 Meter Höhe erreichen kann. Die Pflanze ist im Allgemeinen anspruchslos, benötigt aber einen sonnigen Standort.

Übrigens: Lavendel hilft gegen Ameisen und Wanzen und hält Blattläuse fern, wenn er um andere Nutzpflanzen gesetzt wird.

Der Duft hält sich Jahrtausende

Die alten Ägypter haben Lavendelöl zum Parfümieren verwendet und Leichen damit einbalsamiert. Als man 1922 das Grab von Tutanchamun öffnete, fand man auch Salbengefäße, die noch nach mehr als 3.000 Jahren ganz schwach Lavendelduft verströmten.

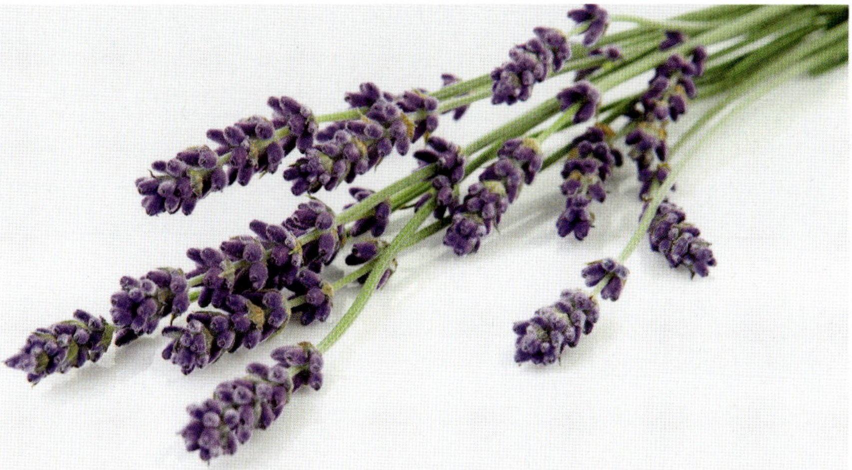

Wiener Lavendelfrauen

Seit dem 19. Jahrhundert wird Lavendel auch in Österreich angebaut. Bis etwa 1970 verkauften sogenannte Lavendelfrauen Kräuterbüsche und Lavendelsackerl. Das waren besonders gefaltete Tütchen aus weißem Seidenpapier, die man zwischen alle Arten von Wäsche oder auch zwischen die Kleidung legte oder in den Schränken aufhängte. Die Hausfrauen kauften große Mengen von den Kräuterbüschen und Lavendeltütchen, weil sie damals reichlich vorhandenes Viehzeug fernhielten.

Das Lied der Lavendelfrauen ist in das österreichische Volksliedgut eingegangen:
„Kauft's an Lavendl! Drei Kreizer a Büschl Lavendl! An Lavendl hätt' i da! Wer kauft mar'n a? Heit bin i wieder da, wieder da! Kauft's an Lavendl a! I hab zwa Meter groß, Meter groß, Kostn zwa Kreizer bloß. Leitl, macht's mir a Freid, a Freid! Kauft's an Lavendl heit, drum bin i wieder da, wieder da."

TIPP Lavendel: stark gegen Insekten

Der starke Duft von Lavendel hält Insekten fern. Dafür Lavendelöl im Verhältnis 1:10 mit 50-prozentigem Alkohol mischen und in eine Sprühflasche geben und damit dann die Haut einsprühen.

Die Schwellungen und den Juckreiz nach Insektenstichen können Sie ebenfalls mit Lavendelöl lindern. Verreiben Sie einfach Lavendelöl auf der Stichstelle, eventuell mit Gaze oder einem Pflaster bedecken.

Hilft gegen Motten: Getrockneten Lavendel oder ein mit einigen Tropfen Lavendelöl getränktes Tuch zwischen die Wäsche legen oder im Kleiderschrank auslegen. Das verleiht der Wäsche einen angenehm frischen Duft.

Apropos Duft: Geben Sie mal ein Lavendeltüchlein mit in den Wäschetrockner.

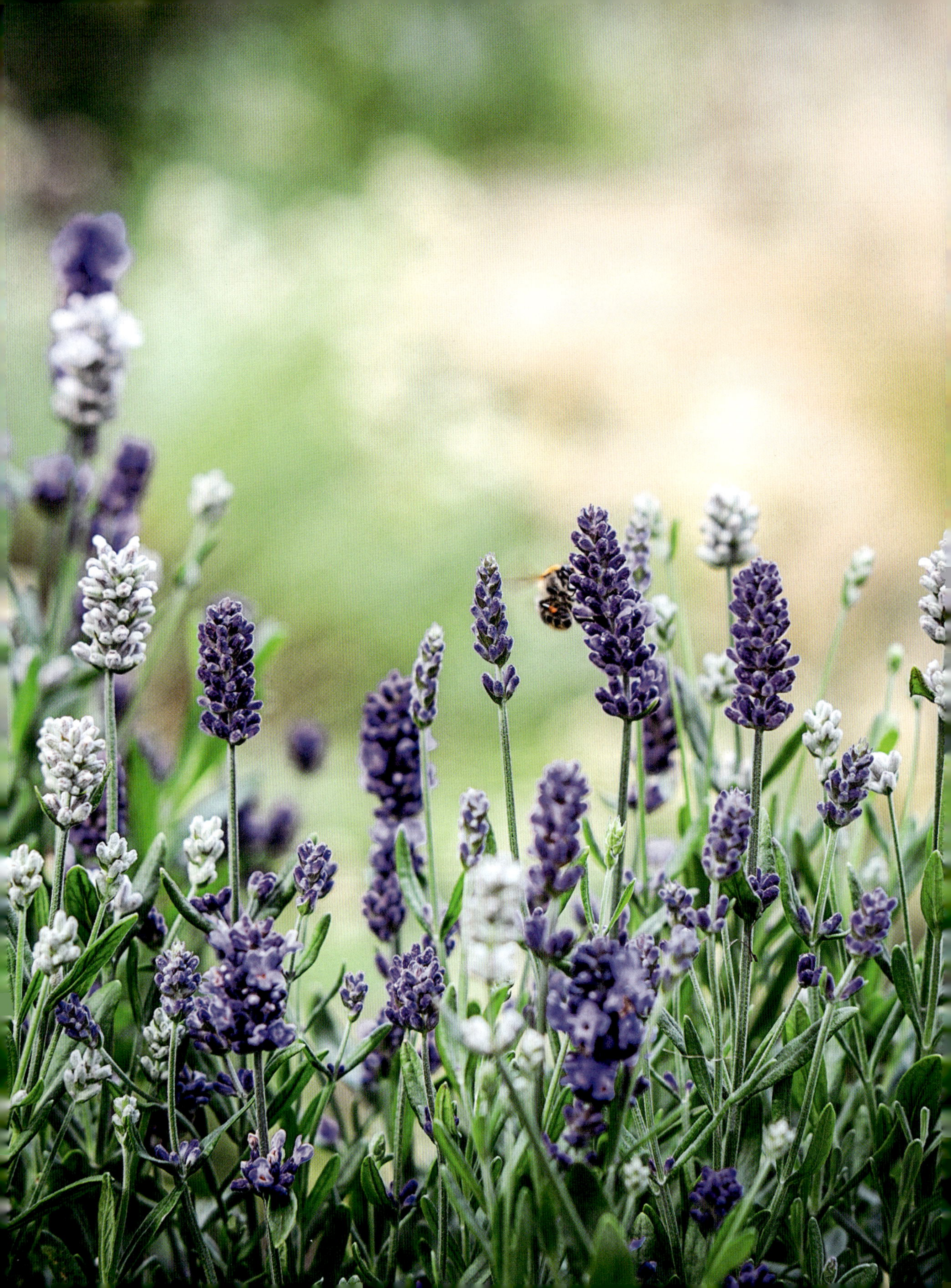

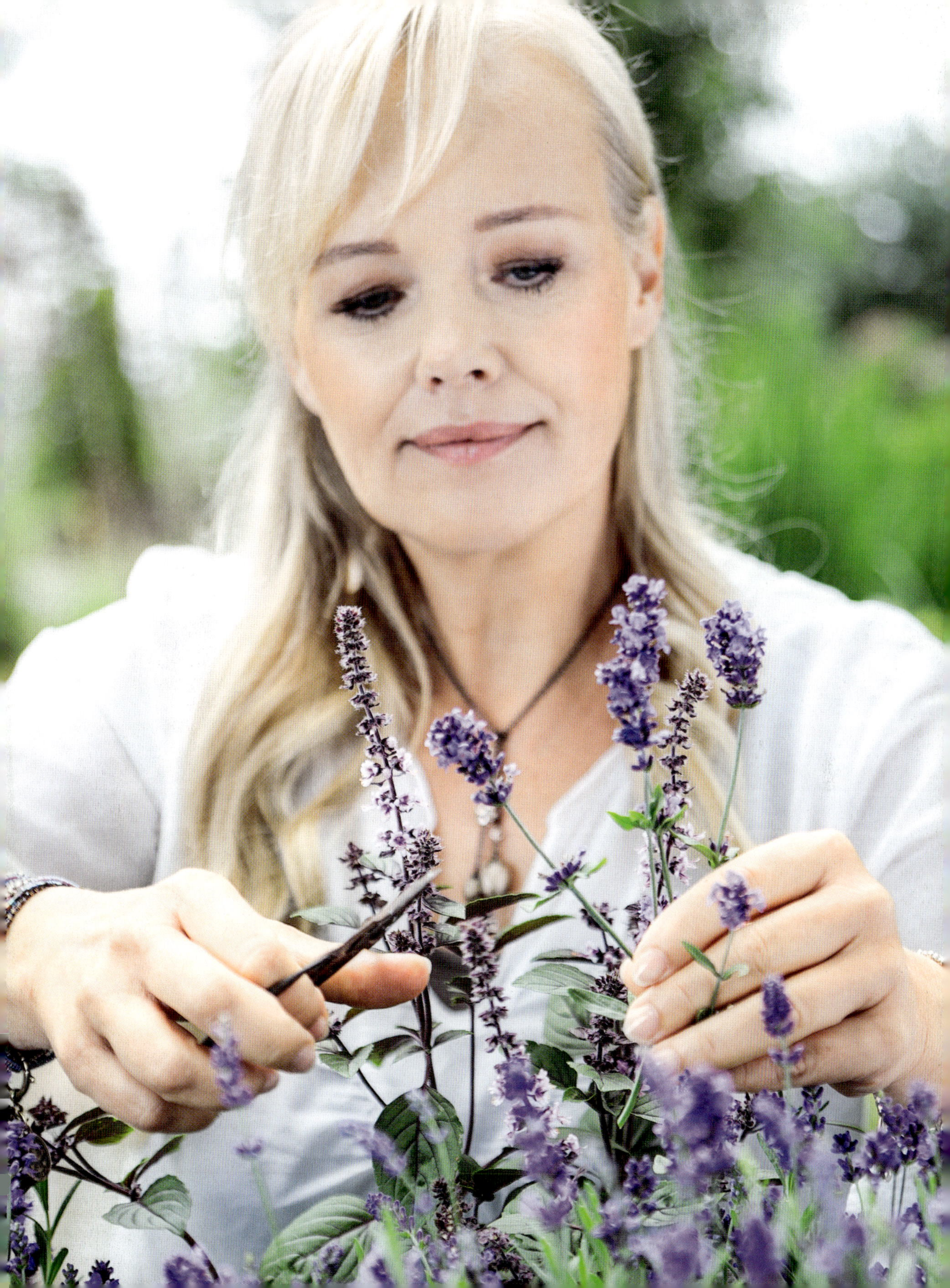

Arthrose

Ölkompressen

Kleine Verletzungen, die typischerweise beim Gelenkverschleiß auftreten, führen phasenweise zu Entzündungen. Man spricht von aktivierter Arthrose oder Arthritis mit Schmerzen, Schwellungen und Rötungen. Schont man das Gelenk, verschwinden die Symptome in der Regel wieder. Dann spricht man von nicht aktivierter Arthrose. Begleitend zu vielen therapeutischen Maßnahmen wie Bäder und Massagen (siehe Seite 125) oder Tees können durchblutungsfördernde Ölkompressen die Entzündung zurückdrängen und Schmerzen lindern.

Die äußere Anwendung von Lavendel hat eine wärmende, durchblutungsfördernde und entspannende Wirkung.

ZUBEREITUNG Mischen Sie zwölf Tropfen ätherisches Öl (Apotheke) mit 30 ml normalem Speiseöl aus der Küche. Falten Sie ein dünnes Baumwolltuch dreifach und träufeln darauf etwa 2 TL der Mischung. Wenn Sie einen Lavendelölauszug hergestellt haben (siehe Tipp), können Sie den verwenden und eventuell noch drei bis fünf Tropfen ätherisches Öl dazugeben. Sie können auch eine Tinktur zur Einreibung verwenden.

ANWENDUNG Legen Sie das Tuch auf das schmerzende Gelenk und umwickeln es mit einem weiteren Tuch, sodass das Innentuch nicht wegrutschen kann. Lassen Sie den Wickel 20–30 Minuten liegen.

DAUER Nach Bedarf einige Tage lang mehrfach auflegen.

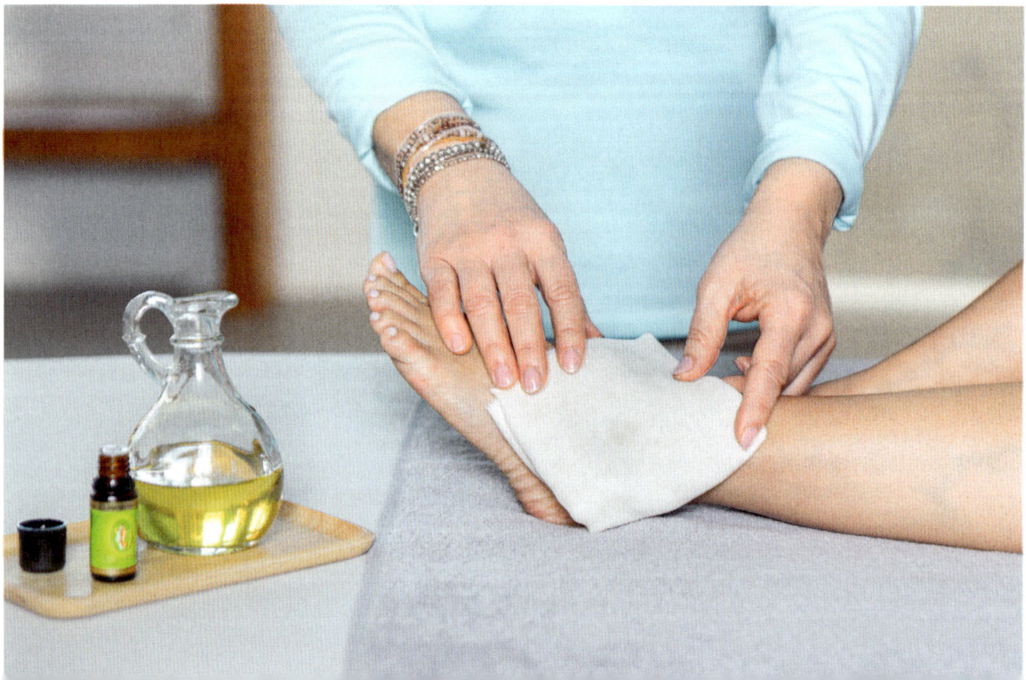

TIPP

Ölauszug selbst herstellen

Die schnelle Variante ist ein Heißauszug (Anleitung siehe Seite 18 f.), der Kaltauszug ist einfach herzustellen, braucht aber Zeit, bevor die Inhaltsstoffe ausgezogen sind. Sie benötigen dafür ein Basisöl, zum Beispiel geruchsneutrales Sonnenblumen- oder Distelöl und frischen Lavendel. Da die Wirkstoffe in allen Teilen des Lavendels enthalten sind, können Sie auch Stängel und Blätter mitverwenden. Die Blüten vorher etwas reiben, damit sie noch mehr Inhaltsstoffe freigeben. Geben Sie die trockenen Pflanzenteile in ein sauberes Schraubglas, sodass zwei Drittel des Glases gefüllt sind. Dann mit Öl aufgießen, sodass alle Pflanzenteile gut bedeckt sind, und das Glas anschließend gut verschließen. Lassen Sie das Öl mindestens 3 Wochen, aber noch besser 4–6 Wochen an einem sonnigen Ort (Fensterbank) stehen. Die Wirkstoffe werden durch das Sonnenlicht herausgelöst und gehen ins Öl über. Je nach Intensität der Sonneneinstrahlung und Dauer der Extraktion erhöht sich die Wirkstoffkonzentration. Sie können den Wirkeffekt steigern, indem Sie dem Ölauszug noch mehr frische Kräuter zugeben und das Procedere wiederholen.

Zwischendurch immer mal wieder schütteln. Anschließend durch ein Tuch abseihen, zum Schluss das Tuch ausdrücken und das Öl durch einen Trichter in eine dunkle Flasche abfüllen und beschriften (Name und Abfülldatum).

Wenn Sie einen Ölauszug anfertigen, stellen Sie für weitere Anwendungsmöglichkeiten ruhig etwas mehr her. Sie können die Haut damit pflegen oder einreiben, um Insekten fernzuhalten. Sie können ihn für Massagen verwenden, mit Sahne emulgiert (siehe Seite 115) dem Badewasser zusetzen oder eine Salbe herstellen. Wählen Sie deshalb von vornherein das für Ihren Hauttyp passende Basisöl:

- Distelöl für unreine, fettige und Mischhaut
- Mandelöl für sensible und trockene Haut
- Jojobaöl für jeden Hauttyp

Lavendeltinktur

Blähungen sind ein sehr häufiges und belastendes Problem, von dem zwischen 10 und 30 Prozent der Erwachsenen betroffen sind. Häufig sind sie ein Symptom funktioneller Beschwerden im Magen-Darmtrakt (siehe Seite 123). Das regelmäßige Trinken von Lavendeltee wird unter anderem von der Kommission E* empfohlen. Sie können auch eine Lavendeltinktur zubereiten. Diese hat man nach Bedarf auch unterwegs immer griffbereit. Als Fertigpräparat auch in der Apotheke erhältlich.

ZUBEREITUNG Lassen Sie eine Handvoll Lavendelblüten noch einen Tag nach dem Pflücken antrocknen, geben Sie sie dann in ein sauberes Glas und übergießen sie mit hochprozentigem Alkohol (70-prozentig aus der Apotheke) oder Wodka, Doppelkorn oder Schnaps (40-prozentig und mehr) sind möglich. Die Blüten müssen sehr gut bedeckt sein. Dafür sind etwa 200–300 ml Alkohol erforderlich. Verschließen Sie das Glas und schütteln Sie alles gut durch. An einem kühlen, dunklen Ort 10–14 Tage (gern auch bis zu 4 Wochen) lagern und die ersten beiden Tage immer mal wieder schütteln, damit sich die Pflanzenteile gut mit dem Alkohol vermischen. Nach Ablauf der Zeit durch ein Tuch oder einen Kaffeefilter abgießen, das Tuch oder den Filter zum Schluss gut auspressen. Die Tinktur in eine oder mehrere saubere, dunkle Flaschen (am besten mit einer Pipette) füllen und beschriften.

ANWENDUNG Nehmen Sie davon dreimal täglich zehn bis 20 Tropfen in etwas Wasser oder Saft. Bei akuten Beschwerden über kurze Zeit stündlich zehn Tropfen.

DAUER Als Kur 3–4 Wochen, dann Pause.

* Studien zu Lavendel siehe Seite 307

Lavendelbad

Beim Blutdruck zeigt Lavendel seine ausgleichende Wirkung deutlich: Zum einen senkt er durch seine entspannenden und beruhigenden Eigenschaften zu hohen Blutdruck, zum anderen wirkt er bei niedrigem Blutdruck belebend. Hervorragende Möglichkeiten, diese ausgleichenden Effekte zu nutzen, sind das Lavendelbad und der Lavendelölwickel (siehe Seite 121).

ZUBEREITUNG Für ein Bad überbrühen Sie 50–100 g getrocknetes oder frisches Lavendelkraut mit 1 Liter kochendem Wasser und lassen es 10–15 Minuten ziehen. Abseihen und ins Badewasser geben. Alternativ können Sie zehn bis 15 Tropfen ätherisches Öl mit einem Becher Sahne (mindestens 10 Prozent) oder Meersalz verrührt ins Badewasser geben oder Ihren eigenen Ölauszug (ebenfalls mit Milch oder Salz emulgieren) verwenden.

ANWENDUNG Baden Sie 15–20 Minuten.

DAUER Bis zu dreimal in der Woche.

WICHTIG Wärmende Vollbäder nicht bei entzündlichen Prozessen, Fieber, Herzinsuffizienz und großen offenen Wunden anwenden. Bei Bluthochdruck oder Herzerkrankungen nur Halb- oder Dreiviertelbäder durchführen (Wasser reicht bis zum Bauch beziehungsweise bis zur Brust).

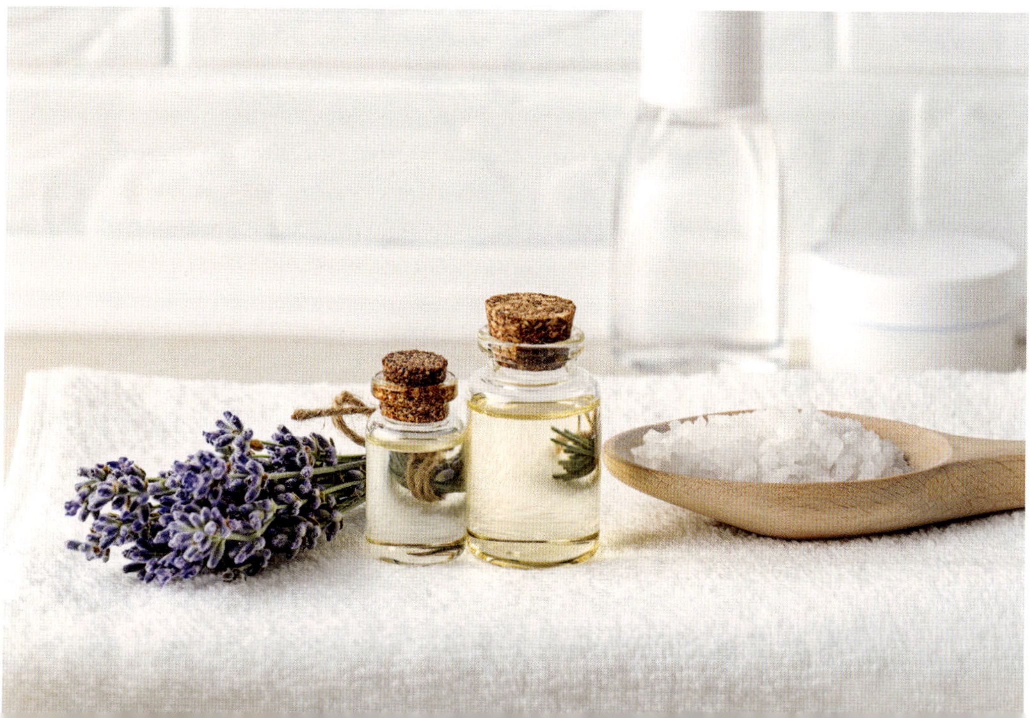

Oberkörperwaschung

An den Tagen zwischen den Bädern können Sie täglich eine Oberkörperwaschung mit Lavendel vornehmen.

ZUBEREITUNG Eine Handvoll getrocknete oder ein bis zwei Handvoll frische Lavendelblüten mit 1 Liter kochendem Wasser überbrühen, 5–10 Minuten abgedeckt ziehen lassen, abseihen und abkühlen lassen. Für eine anregende Waschung bei niedrigem Blutdruck die Wassertemperatur unter 18 °C wählen (je kälter, desto besser), für eine entspannende Waschung bei hohem Blutdruck zwischen 36 und 38 °C, in der Pflege geriatrischer Patienten auch bis 40 °C. Wenn Sie ätherisches Öl verwenden, rechnet man pro Liter Wasser einen Tropfen, der vorher mit etwas Honig oder Sahne emulgiert wird.

ANWENDUNG Falten Sie ein Baumwolltuch auf Handtellergröße und tauchen es in das Lavendelwasser. Das Tuch leicht ausdrücken, sodass es nicht mehr tropft, und zügig mit der Waschung beginnen. Das Tuch wenden, wenn es warm oder kalt geworden ist. Folgen Sie nun diesem Waschweg, der immer herzfern und außen beginnt, egal, welche Art der Waschung man durchführt: an der rechten Armaußenseite bis zur Achsel nach oben, an der linken Armaußenseite zurück zum Daumen und in einem dritten Strich an der Arminnenseite wieder hoch zur Achselhöhle. Tuch wenden und ebenso mit dem linken Arm verfahren. Tuch neu falten und die Vorderseite vom Hals von rechts nach links waschen, die Brust- und Seitenpartie mit jeweils drei Längsstrichen mit dem Wasserfilm überziehen. Frauen machen noch drei Querstriche unter der Brust. Tuch wiederum neu falten und den Nacken von rechts nach links waschen. Jetzt das feuchte Tuch auseinanderfalten und jeweils ein Ende mit einer Hand umfassen und es einmal von der rechten Taille zur linken Schulter über den Rücken ziehen. Danach einmal über Kreuz über den Rücken ziehen. Nicht abtrocknen, damit der dünne Wasserfilm auf der Haut erhalten bleibt. Wieder anziehen.

DAUER Drei- bis viermal pro Woche.

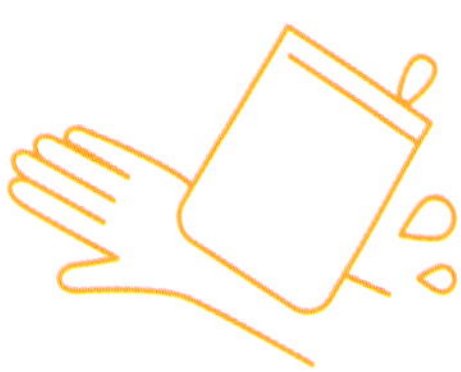

Lavendelkompresse

Kleine, nicht tief gehende Brandwunden können Sie mit einer Lavendelkompresse behandeln. Das verhindert auch die Bildung von Brandblasen. Linalylacetat und Linalool unterstützen die Regeneration der Haut. Des Weiteren wird die Heilung durch die ebenfalls in der Pflanze enthaltenen milden Lamiaceen-Gerbstoffe (spezielle Gerbstoffe, die fast nur in Lippenblütlern vorkommen, vor allem Rosmarinsäure) unterstützt.

ZUBEREITUNG Gießen Sie 1–2 TL getrocknete Lavendelblüten oder die doppelte Menge frische Blüten mit 200 ml heißem Wasser (etwa 80 °C) auf und lassen den Aufguss 10 Minuten abgedeckt ziehen, dann absei-hen und noch etwas abkühlen lassen.

ANWENDUNG Tauchen Sie ein dünnes Baumwolltuch oder eine Gazekompresse in den Sud, drücken Tuch oder Kompresse leicht aus und legen es/sie 30 Minuten auf die betroffene Stelle. Eventuell mit einem Pflaster oder einem zweiten Tuch fixieren, damit Sie sich bewegen können und die Kompresse nicht abfällt.

DAUER Dreimal täglich, bis sich die Haut regeneriert hat.

Lavendelfrischsaft

Bei kleinen Brandwunden können Sie auch frische Lavendelblüten leicht andrücken und den Saft auf die betroffenen Hautstellen auftragen. Das ätherische Öl von Lavendel ist nicht hautreizend und wird deswegen selbst in konzentrierter Form zur Linderung von Brandwunden und zur Vermeidung von Brandblasen eingesetzt.

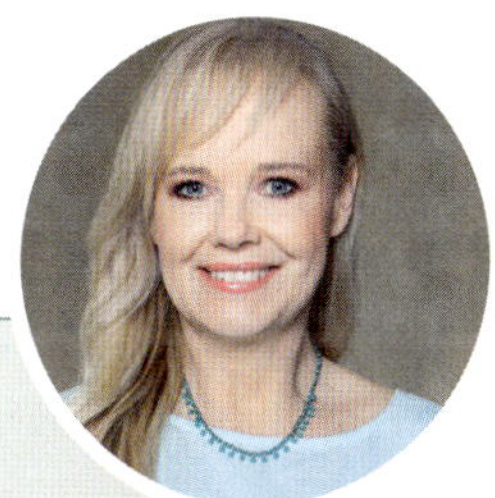

INFO

Mit Lavendelöl Verbrennungen heilen

Ätherisches Lavendelöl hilft bei der Wundheilung und bei Verbrennungen besonders gut. Diese Zufallsentdeckung des französischen Parfümeurs und Chemikers René-Maurice Gattefossé kam im Ersten Weltkrieg vielen Verletzten zugute (siehe Seite 40).

Bronchitis (Asthma bronchiale, trockener Husten und Reizhusten)

Lavendelölauflage

Im Verlauf einer Erkältung kann es zu einer akuten Bronchitis, einer Entzündung der Schleimhäute der Bronchien, kommen. Typisches Symptom ist ein trockener Husten. Eine Lavendelölauflage hat eine krampflösende und beruhigende Wirkung und durchwärmt die Brustregion.

ZUBEREITUNG Verteilen Sie 2 TL 10-prozentiges Lavendelöl aus der Apotheke oder Ihren selbst hergestellten Lavendelölauszug auf einem Baumwolltuch.

ANWENDUNG Platzieren Sie das Öltuch auf der Brust und decken es mit einem Außentuch ab. Legen Sie nun eine Wärmflasche auf den Wickel, bis er angenehm warm ist, dann können Sie die Wärmflasche entfernen. Lassen Sie die Auflage 30–60 Minuten liegen. In dieser Zeit lässt der Hustenreiz in der Regel nach. Dann 30 Minuten nachruhen.

DAUER So lange es die Symptome erfordern, in der Regel 1–3 Tage. Der Wickel hilft auch bei Reizungen nach Untersuchungen der Bronchien.

Der französische Kräuterpapst Maurice Mességué (1921–2017) nannte Lavendel „das blau gekleidete Wunder des Südens". Wie recht er doch hat!

TIPP

Wickel für kleine Kinder

Bei kleinen Kindern (aber nicht unter 2 Jahren!) empfiehlt sich anstelle der Auflage ein Wickel. Der sitzt fester und kann eventuell auch über Nacht verbleiben, sollte das Kind eingeschlafen sein. Dafür benötigen Sie nur etwa 1 ml (etwa 20 Tropfen) Lavendelöl. Verfahren Sie so, wie links beschrieben. Legen Sie das Baumwolltuch auf die Brust und wickeln Sie einen Schal um den Körper, den Sie an einem Ende feststecken können. Darüber ziehen Sie ein fest anliegendes T-Shirt.

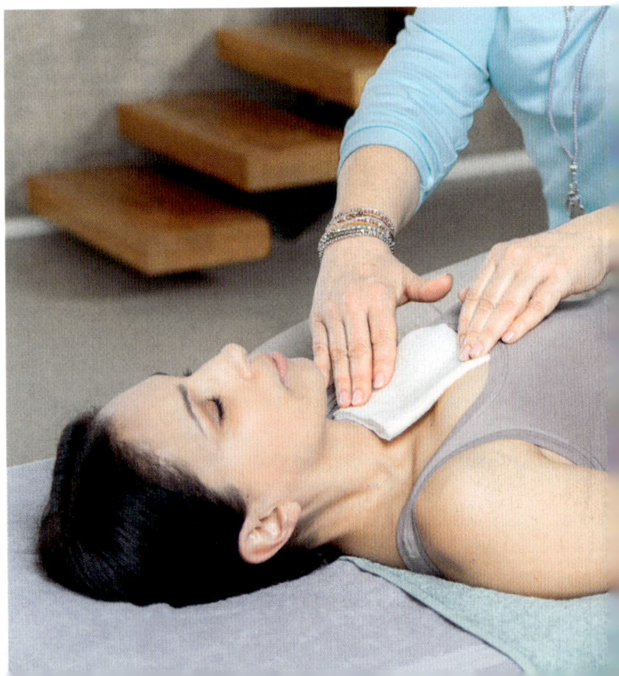

Inhalationen

Inhalationen mit Lavendel sorgen bei unterschiedlichen Symptomen von Erkältungen für Erleichterung. Sie lindern Entzündungen im Hals- und Rachenraum, unterstützen die Verflüssigung von Bronchial- oder Nasensekret und die enthaltene Rosmarinsäure wirkt antiviral und antibakteriell.

ZUBEREITUNG Geben Sie 1–2 (etwa 25 g) gut gehäufte EL getrockneten Lavendel oder die doppelte Menge frisches Lavendelkraut in eine Schüssel oder einen Topf, gießen etwa 2 Liter kochendes Wasser auf und lassen alles 10 Minuten ziehen.

ANWENDUNG Den Kopf über den Topf oder die Schüssel halten und mit einem Handtuch bedecken. 10 Minuten inhalieren. Anschließend 15 Minuten in einem warmen Raum bleiben, damit sich die Atemwege langsam wieder an die kühlere Luft gewöhnen und das Nasensekret abfließen kann. Am besten den Kopf für einige Zeit mit einer Mütze oder einem Handtuch bedecken. Alternativ können Sie ein bis zwei Tropfen ätherisches Öl mit 1 TL Honig, Salz oder etwas Sahne emulgieren und ins heiße Wasser geben.

DAUER Dreimal täglich über 1 Woche.

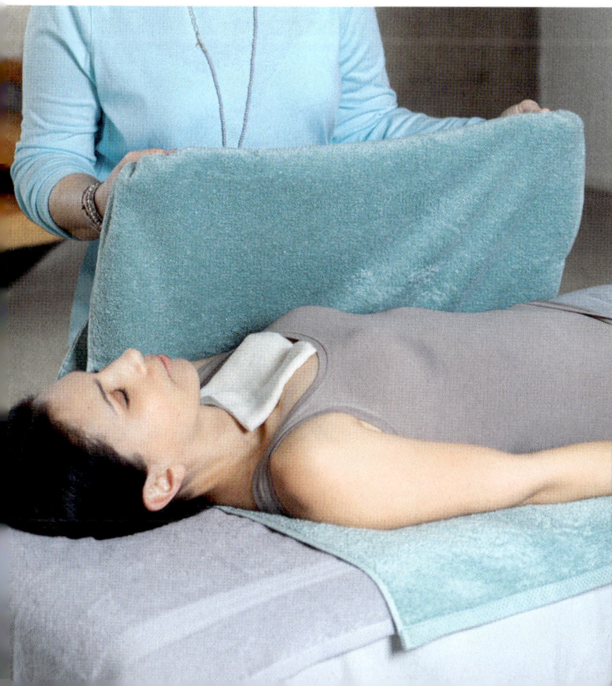

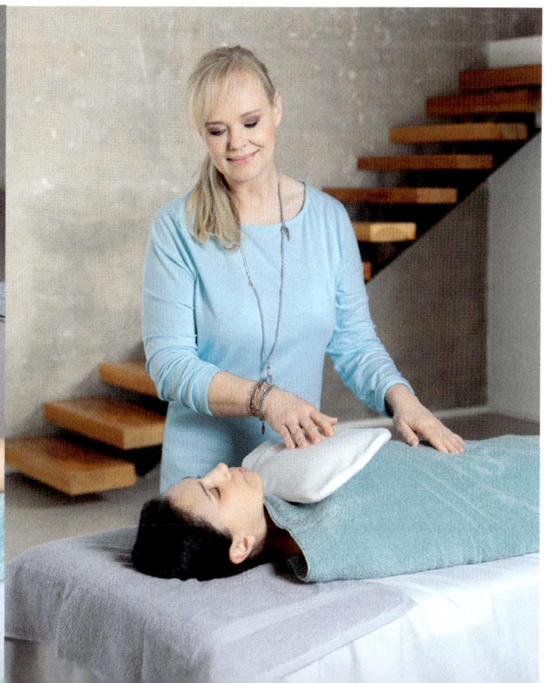

Furunkel

Lavendelöl-Gesichtswasser

Diese eitrigen Entzündungen treten vorrangig am Nacken auf. Sie können aber auch im Gesicht, in den Achselbeugen, an den Armen oder am Gesäß auftreten. Männer sind besonders häufig betroffen. Ursache sind Entzündungen an den Austrittsöffnungen der Haare, die durch Bakterien (Staphylokokken) entstehen. Unter Umständen müssen sie sogar chirurgisch entfernt werden. Bei Furunkeln im Kopfbereich sollte man unbedingt den Arzt konsultieren.

Die ätherischen Öle von Lavendel wirken wie Rosmarin und Thymian keimhemmend, durchblutungsfördernd und hautregenerierend. Diese Auflage hilft bei der Eindämmung der Entzündung.

ZUBEREITUNG Sie benötigen ätherisches Lavendelöl und 40-prozentigen Alkohol. Der Alkoholgehalt darf nicht höher sein, weil sonst die Talgproduktion angeregt wird. Mischen Sie Öl und Alkohol im Verhältnis 1:20, also 1 ml (20–25 Tropfen) Lavendelöl mit 20 ml Alkohol.
ANWENDUNG Tränken Sie einen großen Wattebausch (10 cm Durchmesser) mit der Lösung und lassen ihn 15–30 Minuten auf der eitrigen Stelle liegen. Eventuell fixieren. Achten Sie darauf, dass der Wattebausch mindestens 5 cm über den Rand des Furunkels hinausragt.
DAUER Ein- bis zweimal täglich, bis Besserung eintritt.

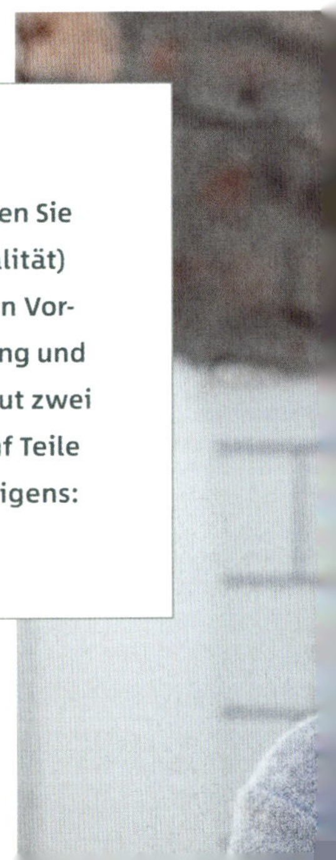

TIPP

Lavendelessig als Gesichtstonikum
Lavendelessig reinigt und erfrischt die Haut. Er wirkt durchblutungsfördernd. Geben Sie in eine handelsübliche Flasche eines guten Weißwein- oder Apfelessigs (Bioqualität) etwa fünf bis sieben frische Stängel Lavendel oder etwas von Ihren getrockneten Vorräten. Lassen Sie die Blüten 4–6 Wochen ziehen. Danach alles abseihen. Zur Belebung und Reinigung normaler Haut verdünnen Sie den Essig 1:1 mit Wasser – bei fettiger Haut zwei Teile Essig und einen Teil Wasser, bei empfindlicher Haut einen Teil Essig und fünf Teile Wasser mischen. Probieren Sie das für Ihren Hauttyp beste Mischverhältnis. Übrigens: Der verdünnte Essig eignet sich gut für Haarspülungen.

Herzrhythmusstörungen

Lavendelölauflage

Sie können verschiedene Ursachen haben. Dazu gehören Herzerkrankungen, Störungen der elektrischen Aktivität im Herzen, aber auch starke seelische Belastungen. Letztere sind meistens für die sogenannten funktionellen Herzrhythmusstörungen verantwortlich.

Alle Herzprobleme gehören abgeklärt. Wenn eine schulmedizinische Behandlung erforderlich ist, können naturheilkundliche Therapien eine wohltuende Ergänzung sein. Bei Herzproblemen gehört neben anderen Möglichkeiten der Lavendelölwickel dazu. Die ätherischen Öle von Lavendel haben eine stark beruhigende und angstlösende Wirkung. Sie werden bei der Auflage gut über die Haut aufgenommen und entfalten so ihre Wirkung. Verwenden Sie dafür ein standardisiertes 10-prozentiges Lavendelöl aus der Apotheke.

ZUBEREITUNG Verteilen Sie 2 TL Lavendelöl auf einem Baumwolltuch.

ANWENDUNG Siehe Seite 118. Lassen Sie den Wickel so lange liegen, wie es Ihnen angenehm ist. Gern auch über Nacht. Die Auflage hilft ebenso bei nervöser Unruhe und fördert das Einschlafen.

DAUER Regelmäßig mehrmals die Woche.

Das im Lavendel enthaltene Linalool wirkt antibakteriell, tötet also Bakterien ab.

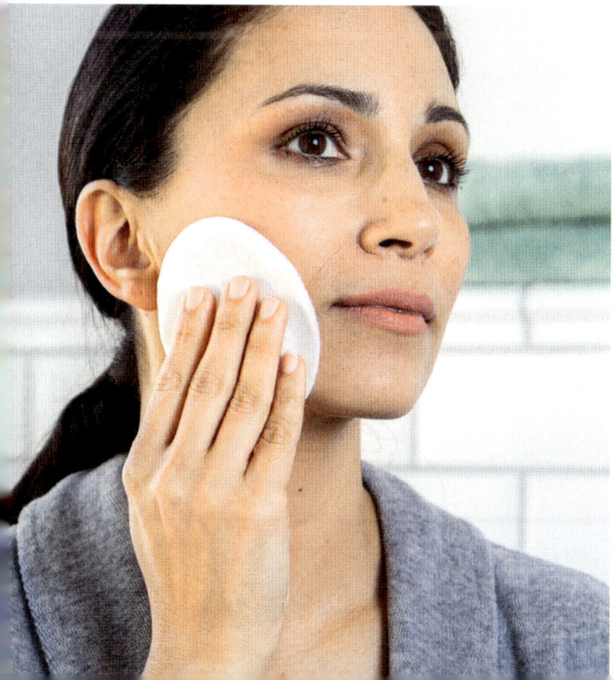

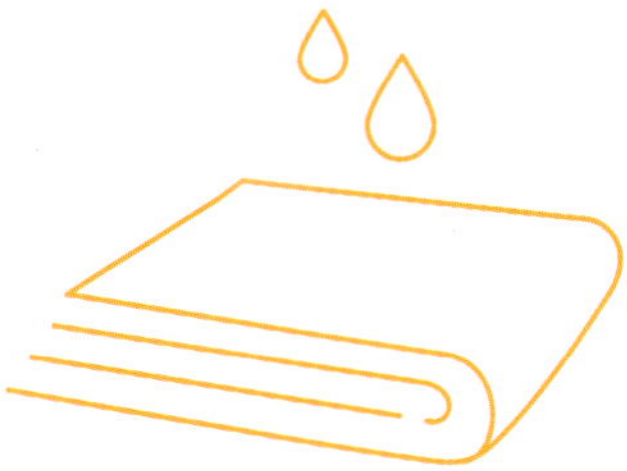

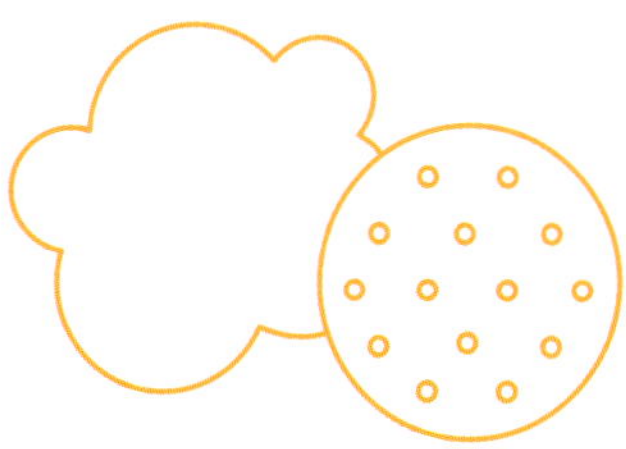

Kopfschmerzen

Kalte Kompresse

Gegen Kopfschmerzen, die durch übermäßige Reizung oder innere Unruhe entstehen, wirkt Lavendelduft. Geben Sie dafür drei Tropfen Lavendelöl in eine Duftlampe und etwas Wasser dazu. Zünden Sie das Teelicht an. Durch die Erwärmung des Wassers verdunstet das ätherische Öl nach und nach und die Duftmoleküle verteilen sich im Raum. Sie können das Lavendelöl auch in eine Schale mit Wasser geben und auf die Heizung stellen oder mit Lavendeltinktur die Schläfen und den Nacken einreiben. Besonders gut hilft eine kalte Kompresse.

ZUBEREITUNG Befeuchten Sie ein dünnes Baumwolltuch mit kaltem Wasser. Mischen Sie vier Tropfen Pfefferminzöl mit zwei Tropfen Lavendelöl und träufeln Sie die Mischung auf das Baumwolltuch.
ANWENDUNG Legen Sie das Tuch auf die Stirn und ziehen es ganz glatt.
DAUER Bis Besserung eintritt.
WICHTIG Pfefferminzöl nicht bei Kindern unter 3 Jahren anwenden, da das Öl eine Atemdepression auslösen kann, es besteht Erstickungsgefahr!

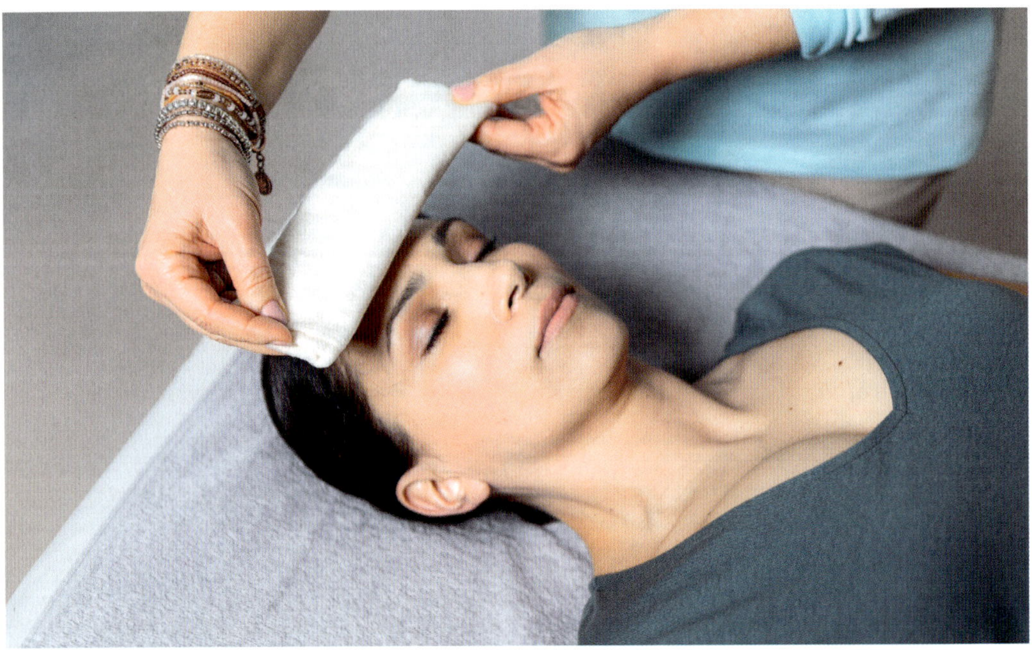

Diese Kompresse kombiniert die stark schmerzlindernde Wirkung von Pfefferminze bei Kopfschmerzen mit der beruhigenden Komponente des Lavendels.

Lavendeltee

Die sogenannte funktionelle Dyspepsie gehört zu den häufigsten Störungen des Magen-Darm-Trakts. Trotz sorgfältiger Diagnostik sind keine organischen Veränderungen zu erkennen. Die Symptome reichen von Druck im Oberbauch über Völlegefühl nach kleinen Mahlzeiten, Übelkeit und Blähungen bis zu Leibschmerzen. Der Reizmagen und das Roemheld-Syndrom gehören ebenfalls in diesen Formenkreis. Lavendeltee hilft gegen diesen Beschwerdekomplex.

ZUBEREITUNG Gießen Sie 1 TL Lavendelblüten mit 150–200 ml heißem Wasser auf, lassen alles 5–10 Minuten abgedeckt ziehen und seihen danach ab.

ANWENDUNG Trinken Sie den Tee dreimal täglich nach dem Essen.

DAUER Als Kur über 3–4 Wochen.

INFO

Das Roemheld-Syndrom

Beim Roemheld-Syndrom schieben Gasansammlungen im Magen-Darm-Trakt das Zwerchfell nach oben und üben Druck auf Herz und Lunge aus. Die entstehenden Symptome werden oft als Anzeichen für einen Herzinfarkt gedeutet – für gewöhnlich ist das Syndrom jedoch eher ungefährlich. Der Internist Ludwig von Roemheld beschrieb die Symptome Anfang des 20. Jahrhunderts erstmals.

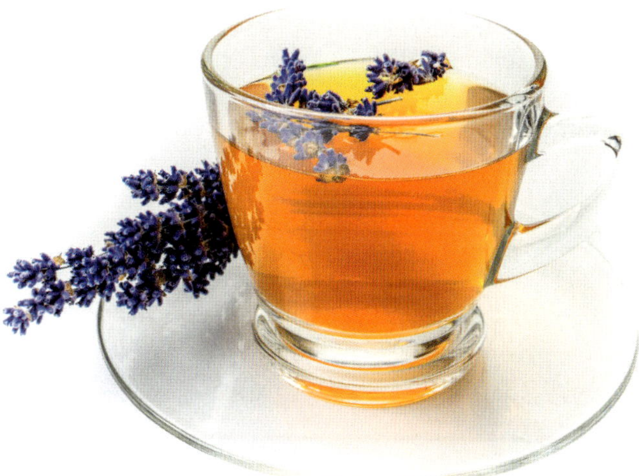

Neuralgie (Polyneuropathie oder RLS)

Lavendelölmassage

Schmerzen können unterschiedliche Ursachen haben. Bei einer Neuralgie sind die Nerven die Hauptverursacher von Schmerzen. Wenn die Nervenschmerzen aufgrund von Muskelverspannungen auftreten, kann sie eine Massage mit Johanniskraut- und Lavendelöl abmildern. Lavendelöl wirkt mit einem seiner Hauptstoffe, dem Linalylacetat, schmerzlindernd. Nimmt man als Trägeröl Johanniskrautöl, auch „Arnika der Nerven" genannt, wird die schmerzlindernde Wirkung erhöht.

ZUBEREITUNG Geben Sie in 50 ml Johanniskrautöl (Apotheke) 20 bis 40 Tropfen ätherisches Lavendelöl (1–2 ml).

ANWENDUNG Reiben Sie die schmerzende Stelle zwei- bis dreimal täglich ein. Sie können das Öl auch als Kompresse auflegen (siehe Seite 112).

DAUER Bis zum Abklingen der Beschwerden.

WICHTIG Der Hauptwirkstoff im Johanniskrautöl kann Lichtempfindlichkeiten verursachen. Behandelte Hautpartien im Sommer vor Sonne schützen!

TIPP

Auch bei Polyneuropathie und RLS

Das Öl kann bei Behandlungen von Polyneuropathie oder RLS unterstützend verwendet werden. Sie können zu diesem Massageöl noch 20 Tropfen ätherisches Öl der Gewürznelken hinzufügen. Deren Hauptwirkstoff Eugenol hemmt bestimmte Gewebshormone, die für die Schmerzweiterleitung verantwortlich sind.

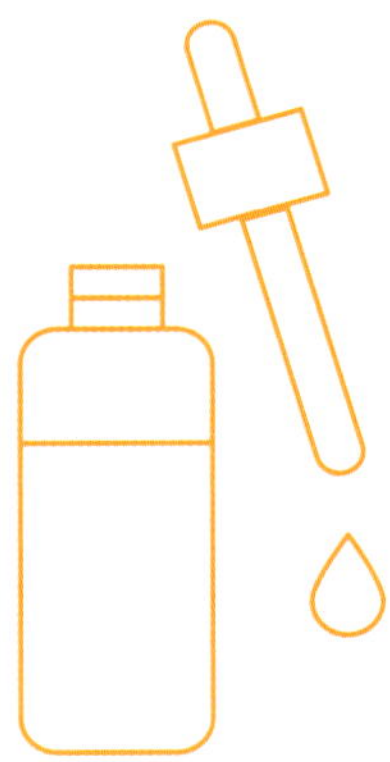

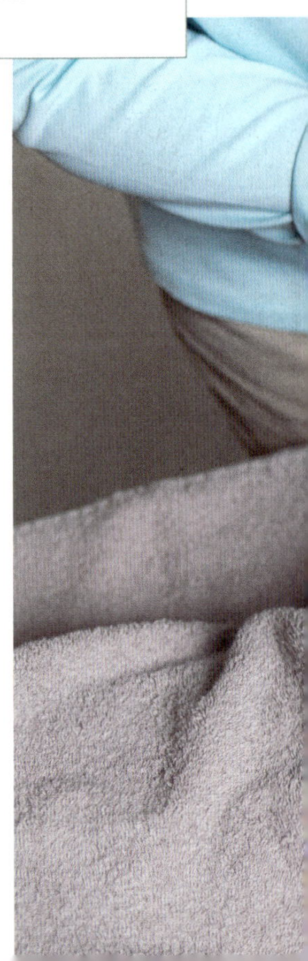

Rheumatische Beschwerden

Einreibungen

Hier helfen Einreibungen mit Lavendel.
ZUBEREITUNG Sie können reines Lavendelöl, eine Tinktur (siehe Seite 114) oder die Rezeptur mit Johanniskrautöl und Lavendel (siehe Seite 124) dafür verwenden.
ANWENDUNG Reiben Sie schmerzende Gelenke ein- bis zweimal täglich ein.
DAUER Bei Bedarf.

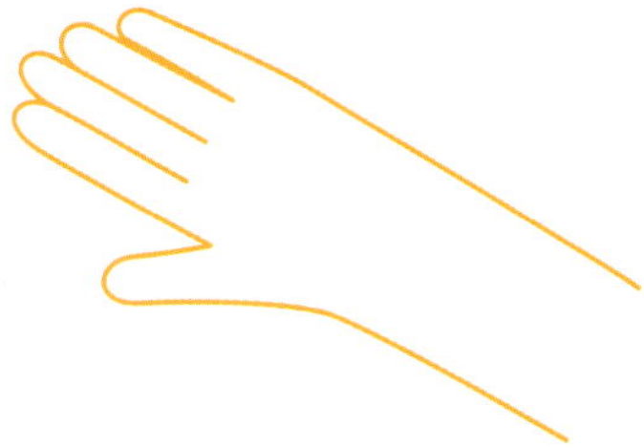

Massagen entfalten immer eine wohltuende Wirkung und sind geeignet, muskuläre Verspannungen zu lockern.

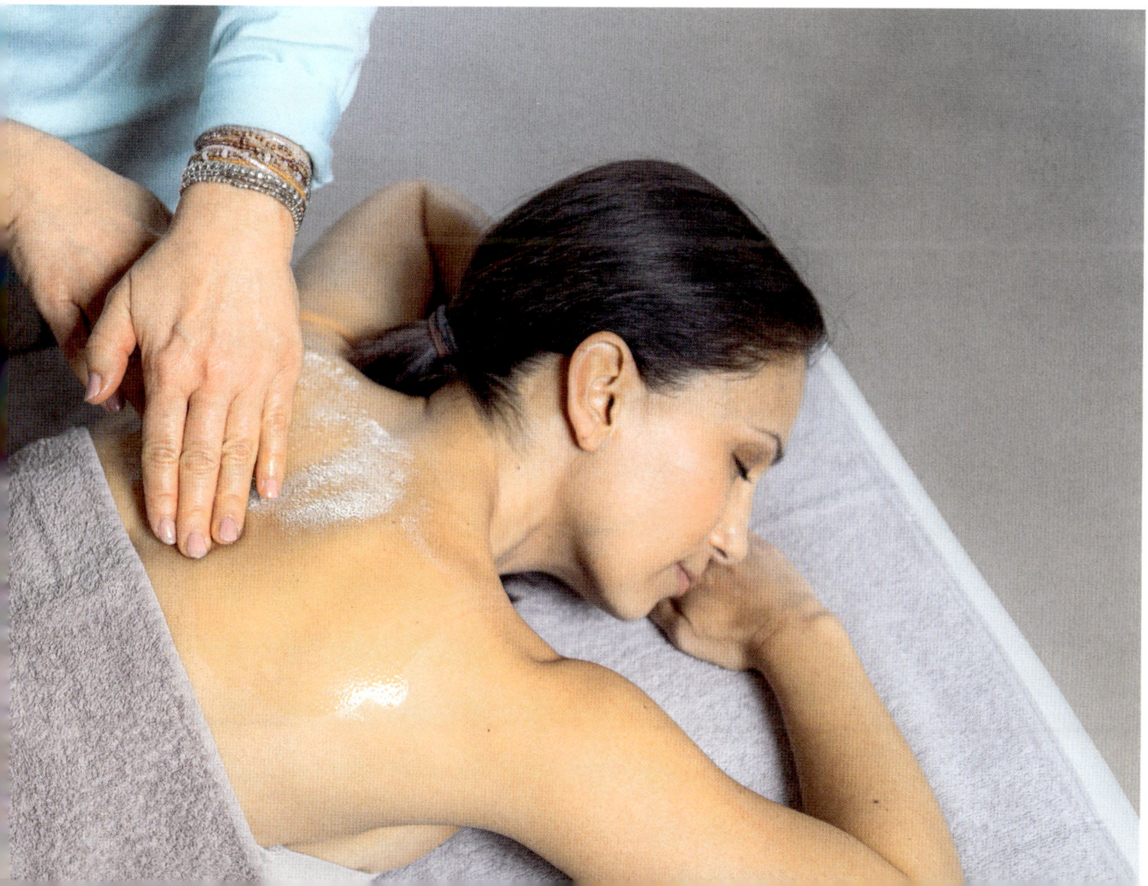

Schlafstörungen

Lavendelkissen

Von allen 88 bekannten Schlafstörungen gehören Ein- und Durchschlafstörungen zu den häufigsten. Lavendel hat seine beruhigende und stressreduzierende Wirkung dem Duftbaustein Linalylacetat sowie Linalool zu verdanken. Bewährt haben sich verschiedene Lavendelstrategien. Entspannende und beruhigende **Lavendelbäder** können Sie zwei- bis dreimal die Woche etwa 1 Stunde vor dem Schlafengehen durchführen (siehe Seite 115). Das **Einreiben** der Brust mit Lavendelöl (eigener Auszug oder 10-prozentiges Öl aus der Apotheke) unterstützt das Einschlafen und ein **Fußbad** mit dem Zusatz von Lavendel erhöht die Einschlafbereitschaft. In Studien* gut dokumentiert ist die Wirkung eines Fertigpräparates mit dem Wirkstoff Silexan. Traditionell bewährt hat sich auch das Duft-Lavendelkissen:

ZUBEREITUNG Füllen Sie ein Säckchen aus dünner Baumwolle oder Gaze von etwa 10 × 20 cm mit getrockneten Lavendelblüten und nähen es an der offenen Seite zu.

ANWENDUNG Legen Sie das Duftsäckchen auf oder neben das Kopfkissen oder auf den Nachtschrank. Zwischendurch immer mal schütteln. Auch sehr gut für Kinder geeignet.

DAUER Ohne Begrenzung, nach etwa 6 Monaten den Inhalt erneuern, da der Duft nachlässt.

Lavendelbad

siehe Seite 115

Lavendel-Einreibungen

siehe Seite 125

Fußbad

Aromatherapie, siehe Seite 39 ff.

INFO

Bei geriatrischen Patienten wurde die Schlafzeit in einer Lavendelöl-Atmosphäre in gleicher Größenordnung verlängert wie bei Einnahme von Benzodiazepinen, also synthetischen Schlafmitteln.

* Studien zu Lavendel siehe Seite 307

TIPPS

Lavendel trocknen und immer vorrätig haben

Wer Lavendel in seinem Garten anpflanzt, hat nicht nur viel Freude an der wochenlangen Blüte, sondern auch an der jährlichen reichlichen Ernte. Die optimale Wirkstoffkonzentration hat das Kraut kurz vor dem kompletten Aufblühen der Blüten. Einige kleine Blüten sind bereits geöffnet, während andere noch geschlossen sind. Schneiden Sie die Stängel etwa 10 cm unterhalb der Blüten ab. Achten Sie darauf, dass keine Nässe auf den Blüten vorhanden ist. Binden Sie die Stängel büschelweise mit einem Faden oder einem lockeren Draht zusammen. Hängen Sie die Bündel kopfüber an einem schattigen, trockenen und nicht zu warmen Ort auf. Zu starke Hitze und Sonnenlicht bleichen die Blüten aus und mindern die Wirkung der ätherischen Öle. Nicht im Ofen trocknen! Achten Sie darauf, dass die Luft gut zirkulieren kann. Nach etwa 14 Tagen können Sie die Blüten abstreifen und in luftdicht verschließbaren Behältern aufbewahren. Auch Kräutertrockner mit mehreren Etagen und Böden, auf denen die Stängel und Blüten ausgelegt werden, sind sehr praktisch.

Die Ernte von einem mehrjährigen Lavendelstrauch ist opulent und reicht für viele verschiedene Verwendungszwecke bis zur nächsten Ernte. Sie können für ein ganzes Jahr Ölauszüge, Tinkturen oder auch Salben damit herstellen.

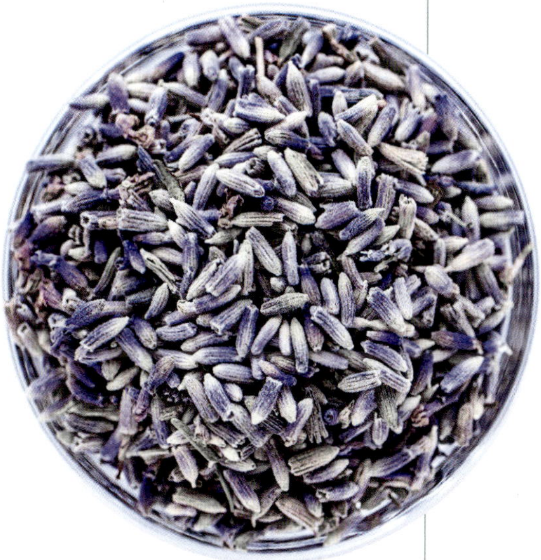

Aromatherapie auf der Fensterbank

Auch das bloße Schnuppern an einem Lavendelstrauch wirkt beruhigend. Da die Duftstoffe sehr intensiv in der ganzen Pflanze vorhanden sind, können Sie selbst außerhalb der Blütezeit die entspannende oder anregende Wirkung einatmen. Wie wäre es mit einem Lavendel auf der Fensterbank?

EXTRA

Schwangerschaft und Geburt

Bei den besonderen Anforderungen, die Schwangerschaft und Geburt sowohl physisch als auch psychisch mit sich bringen, ist Lavendel ein vielseitiger Helfer. Am Beginn der Schwangerschaft sind es vor allem Übelkeit und Erbrechen, die Frauen das Leben schwer machen können. Später werden sie durch andere Beschwerden abgelöst.

Übelkeit

Lavendel als Tee oder Teemischung oder einige Tropfen des ätherischen Öls auf einem Taschentuch (zum Riechen) kann bei Übelkeit, Schwindel und Kreislaufschwäche hilfreich sein. Die englische Herzogin Kate soll Lavendelkekse gegen ihre Schwangerschaftsübelkeit gegessen haben (siehe Seite 137).

Brustspannen

Durch das Brustwachstum kommt es häufig zu Spannungen in der Brust und zu empfindlichen Brustwarzen. Warme Lavendelkompressen können für angenehme Entspannung sorgen. Bereiten Sie einen Lavendelaufguss zu (siehe Seite 117). Tauchen Sie ein Baumwolltuch in den warmen Aufguss und legen es auf die Brust. Nun mit einem zweiten Tuch abdecken. Um die Brust auf das spätere Stillen vorzubereiten, hat sich auch eine direkte sanfte Massage mit Lavendelöl bewährt. Geben Sie auf 5 TL Öl (was Sie in der Küche zur Hand haben) drei Tropfen ätherisches Lavendelöl und massieren Sie sanft die Brust damit. Sparen Sie dabei die Brustwarzen und den Vorhof aus. Sie können auch einen Lavendelölauszug selbst herstellen (siehe Seite 113).

Juckreiz

In der Schwangerschaft wird auch die Haut auf besondere Weise beansprucht beziehungsweise verändert sich. Oft tritt unangenehmer Juckreiz auf. Die heilende, pflegende und leicht anästhesierende Wirkung des Lavendels kann Abhilfe schaffen. Geben Sie 20 bis 40 Tropfen ätherisches Lavendelöl in 100 ml Ihrer Bodylotion und cremen Sie Ihre Haut damit ein. Zusätzlich können Sie auch Lavendelkompressen auflegen (siehe Brustspannen).

Nabelschmerzen

Im letzten Drittel der Schwangerschaft kann es durch das Wachstum der Gebärmutter zu Nabelschmerzen kommen. Befeuchten Sie ein dünnes Baumwolltuch und geben Sie drei Tropfen Lavendelöl darauf. Legen Sie das Tuch zweimal am Tag 20–30 Minuten auf den Nabel. Bei anhaltenden Nabelschmerzen konsultieren Sie bitte Ihren Arzt.

* Studien zu Lavendel siehe Seite 307

TIPPS

Dammschnitt heilt schneller mit Lavendelöl

Studien* haben ergeben, dass die Wundheilung eines Dammschnitts mit Lavendelöl schneller voranschreitet als mit den üblichen Medikamenten. Auch die Rötungen und lokalen Schwellungen waren nach 5 Tagen geringer als bei klassisch behandelten Frauen.

Entspannendes Massageöl für Schwangere

Mit entspannenden Massagen tun Sie sich und dem Baby Gutes. Geben Sie 4 EL leicht erwärmtes Mandel- oder Sonnenblumenöl in eine kleine Schüssel, dazu drei Tropfen Lavendelöl und eventuell einen Tropfen Rosenöl. Kurz verrühren. Massieren Sie den Bauch sanft im Uhrzeigersinn. Sie können das Öl aber auch gern für eine Massage anderer Körperteile verwenden, zum Beispiel der Füße.

Mit Lavendelöl den Geburtsvorgang unterstützen

Eine Entbindung ist eine große körperliche und mentale Anstrengung. Eine Raumbeduftung mit dem ätherischen Öl des Lavendels über eine Duftlampe oder einen Diffusor kann für mehr Entspannung sorgen und die Geburt unterstützen. Besprechen Sie das im Vorfeld mit Ihrem Arzt und/oder der Hebamme. Empfehlenswert ist, schon einige Zeit vor der Geburt hin und wieder für Wohlfühlmomente mit Lavendelöl zu sorgen, um den Körper positiv darauf einzustellen.

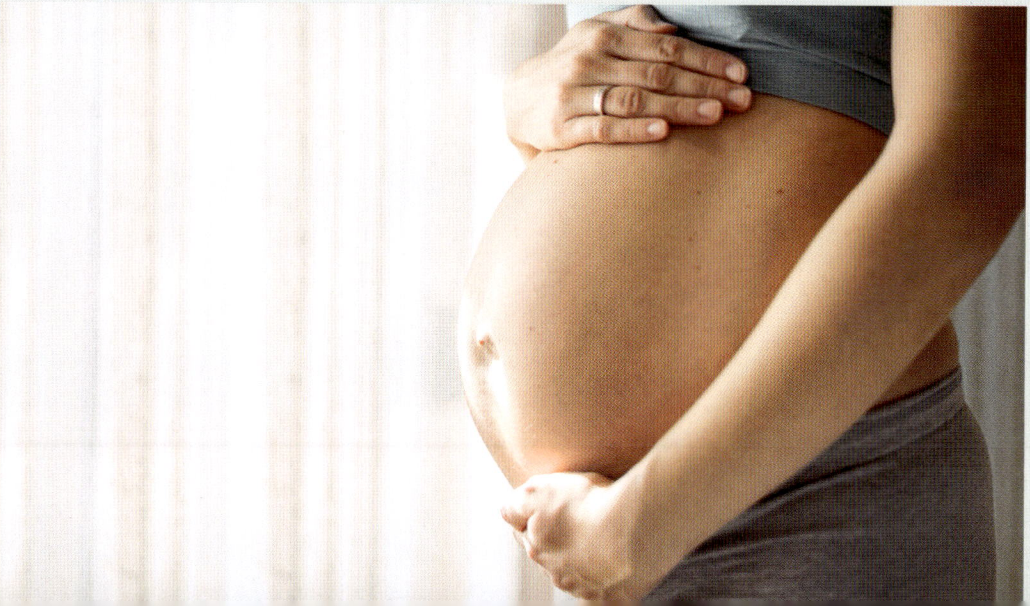

Sonnenbrand/Verbrennungen

Kühlende Lotion

Das ätherische Öl des Lavendels lindert nicht nur Schmerzen, begünstigt eine narbenfreie Wundheilung und hemmt Entzündungen, sondern unterstützt die Regeneration der Haut. Außerdem entfaltet es eine kühlende Wirkung. Bei Sonnenbrand bereiten Sie eine kühlende Lotion zu.

ZUBEREITUNG Bereiten Sie einen Lavendeltee zu und lassen ihn abkühlen. Damit können Sie Umschläge machen, wenn kleinere Areale betroffen sind. Bei großflächigen Rötungen mischen Sie noch 20 Tropfen Lavendelöl in den Aufguss und geben alles in eine Sprühflasche oder einen Zerstäuber. Im Kühlschrank lagern.

ANWENDUNG Besprühen Sie mit dieser Mischung mehrmals täglich die geröteten Hautpartien. Vorher gut schütteln, damit sich das Öl mit dem Wasser mischt.

DAUER Wiederholen Sie das nach Bedarf mehrmals täglich über einige Tage.

INFO

Lavendel bei Wunden

Lavendel gilt als eines der am besten wirkenden Öle bei Wunden (siehe Sonnenbrand, Brandwunden, Verbrennungen). Das Öl lindert den Schmerz und begünstigt eine narbenfreie Wundheilung. Es hilft bei der Desinfektion sowie Pflege aller oberflächlichen Wunden wie Schürfwunden und ist das einzige ätherische Öl, das pur auf die Haut aufgetragen werden kann. Ein Tropfen reicht bereits für die Behandlung eines Areals von der Größe einer Handfläche. Lavendelöl ist ein sehr wichtiges Öl in der Gesundheits- und Krankenpflege. Das Royal Masonic Hospital in London hat einen jährlichen Verbrauch von 700 kg Lavendel. Er kommt dort zur Desinfektion und Pflege aller oberflächlichen Wunden, bei der Dekubitusprophylaxe, nach Operationen, bei der Narbenpflege oder der Bestrahlungsprophylaxe zum Einsatz.

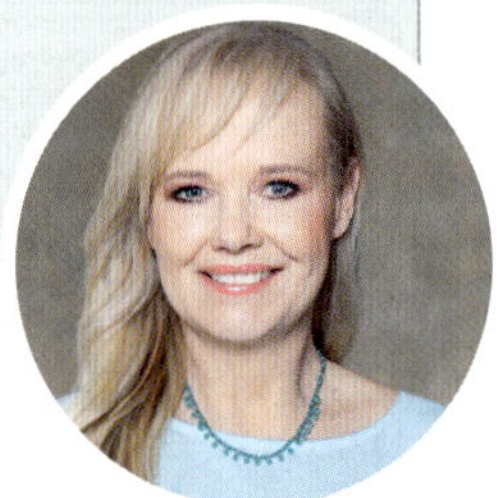

Lavendelbalsam

Viele Menschen leiden an sehr trockener Haut, was zu Juckreiz führen kann. Gerade ältere Menschen sind häufig davon betroffen. Ein Lavendelbalsam kann hier für Linderung sorgen.

ZUBEREITUNG Sie benötigen 20 g Sheabutter (unraffiniert), 30 g Kokosfett, 50 ml Mandelöl, fünf Tropfen Sanddornfruchtfleischöl (Naturkosmetikabteilung, Apotheke, Bioladen) und zehn Tropfen ätherisches Lavendelöl. Alle Bestandteile zeichnen sich durch extrem hautpflegende, entzündungshemmende und juckreizstillende Eigenschaften aus. Geben Sie die Sheabutter und das Kokosfett in ein Keramik- oder Glasgefäß und erwärmen die Fette in einem Wasserbad, bis sie flüssig werden. Nehmen Sie das Gefäß aus dem Wasserbad, füllen mit dem Mandelöl auf und geben fünf Tropfen Sanddornfruchtfleischöl hinzu. Alles gut verrühren und zum Schluss zehn Tropfen ätherisches Lavendelöl hinzufügen.

ANWENDUNG Massieren Sie diesen Balsam nach dem morgendlichen und abendlichen Waschen in die Haut ein.

DAUER Regelmäßig anwenden, keine Beschränkung.

TIPP

Wenn Sie beim obigen Rezept im Wasserbad noch 10 g Bienenwachs mitschmelzen lassen, bekommen Sie eine etwas festere Salbe als den oben beschriebenen Balsam.

Der Balsam ist auch gut zur Pflege trockener Haut im Winter geeignet.

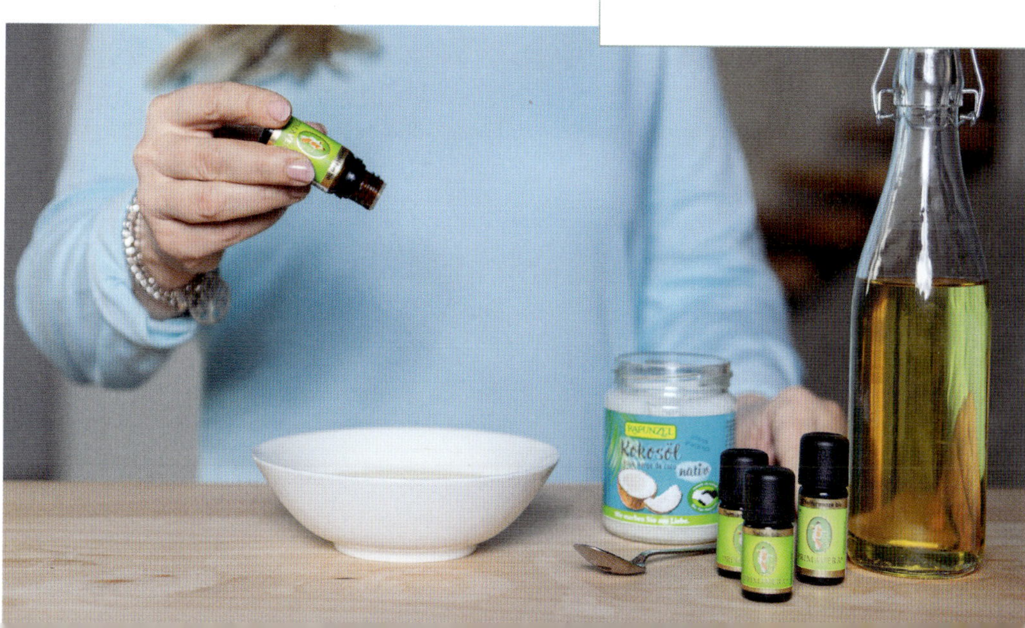

Weitere interessante medizinische Aspekte

Angstzustände mit Lavendel behandeln

Der angstlösende Effekt von Lavendel konnte in mehreren Studien* nachgewiesen werden.

In einer multizentrischen, doppelt verblindeten Studie konnte gezeigt werden, dass das Lavendelpräparat mit dem Wirkstoff Silexan genauso effektiv ist wie das übliche synthetische Präparat Lorazepam. Lavendel ist ein Vielstoffgemisch. Man schätzt, dass bis zu 2.000 Stoffe ineinandergreifen. Davon sind erst 200 bis 300 bekannt, die wichtigsten darunter sind die fettlöslichen Stoffe Linalool und Linalylacetat, die über die Blut-Hirn-Schranke gelangen und im Gehirn an Rezeptoren ihre Wirkung erzielen. Bei einer generalisierten Angststörung ist ein Fertigpräparat mit standardisierter Wirkstoffmenge das Mittel der Wahl.

Auch bei Prüfungsstress oder Jetlag ist Lavendel ein guter Begleiter. Beginnen Sie 2–3 Wochen vorher damit, täglich ein bis zwei Tassen Tee zu trinken. Dafür 1 TL Lavendel mit 150 ml heißem Wasser aufgießen, 5 Minuten abgedeckt ziehen lassen und abseihen.

Auch bei Depressionen eine Option

In einer placebokontrollierten Studie* wurde erstmalig der Nachweis einer antidepressiven Wirkung einer innerlich angewandten alkoholischen Lavendeltinktur bei Patienten mit leichten und mittelschweren Depressionen erbracht. Dabei wurden das Antidepressivum Imipramin, eine Lavendeltinktur (60 Tropfen/50-prozentiger Alkohol/1:5), beide Stoffe in Kombination und nur ein Placebo miteinander verglichen. Als besonders wirksam erwies sich vor allem die Kombination der beiden Stoffe. Aber auch die Tinktur an sich konnte einen Effekt erzielen.

* Studien zu Lavendel siehe Seite 307

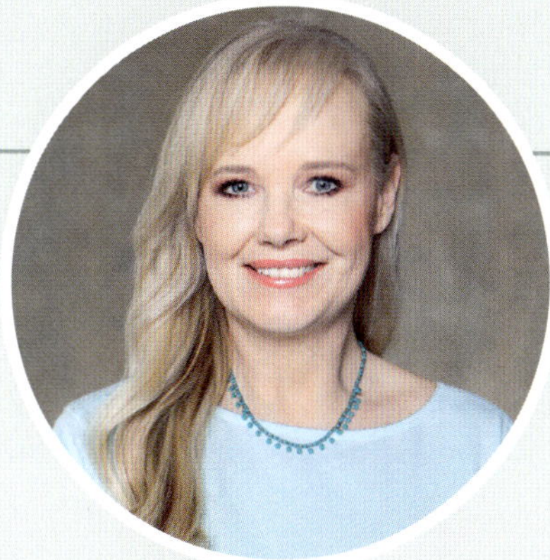

Lavendel kann bei Migräne helfen

In einer placebokontrollierten iranischen Studie* inhalierten 47 Frauen mit diagnostizierter Migräne bei den ersten Anzeichen von Kopfschmerzen entweder Lavendelöl oder ein neutrales Öl. Dafür verrieben sie zwei bis drei Tropfen Lavendöl auf ihrer Oberlippe und atmeten den aufsteigenden Duft eine Viertelstunde ein. Die Probandinnen protokollierten über 2 Stunden alle 30 Minuten die Schmerzintensität sowie die Stärke der typischen Begleiterscheinungen von Migräne wie Licht- und Geräuschempfindlichkeit, Übelkeit und Schwindel. Die Lavendelölgruppe schnitt deutlich besser ab als die Kontrollgruppe. Fast zwei Drittel der Migräneattacken konnten teilweise oder ganz mit Lavendelöl verbessert werden.

Lavendeltee bei Jetlag

Gegen Jetlag kann man versuchen, Zeitverschiebungen mit Lavendeltee auszugleichen. Trinken Sie eine Tasse Tee, sobald es möglich ist, nach der Ankunft im fernen Land. Wenn Sie noch einen Löffel Honig und etwas Milch hinzufügen, wird die beruhigende Wirkung noch unterstützt.

Medizin aus der Küche

Lavendel gehört zur Familie der Lippenblütengewächse, die die Eigenschaft haben, den Abbau des Neurotransmitters Acetylcholin zu verhindern. Dieser ist für die Übermittlung von Botschaften von einer Synapse zur anderen in unserem Gehirn zuständig. Ist zu wenig Acetylcholin vorhanden, kommen die Botschaften schlecht oder gar nicht an. Auch Kräuter und Gewürze können also dabei helfen, den Kopf bis ins hohe Alter fit zu halten.

Lavendel und Lavendelblüten sind sehr aromatisch und man braucht nur kleine Mengen, um Speisen geschmacklich zu bereichern. Sie werden nicht nur klassisch zum Aromatisieren von Süßspeisen verwendet, sondern auch für herzhafte Speisen. Ähnlich wie Rosmarin passen Lavendelblüten hervorragend zu Kartoffeln aller Art, zu Auberginen, Zucchini und Tomaten, außerdem zu Risotto, Eintöpfen, Suppen oder Reis. Sie sind zudem ein farbiger Hingucker: Es sieht einfach toll aus, wenn ein gegrilltes Steak mit Lavendelblüten garniert ist. Gehackte junge Triebe von Lavendelblättern eignen sich zum Würzen von Braten, Eintöpfen und Fisch.

Lavendelsalz

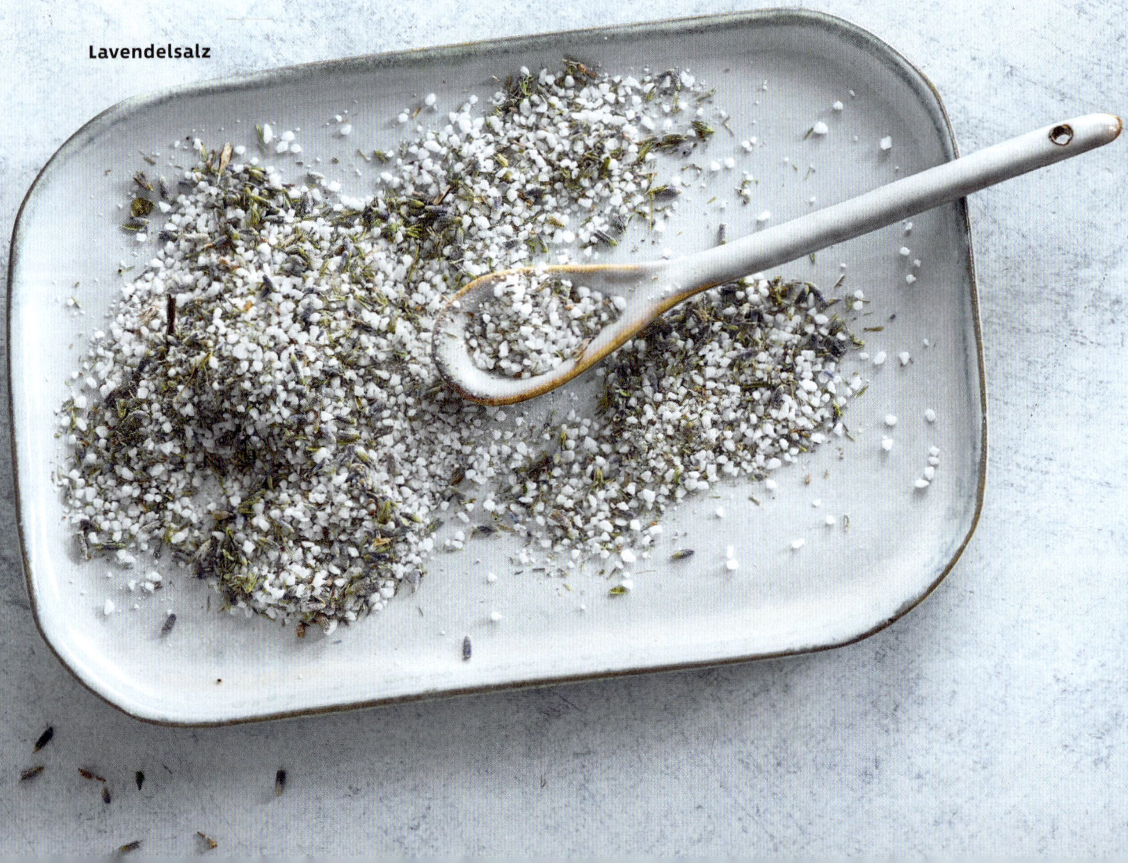

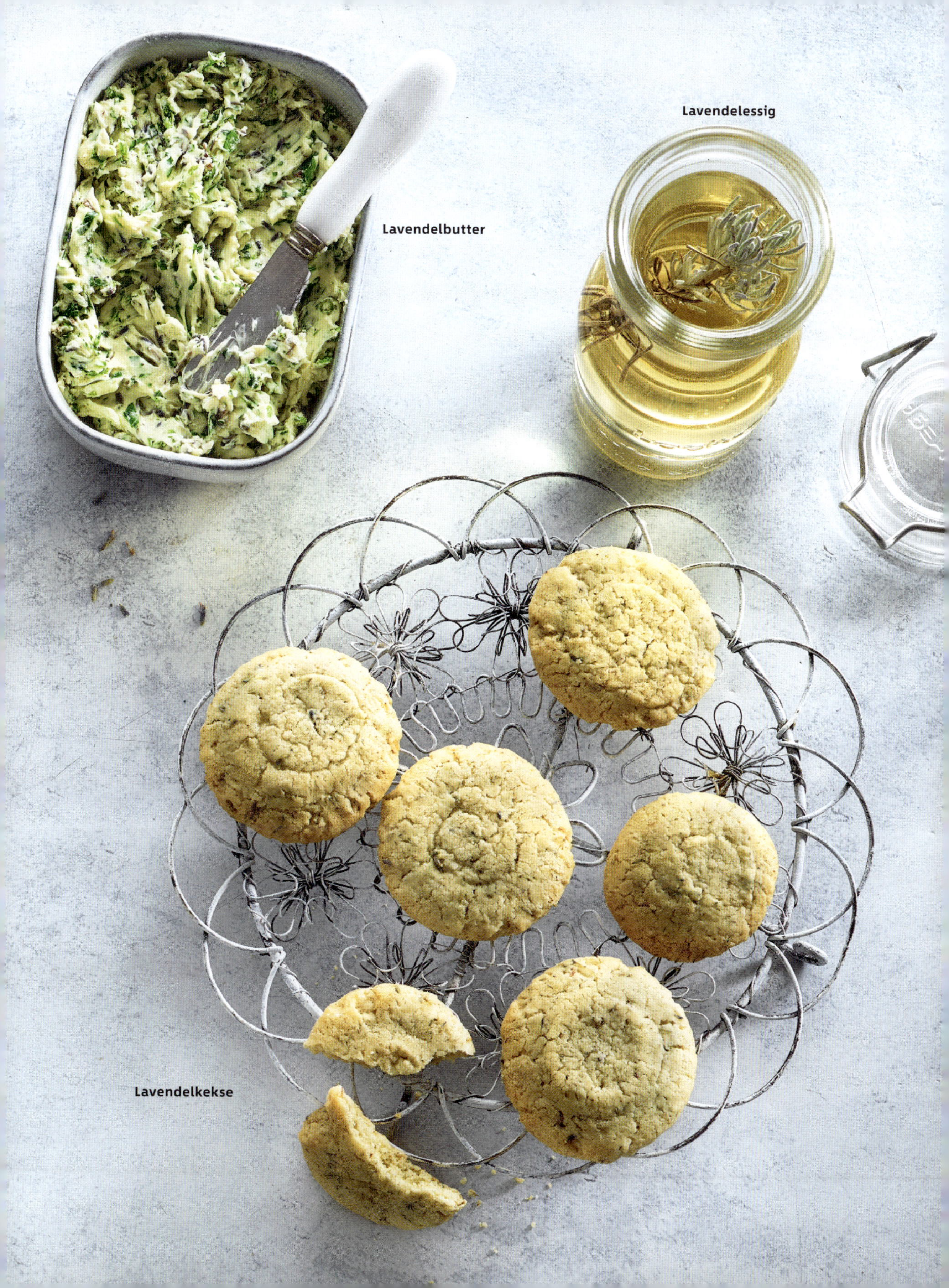
Lavendelessig
Lavendelbutter
Lavendelkekse

Lavendelsalz

Eine intensiv-aromatische Salzmischung, die gut zu Jakobsmuscheln, Fisch, Grillgerichten, Rindfleisch, Geflügel, Gemüse und kräftigen Eintöpfen sowie zu Marinaden, Salatsaucen oder Käsesorten wie (Ziegen-)Frischkäse passt.

Zubereitungszeit 5 Minuten
Ergibt 1 Glas (ca. 500 g)
3 EL getrocknete Lavendelblüten
500 g Salz

Den Lavendel mit dem Salz mischen und im Blitzhacker zerkleinern. In ein Schraubglas füllen und an einem dunklen Ort aufbewahren oder im Kühlschrank lagern.

vegan, laktosefrei, glutenfrei, frei von raffiniertem Zucker

Lavendelbutter

Lavendel bringt man immer mit süßen Speisen in Verbindung, hier kommt mal eine herzhafte Variante. Die Lavendelbutter passt zu frischem Brot, Fleisch oder gegrilltem Gemüse.

Zubereitungszeit 5 Minuten
Für ca. 12 Portionen
1 EL getrocknete oder
2 EL frische Lavendelblüten
2 TL gehackte glatte Petersilie
Salz oder grobes Meersalz
250 g weiche Butter

Lavendelblüten und Petersilie mit etwas Salz gut in die Butter einarbeiten. – Vor der Verwendung die Lavendelbutter am besten kurz kalt stellen.

vegetarisch, glutenfrei, frei von raffiniertem Zucker

Lavendelessig

Konservieren Sie das Aroma in Essig! Ein paar Spritzer verfeinern jeden Salat. Interessante geschmackliche Variationen ergeben sich, wenn Sie den Bratenfond von Lamm oder Wild mit Lavendelessig einreduzieren. Experimentieren Sie nach Lust und Geschmack!

Zubereitungszeit 5 Minuten plus 2 Wochen Ruhezeit
Ergibt ca. 750 ml

2–3 Stängel Lavendel
ca. 750 ml qualitativ hochwertiger Weißweinessig

Die Lavendelstängel abbrausen, gut trocken schütteln und tupfen. In eine Flasche (750 ml) geben, den Essig einfüllen und bei Raumtemperatur 2 Wochen ziehen lassen. Dann den aromatisierten Essig in eine andere Flasche abfiltrieren. - Mit diesem duftenden Lavendelessig lassen sich Sommersalate und helle Saucen, besonders für Fisch, würzen.

vegan, laktosefrei, glutenfrei, frei von raffiniertem Zucker

Lavendelkekse

Ob Herzogin Kate die Lavendelkekse gegen Schwangerschaftsübelkeit geholfen haben, ist nicht bewiesen. Schmecken tun sie auf jeden Fall sehr gut - und die heilsamen Lavendelstoffe wirken ganz bestimmt beruhigend.

Zubereitungszeit 15 Minuten plus ca. 15 Minuten Backzeit
Ergibt ca. 35 Stück

2 EL getrocknete Lavendelblüten
150 g Butter
100 g Zucker
1 Ei (Größe M)
200 g Weizenmehl (Type 405)
1 TL Backpulver

Den Backofen auf 150 °C Umluft vorheizen und ein Backblech mit Backpapier auslegen. Die Lavendelblüten im Mörser fein mörsern. Butter mit Zucker in einer Schüssel schaumig rühren, dann das Ei einarbeiten. Mehl, Backpulver und Lavendel vermischen und unterrühren. Mit einem Löffel kleine Teigportionen abstechen, auf das Backblech setzen und mit dem Löffelrücken flach drücken. In den vorgeheizten Ofen geben und etwa 15 Minuten goldbraun backen. Herausnehmen und die Lavendelkekse auskühlen lassen.

vegetarisch

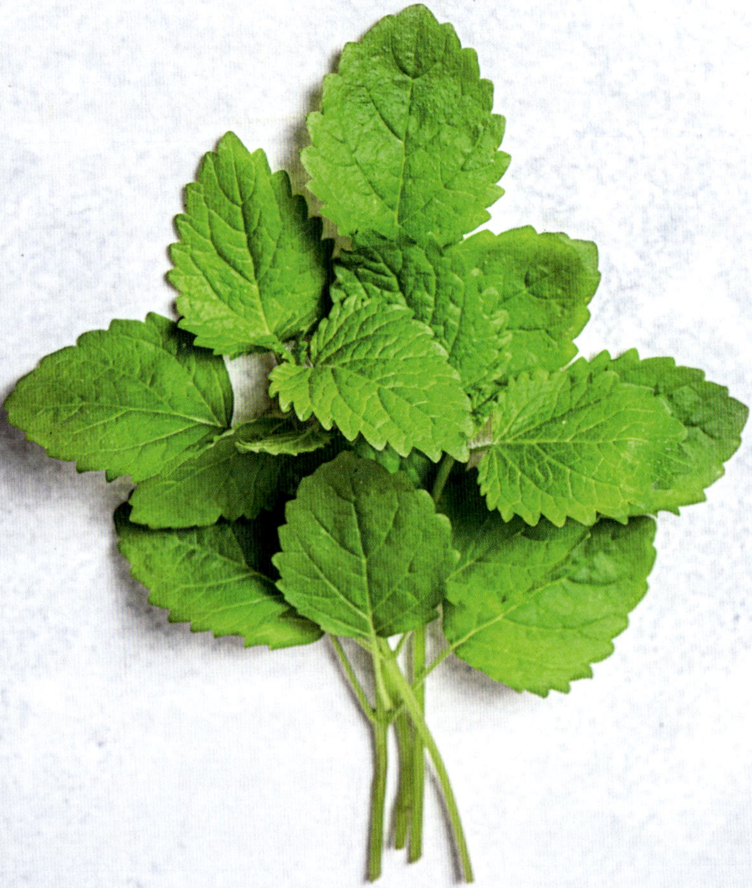

Melisse

BOTANISCHER NAME *Melissa officinalis*

BEINAMEN Zitronenkraut, Gartenmelisse, Bienenkraut- oder Honigkraut, Citronella

FAMILIE Lippenblütler (*Lamiaceae*)

Indikationen

INNERLICH
Erschöpfung, Abgeschlagenheit
Funktionelle Verdauungsbeschwerden
Nervöse Herzbeschwerden
Migräne
Schlafstörungen

ÄUSSERLICH
Herpes-Infektion
Akne
Kopfschmerzen
Schlaflosigkeit
Sterbebegleitung

Wirkstoffe
Melissenblätter enthalten ätherisches Öl (hauptsächlich Citral und Citronellal, die für das zitronenartige Aroma verantwortlich sind), außerdem typische Gerbstoffe der Lippenblütler (mit dem Hauptvertreter Rosmarinsäure) und Flavonoide sowie Glykosid, Saponin, Thymol und Vitamin C.

Wirkung
angstlösend, antiviral, beruhigend, gegen Blähungen, krampflösend, schlaffördernd

Verwendete Teile
Blätter und das daraus gewonnene ätherische Öl

Anwendungsformen und Dosierung
Blätter (getrocknet oder frisch), Tinktur, ätherisches Öl, Frischpflanzensaft, Fertigpräparate
Die Tagesdosis für Tee beträgt ein bis drei Tassen täglich, pro Tasse jeweils 1 TL, bei Frischpflanzensaft 2–4 EL (Kinder 2–3 TL), zwei bis drei Handvoll frische Blätter für ein Vollbad.

Gegenanzeigen
Das ätherische Melissenöl kann reizend auf sehr empfindliche Haut wirken, deshalb vor dem Gebrauch einen Allergietest auf der Arminnenseite (Armbeugentest) durchführen. Dazu ganz wenig Öl auftupfen und abwarten, ob sich die Haut rötet oder juckt. Dann besteht eine Überempfindlichkeit und das Öl ist zu meiden.

Melisse

WISSENSWERTES

Herkunft und Historisches

Der Name „Melisse" stammt aus dem griechischen Wortschatz und wird mit „Honigbiene" (altgriechisch „melitta", neugriechisch „melissa") übersetzt. Das deutet darauf hin, dass die Pflanze in der Antike im Mittelmeerraum ein wichtiges Kraut zur Fütterung von Bienen war.

Tatsächlich bieten die kleinen weißlichen Blüten reichlich Nahrung für Bienen. Auch heute noch pflanzen Imker die Melisse gern in der Nähe des Bienenstocks. Die Araber schätzten die Melisse für ihre entspannende Wirkung auf das Nervensystem, ihre angstlösende und herzstärkende Wirkung. Sie waren es auch, die die Melisse im 10. Jahrhundert nach Spanien brachten. Bald darauf gehörte sie zu den wichtigsten Kräutern in allen Klostergärten. Natürlich hat auch Hildegard von Bingen (1098–1179) die Melisse, die sie „Binsuga" (Bienenauge) nannte, zur Behandlung von Krankheiten eingesetzt. Sie meinte, die Pflanze „trage die Kräfte 15 anderer Kräuter in sich" und „mache das Herz fröhlich". Die geschäftstüchtige Nonne Maria Clementine Martin (1775–1843) destillierte 1827 erstmals einen Melissen- oder Carmelitergeist. Als Unternehmerin war die Nonne sehr erfolgreich. Viele Aussagen rund um die Person und das Rezept scheinen jedoch ins Reich der Legenden zu gehören, wie der Rechtsanwalt Helmut Heckelmann in einer wissenschaftlichen Arbeit darlegte (Studien/Literatur, siehe Seite 308).

Anbau und Anbautipps

Zitronenmelisse wird bereits seit 2.000 Jahren kultiviert. Das aromatische Kraut liebt es sonnig und muss jederzeit gut feucht gehalten werden.

Pflanzen in Kübelkultur werden meist zwischen 30 bis 60 cm hoch, wohingegen freiwachsende Zitronenmelissen bis zu 1,20 m hoch gedeihen können.

Zitronenmelisse ist eine üppig wachsende Pflanze. Übrigens: Sie kann bis zu dreimal im Jahr kräftig gestutzt werden, damit sie immer wieder neu austreibt. Im Garten überwintert sie problemlos, Kübel und Töpfe mit Melisse im Winter an einem geschützten Ort unterbringen.

„Wie ein sanftes Ruhekissen wirkt der Tee von der Melisse,
stärket Nerven, Herz und Magen, hilft bei vielen Frauenplagen,
fördert auch den Schlaf ganz herrlich, kurzum:
macht sich unentbehrlich."
(alte Volksweisheit, unbekannter Verfasser)

Teures ätherisches Öl

Die Konzentration des ätherischen Öls in Melissenblättern ist äußerst gering. Für 1 Liter reines ätherisches Öl werden zwischen 4 und 8 Tonnen Blätter benötigt. Das macht sich im Preis bemerkbar. 10 ml reines Melissenöl kosten derzeit etwa 30 Euro. Damit gehört das Melissenöl zu den teuersten Ölen der Welt. Vorsicht: Hinter preiswerten Namensvettern, die etwa als indisches Melissenöl vermarktet werden, verstecken sich oft ganz andere Pflanzen, meist tropische Gräser wie verschiedene Zitronengräser. Diese schnell wachsenden Pflanzen werden in Asien kultiviert. Auskunft über die Pflanze, aus der das Öl destilliert wurde, geben der lateinische Name und die Herkunft. Das echte, 100 Prozent naturreine Melissenöl stammt aus der Pflanze *Melissa officinalis* (siehe Seite 45). Alternativ gibt es 10-prozentiges Melissenöl (Wala), das man gut für Einreibungen und Massagen oder als Badezusatz verwenden kann.

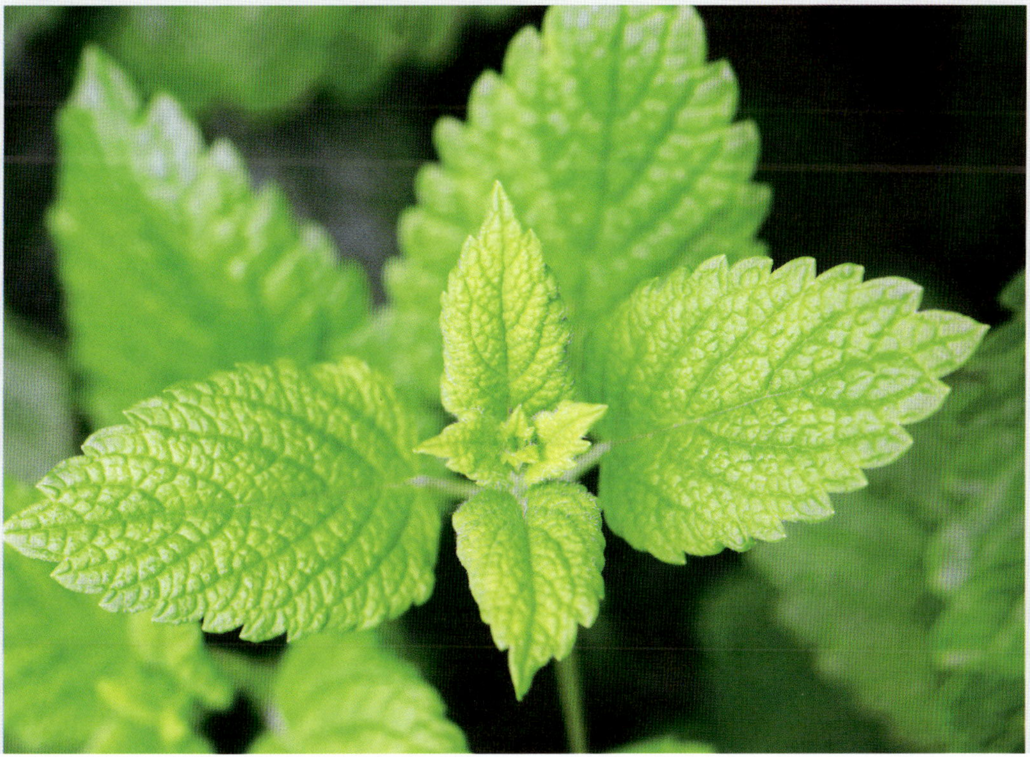

Akne

Melissen-Kamillen-Auflage

Betroffen sind vor allem Jugendliche in der Pubertät, aber auch Erwachsene bleiben manchmal nicht verschont. Bakterien sind für die Entstehung der entzündlichen Pickel verantwortlich. Eine Melissen-Kamillen-Auflage wirkt keimhemmend gegen Bakterien und unterstützt die Pflege der Haut. Mischen Sie 80 g Kamillenblüten und 60 g Melissenblätter.

ZUBEREITUNG Übergießen Sie 30 g der Mischung mit 750 ml kochendem Wasser und lassen alles 10–15 Minuten ziehen, danach abseihen und abkühlen lassen.

ANWENDUNG Tränken Sie ein sauberes Baumwoll- oder Leinentuch mit dem Sud, leicht ausdrücken und etwa 20 Minuten auf die betroffene Gesichtspartie legen, die Augenpartie aussparen. Danach nicht abtrocknen, sondern an der Luft trocknen lassen. Anschließend eincremen, da die Gerbstoffe die Haut sehr austrocknen.

DAUER Einmal täglich über 7 bis maximal 10 Tage, danach 1 Woche Pause und eventuell wiederholen.

Übrigen Sud im Kühlschrank aufbewahren. Vor Wiederverwendung leicht erwärmen.

Beide Kräuter wirken entzündungshemmend. Gerbstoffe in der Melisse wirken zusätzlich austrocknend und wundheilungsfördernd.

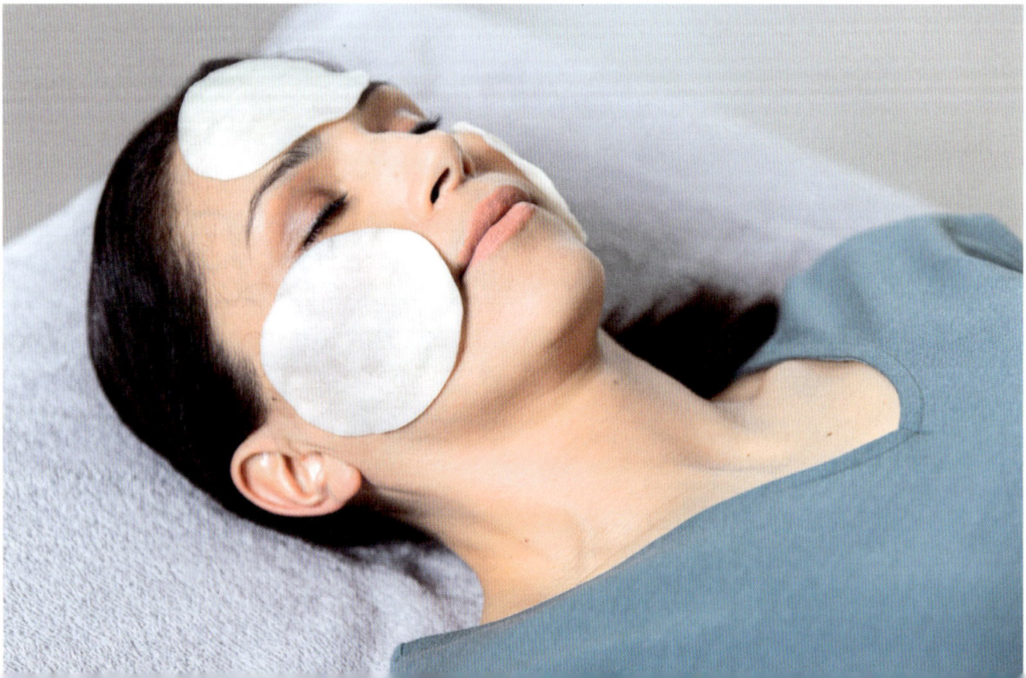

Altersherz

Melissen-Johanniskraut-Tee

Viele ältere Menschen haben eine koronare Herzerkrankung oder leiden an einer Herzschwäche. Diese Krankheiten müssen medikamentös behandelt werden. Unterstützen kann man die Therapien durch verschiedene pflanzliche Arzneien.

Ein Tee aus Melisse und Johanniskraut wirkt harmonisierend auf das Altersherz. Lassen Sie sich die beiden Kräuter zu gleichen Teilen in der Apotheke mischen.

ZUBEREITUNG Übergießen Sie 1 ½ TL der Mischung mit 150 ml kochendem Wasser. Abgedeckt 10 Minuten ziehen lassen und dann abseihen.

ANWENDUNG Wenn der Tee auf Trinktemperatur abgekühlt ist, nach Belieben mit etwas Honig süßen. Ein bis drei Tassen am Tag trinken.

DAUER Als Kur über 3 Wochen, dann Pause.

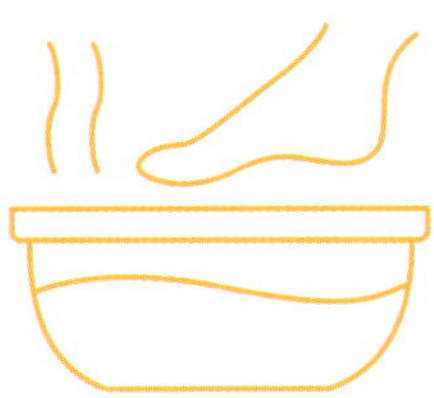

Müde Beine

Melissenfußbad

Nach einem anstrengenden Tag, einseitiger Belastung, bei Hitze oder in der Schwangerschaft staut sich das Blut in den Venen. Die Beine fühlen sich müde und schwer an. Ein Melissenfußbad wirkt da Wunder. Durch den Zusatz eines starken Aufgusses aus Melisse wird der entspannende und beruhigende Effekt, den Fußbäder auf den gesamten Körper haben, noch verstärkt.

ZUBEREITUNG Bereiten Sie einen starken Aufguss zu, indem Sie etwa 5 EL getrocknete oder 10 EL frische Melisse mit 500 ml kochendem Wasser aufgießen. 15 Minuten ziehen lassen, danach abseihen.

ANWENDUNG Geben Sie in eine Schüssel etwa 5 Liter warmes Wasser und gießen den Melissenaufguss dazu. Baden Sie die Füße 10–20 Minuten. Anschließend eincremen, da die Gerbstoffe die Haut sehr austrocknen.

WICHTIG Bei Krampfadern die Wassertemperatur nur bis 36 °C wählen. Wenn Sie es wärmer mögen, dann sollte das Wasser nur bis zum Knöchel reichen.

DAUER Einmal täglich über 7 bis maximal 10 Tage, danach 1 Woche Pause und eventuell wiederholen.

Leichte **Depressionen** — **Erschöpfung**

Melissen-Baldrian-Tee

Leichte Depressionen lassen sich gut mit Kräutern und gesunder Lebensweise (ausreichend Entspannung, Licht sowie Bewegung) behandeln. Lang anhaltende leichte Depressionen müssen wie mittelschwere und schwere Depressionen ärztlich abgeklärt und betreut werden.

Zur Behandlung von leichten Depressionen (zum Beispiel auch der saisonalen Winterdepression) helfen Tees. Neben Johanniskraut hat sich eine Teemischung aus Melisse und Baldrian bewährt.

ZUBEREITUNG Lassen Sie sich zu gleichen Teilen Baldrian und Melisse in der Apotheke mischen. Geben Sie 1 TL der Mischung in eine Tasse und übergießen sie mit 150 ml kochendem Wasser. Abgedeckt 15 Minuten ziehen lassen, danach abseihen.

ANWENDUNG Drei bis vier Tassen täglich.

DAUER 3–4 Wochen.

Melissentee

Abgeschlagenheit, Ängste und Kraftlosigkeit im Zusammenhang mit anhaltenden Stresszuständen sind ein Signal des Körpers und der Seele, dass der Mensch Ruhe und Erholung braucht. Dann kann die beruhigend wirkende Melisse gute Dienste tun, vor allem als Melissentee.

ZUBEREITUNG Übergießen Sie für eine Tagesration 4 TL Melissenblätter mit 600 ml kochendem Wasser und lassen sie 10 Minuten abgedeckt ziehen. Danach abseihen und in eine Thermosflasche füllen.

ANWENDUNG Über den Tag verteilt trinken.

DAUER Als Kur 2–3 Wochen.

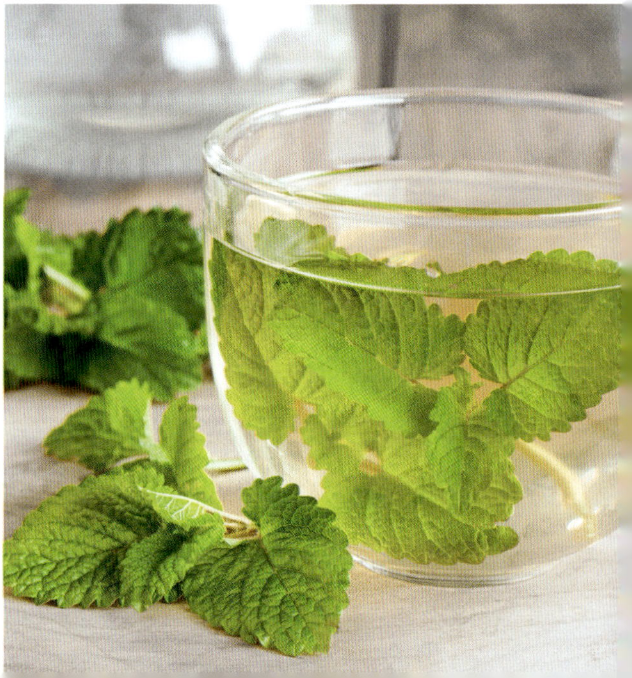

Kräutertee

Bei einer Erkältung, die von Fieber, Muskelschmerzen, Gliederreißen, Schüttelfrost oder Übelkeit begleitet wird, spricht man vom grippalen Infekt.

Kräuter, die fiebersenkend, symptomlindernd und genesungsfördernd wirken, helfen dem Körper beim Kampf gegen die Viren. Ein Kräutertee aus Zitronenmelisse, Thymian und Holunder potenziert die Heilkräfte der einzelnen Pflanzen.

ZUBEREITUNG Geben Sie je 5 g der getrockneten Kräuter in eine Teekanne und gießen mit 750 ml kochendem Wasser auf. 10 Minuten ziehen lassen und danach abseihen. In eine Thermoskanne füllen.

ANWENDUNG Trinken Sie den Tee über den Tag verteilt.

DAUER Bis zur Besserung der Beschwerden.

TIPP

Melissentee aus eigenem Anbau

Im Juni beginnt die Blütezeit der Melisse. Davor empfiehlt sich eine erste Ernte. Kürzen Sie dazu die Stängel auf etwa 10 cm ein. Von den geernteten Melissenzweigen die unteren Blätter entfernen (können Sie in der Küche verwerten), dann mit Bast oder einem Gummi zu einem Sträußchen zusammenbinden und an einem luftigen, trockenen Ort 14 Tage nach unten aufgehängt trocknen lassen. Vorsichtig die getrockneten Blätter abstreifen, damit sie nicht zu krümelig werden. Denn allgemein gilt: getrocknete Blätter für Tees erst kurz vor der Zubereitung zerkleinern. So verflüchtigen sich die Inhaltsstoffe nicht so schnell und bleiben länger erhalten.

Funktionelle **Herzbeschwerden**

Herztee

Bei etwa 30 bis 40 Prozent der Patienten, die einen Arzt wegen Herzbeschwerden aufsuchen, lassen sich keine krankhaften Veränderungen am Herzen feststellen. Man spricht dann von funktionellen Herzbeschwerden. Sie kommen meist bei Jüngeren und vor allem bei Menschen vor, die viel Stress haben oder psychisch angeschlagen sind. Die Symptome wie Herzrasen und Herzstolpern machen den Betroffenen oft Angst. Melisse ist ein bewährtes Kraut, um das Stressherz zu entlasten. Die Wirkung wird verstärkt, wenn man sie mit Herzgespannkraut und beispielsweise Hopfen oder Baldrian zu gleichen Teilen mischen lässt (in der Apotheke).

ZUBEREITUNG Übergießen Sie 2 TL der Mischung mit 250 ml kochendem Wasser. 10 Minuten abgedeckt ziehen lassen und danach abseihen.

ANWENDUNG Trinken Sie morgens und abends jeweils eine Tasse.

DAUER 3–6 Wochen.

INFO

Melisse nimmt Angst vor Herz-OP

In einer Doppelblindstudie* von 2019 wurden 80 Patienten, die an der koronaren Herzkrankheit erkrankten und eine Bypass-Operation bekommen sollten, vor der OP entweder mit einem Melissenextrakt oder einem Placebo (Weizenstärke) versorgt. Überprüft werden sollte, ob sich Angstsymptome vor und nach der OP sowie die Schlafqualität der Patienten mit einem Melissenpräparat (500 mg Trockenextrakt) verbessern lassen. Die Ergebnisse waren deutlich: Die Gruppe, die mit dem Melissenextrakt versorgt wurde, hatte gegenüber der Placebogruppe weniger Angst sowie eine verbesserte Schlafqualität. Das lässt sich vermutlich auch auf viele andere Arten von Operationen oder Stresssituationen übertragen.

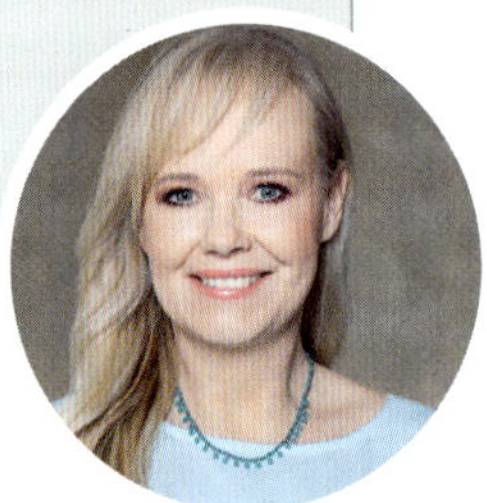

* Studien zu Melisse siehe Seite 308

Kopfschmerzen

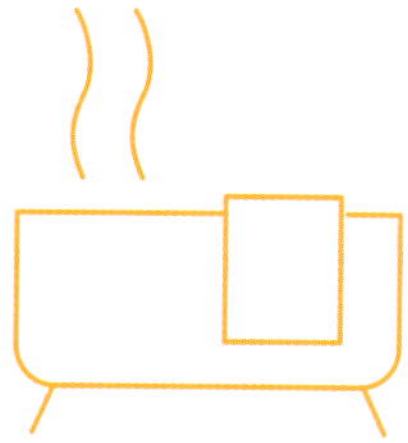

Lavendel-Melissen-Bad

Melisse kann sowohl bei akuten Kopfschmerzen als auch zur Prophylaxe eingesetzt werden (siehe Tipp). Eine Möglichkeit sind Wannenbäder. Mit dem Zusatz von Melisse und Lavendel wirken sie entspannend und krampflösend.

ZUBEREITUNG Übergießen Sie zwei Handvoll trockene Lavendelblüten und eine Handvoll Melissenblätter mit 1 Liter kochendem Wasser. Lassen Sie den Aufguss 15 Minuten abgedeckt ziehen, seihen Sie ihn dann ab.

ANWENDUNG Den Aufguss in 37 °C warmes Badewasser geben. 20 Minuten darin baden.

DAUER Zur Prophylaxe mehrmals wöchentlich; im Akutfall bei Kopfschmerzen.

TIPP

Vielseitige Melisse bei Kopfschmerzen

Wer häufig unter stressbedingten Kopfschmerzen leidet, kann mit einer Melissentee-Kur für mehr Entspannung durch Stimulation des vegetativen Nervensystems sorgen.

Trinken Sie täglich bis zu drei Tassen Melissentee über 3 bis maximal 4 Wochen (Zubereitung siehe Erschöpfung). Sie können die Melisse auch mit anderen beruhigend wirkenden Pflanzen wie Baldrian oder Lavendel kombinieren, je nach persönlichem Geschmack. Bei akuten Kopfschmerzen kann ein Dampfbad mit Melisse für Entspannung sorgen.

Bereiten Sie dafür einen starken Melissentee (3–4 TL auf 200 ml Wasser) zu und überbrühen ihn in einer Schüssel noch mal mit etwa 2 Liter heißem Wasser, um den aufsteigenden Dampf unter einem Handtuch zu inhalieren. Auch ein Dufttüchlein, auf das Sie drei bis fünf Tropfen ätherisches Öl geben, bringt Linderung. Hilfreich ist außerdem eine Massage. Geben Sie dafür ein bis zwei Tropfen ätherisches Öl zu 1 EL Öl und massieren damit Stirn, Schläfen und den Nacken.

Magen-Darm-Beschwerden

Melissenwickel

Bei nervös bedingten Magenschmerzen, Krämpfen im Darm, Blähungen oder Darmträgheit kann ein warmer Melissenwickel gut helfen.

ZUBEREITUNG Geben Sie neun Tropfen (bei Kindern sechs Tropfen) 10-prozentiges Melissenöl (Wala) auf ein angewärmtes dünnes Baumwolltuch. Sie können aber auch einen 1 TL des selbst hergestellten Melissenölauszugs dafür verwenden (siehe Tipp).

ANWENDUNG Legen Sie das Tuch auf den Oberbauch, decken Sie es mit einem weiteren Baumwolltuch ab und legen noch ein Wolltuch darüber. Den Wickel 15–20 Minuten einwirken lassen, danach das Öltuch vorsichtig herausziehen. Weitere 10 Minuten die Wärme des großen Wickeltuchs nachwirken lassen.

DAUER Bis zur Besserung der Symptome. Das Öltuch können Sie mehrfach verwenden.

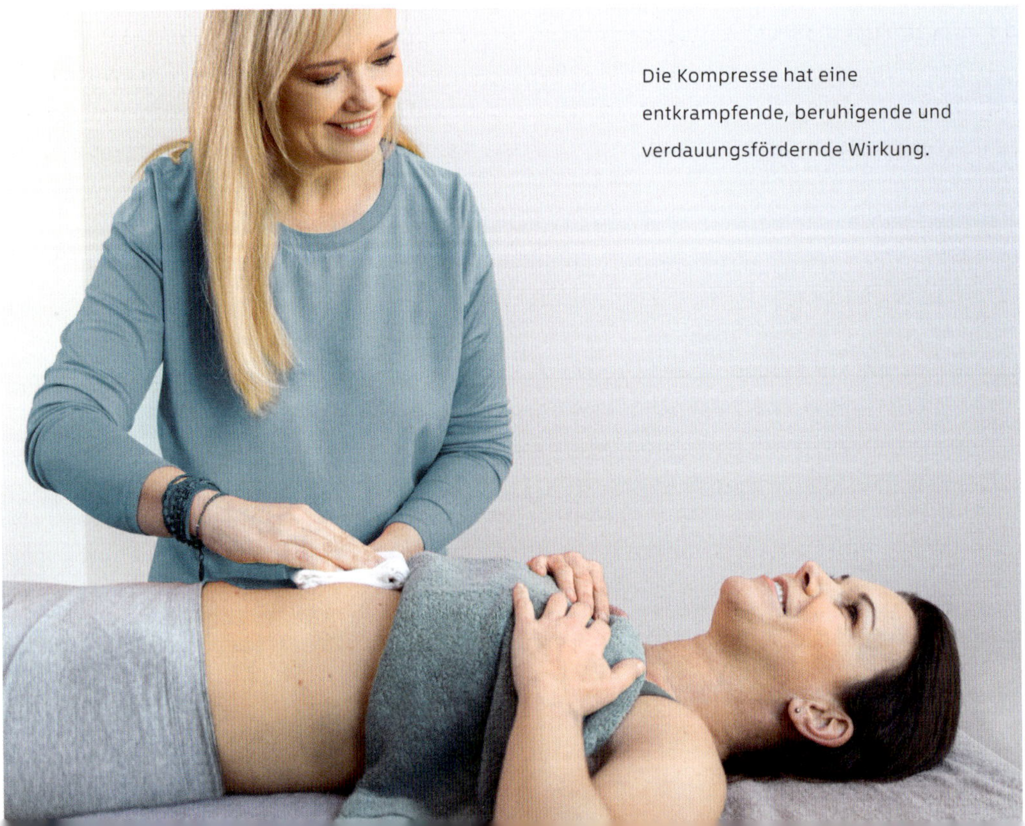

Die Kompresse hat eine entkrampfende, beruhigende und verdauungsfördernde Wirkung.

Menstruationsbeschwerden

Melissen-Pfefferminze-Tee

Der links beschriebene Wickel wirkt auch bei Menstruationsbeschwerden entspannend und schmerzlindernd. Innerlich hilft ein Tee aus Pfefferminze und Melisse. Pfefferminze wirkt entblähend und die Melisse beruhigend und entkrampfend auf den Verdauungstrakt.

ZUBEREITUNG Geben Sie 1 ½ TL Melisse und ½ TL Pfefferminze in eine Tasse und übergießen alles mit 250 ml kochendem Wasser. Lassen Sie den Tee 10 Minuten ziehen, danach abseihen.

ANWENDUNG Bis zu drei Tassen täglich.

DAUER Bis zur Besserung der Beschwerden.

WICHTIG Bei anhaltenden und wiederkehrenden Beschwerden den Arzt aufsuchen.

Nervosität

Melissenbad

Ein Melissenbad gilt als typisches Abendbad. Bei stressbedingter Nervosität (zum Beispiel Prüfungsstress), nervösen Herzbeschwerden, allgemeiner Unruhe und nervösen Einschlafstörungen (siehe Seite 150) wirkt es beruhigend und entspannend.

ZUBEREITUNG 20 g Melissenblätter mit 500 ml kochendem Wasser übergießen und 10–15 Minuten abgedeckt ziehen lassen.

ANWENDUNG Geben Sie den Aufguss durch ein Sieb ins 37–39 °C warme Badewasser und baden 15–20 Minuten darin.

Alternativ können Sie 1 TL Melissenöl (10-prozentig; Apotheke oder eigener Ölauszug, siehe Tipp) mit einem Becher Sahne oder ein paar Esslöffeln Salz als Emulgator verrührt ins Badewasser geben.

DAUER Mehrmals wöchentlich.

TIPP

Ölauszug selbst herstellen

Geben Sie frische Melissenblätter in ein sauberes Schraubglas, sodass es zu Dreivierteln gefüllt ist. Übergießen Sie die Melisse mit Öl, sodass die Blätter gut bedeckt sind. Verschließen Sie das Glas und lassen Sie das Öl mindestens 3 Wochen (besser 4–6 Wochen) an einem sonnigen Ort stehen. Zwischendurch immer mal wieder schütteln. Dann abseihen, das Abseihtuch gut auspressen, dann in dunkle Fläschchen füllen und beschriften (Inhalt und Abfülldatum). Den Ölauszug dunkel und kühl lagern!

Das Öl hält sich gut gelagert etliche Monate.

Schlafstörungen

Einschlaftee

Von allen 88 bekannten Schlafstörungen gehören Ein- und Durchschlafstörungen zu den häufigsten. Davon sind immer mehr Menschen in Deutschland betroffen, auch viele Jüngere, wie zahlreiche Studien in den vergangenen Jahren belegen. Eine der häufigsten Ursachen ist Stress, der das berühmte Gedankenkarussell nicht zum Stehen bringt. Schlaf kann nicht erzwungen werden. Man kann nur die Bedingungen dafür optimieren. Das ist in erster Linie Stressreduktion. Bei Unruhe und Gedankenkreisen vor dem Einschlafen hilft ein Tee aus Melisse, Passionsblume und Hopfen.

ZUBEREITUNG Sie benötigen 50 g Melissenblätter, 30 g Hopfenzapfen und 20 g Passionsblumenkraut, die gut gemischt werden. Übergießen Sie 1 EL dieser Teemischung mit 250 ml kochendem Wasser. 10 Minuten abgedeckt ziehen lassen und dann abseihen.

ANWENDUNG Trinken Sie ab dem späten Nachmittag ein bis zwei Tassen.

DAUER Als Kur über 3 Wochen.

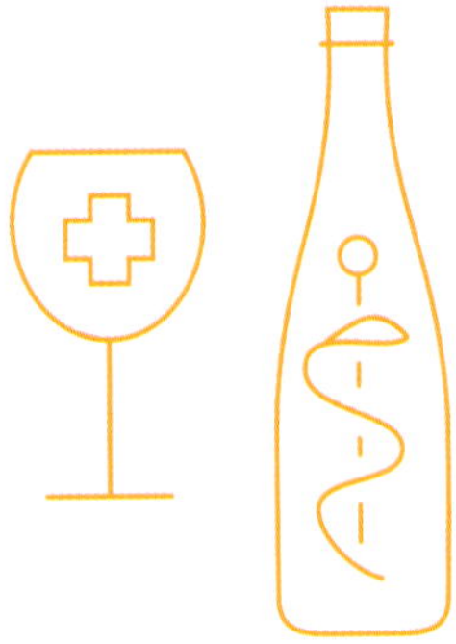

Schlafwein

Zusätzlich können Sie einen Schlafwein herstellen.

ZUBEREITUNG Stellen Sie folgende Kräutermischung her: je 10 g Baldrianwurzel, Hopfendolden, Melissenblätter und Johanniskraut, 5 g Lavendelblüten und eine zerkleinerte Stange Zimt. Geben Sie die Kräuter in ein Glas und übergießen alles mit 1 Liter Rotwein. Gut verschließen und 2 Wochen ziehen lassen, danach abseihen.

ANWENDUNG Bei Bedarf ein Likörglas etwa 30 Minuten vor dem Schlafengehen trinken.

DAUER Als Kur über 3 Wochen.

TIPP

Beruhigender Duft im Schlafzimmer

Geben Sie fünf bis sechs Tropfen Melissenöl in ein mit Wasser gefülltes Schälchen einer Duftlampe. Oder verreiben Sie vor dem Schlafengehen zwei bis drei Tropfen am Hals sowie auf den Unterarmen. Alternativ geben Sie einige Tropfen auf ein Taschentuch und legen es direkt neben das Kopfkissen.

Scheidenentzündung

Sitzbad

Im Scheidenbereich befinden sich neben den „guten" Milchsäurebakterien der Vaginalflora auch immer wieder krank machende Keime wie Viren, Pilze oder Bakterien. Hilfreich ist der Einsatz gerbstoffhaltiger Pflanzen wie beispielsweise der Melisse mit ihren juckreizstillenden und wundheilungsfördernden Eigenschaften. Besonders bewährt hat sich hierfür ein Melissen-Salbei-Ringelblumen-Sitzbad.

ZUBEREITUNG Lassen Sie sich in der Apotheke folgende Mischung zubereiten: 40 g Melissenblätter, 20 g Salbeiblätter und 35 g Ringelblumenblüten. Neben den Gerbstoffen der Kräuter unterstützt die Ringelblume die Pflege der Schleimhaut. Eine Handvoll der Mischung mit 2 Liter heißem, nicht mehr kochendem Wasser übergießen. 10–12 Minuten abgedeckt ziehen lassen. Den Sud abgießen und zum lauwarmen Wasser in eine Sitzbadewanne geben. Wenn Sie das Halbbad in der Wanne vorziehen, dann erhöhen Sie entsprechend die Sudmenge.

ANWENDUNG Täglich 10–15 Minuten in der Kräutermischung baden.

DAUER Bis zum Abklingen der Entzündung.

Übelkeit in der Schwangerschaft

Teemischung

Die ersten Schwangerschaftsmonate sind oft von plötzlicher Übelkeit geprägt. Für diese Zeit lohnt es, eine Teemischung aus Melisse, Pfefferminze und Kamille vorrätig zu haben. Besorgen Sie sich je 20 g von jedem Kraut und mischen diese oder lassen den Tee auch in der Apotheke mischen.

ZUBEREITUNG Übergießen Sie 1 TL der Teemischung mit 150 ml heißem Wasser und lassen sie 10–15 Minuten abgedeckt ziehen, danach abseihen.

ANWENDUNG Täglich bis zu fünf Tassen.

DAUER Bis die Beschwerden nicht mehr auftreten.

EXTRA

Herpes simplex

Melisse hindert die Herpes-Viren daran, in die Zellen einzudringen. Das entdeckte man 1978. Vermutlich sind sogenannte Phenolcarbonsäuren, insbesondere die auch in Melisse enthaltene Rosmarinsäure, für die Wirkung verantwortlich. Sie blockieren die Viren, bevor sie in die Zellen eindringen und sich dort rasant vermehren können. Sowohl die innere Anwendung von drei bis fünf Tassen Melissentee täglich (siehe Seite 144) als auch die äußere Anwendung in Form einer Melissenauflage ist ratsam. Sie wirkt als Hausmittel jedoch nur zu Beginn der Infektion. Ansonsten hilft ein Fertigpräparat mit hochkonzentrierter Melisse (siehe Info).

ZUBEREITUNG Für die Auflage 1 EL Melisse mit 150 ml kochendem Wasser übergießen, 15 Minuten abgedeckt ziehen lassen und danach abseihen. Nach dem Abkühlen den Saft einer Biozitrone dazugeben.

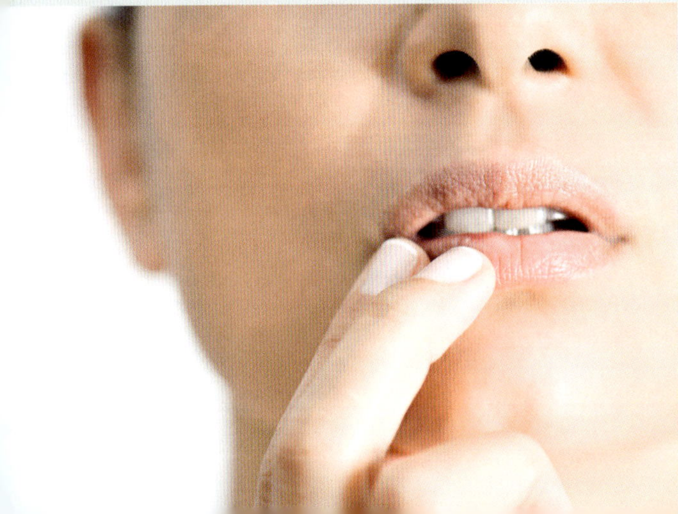

ANWENDUNG Die Herpes-Bläschen mit dem Melissenauszug betupfen (Wattestäbchen) oder ein getränktes Papiertaschentuch auf die Stelle legen. Tupfer und Tuch nur einmal verwenden. Mehrmals täglich durchführen, am besten stündlich. Alternativ können Sie eine Melissentinktur oder einen Frischsaft verwenden (siehe Tipp).

DAUER Bis Besserung eintritt.

INFO Das Herpes-Virus existiert schon Jahrmillionen und infiziert nicht nur Menschen, sondern auch Tiere. Mehr als 100 verschiedene Virustypen zählen zu den Herpes-Viren, die vom Affen über Frösche, Fische und sogar Austern bis hin zum Menschen zahlreiche Wirbeltierarten befallen. Acht Herpes-Virustypen, die humanen Herpesviren (HHV), verursachen unterschiedliche Erkrankungen beim Menschen, unter anderem die Gürtelrose oder das Pfeiffersche Drüsenfieber. Die bekannteste Herpes-Erkrankung ist der Herpes simplex oder auch Herpes labialis, Lippenherpes genannt. Er kann allerdings auch (meist als Typ 2) im Genitalbereich schmerzhafte Bläschen verursachen.

INFO Melisse auch gegen resistente Herpes-Viren wirksam

Zur Behandlung von Herpes-Infektionen sind verschiedene Virostatika zugelassen (zum Beispiel das gängige Mittel Aciclovir), die die Virusvermehrung hemmen. Aber in den letzten Jahren hat man vermehrt Herpes-Stämme gefunden, die resistent gegen Aciclovir sind, also nicht mehr darauf ansprechen. In Studien* konnte nachgewiesen werden, dass das ätherische Öl von Melisse auch Viren bekämpft, die gegen Aciclovir resistent geworden sind. Eine Creme, die hochkonzentriert Melissenextrakt (Lomaherpan®) enthält, konnte in einer Studie im Vergleich mit einem Placebo deutlich besser bei der Behandlung einer Herpes-Infektion abschneiden: schnellere Abheilung, weniger Bläschenbildung und Schmerzen. Empfohlen wird das viermalige Auftragen täglich über 5 Tage.

Prophylaktisch ist auch ein Lippenschutzstift mit Melisse (Apotheke) hilfreich.

* Studien zu Melisse siehe Seite 308

TIPPS

Als Tinktur konserviert und immer zur Hand

Wer Melisse im Kräuterbeet anbaut, kann sich über üppigen Wuchs nicht beklagen. Bis zu dreimal im Jahr kann sie kräftig gestutzt werden und treibt immer wieder neu aus. Den Verschnitt dann nicht wegwerfen, sondern daraus beispielsweise eine Tinktur herstellen. So profitieren Sie das ganze Jahr über von den darin gelösten Wirkstoffen. Geben Sie 100 g frische Melissenblätter in ein Schraubglas und übergießen sie mit 300 ml 70-prozentigem Alkohol (Weingeist aus der Apotheke). Glas verschrauben und 1–2 Minuten gut durchschütteln. An einem kühlen, dunklen Ort 10–14 Tage (auch länger) lagern und die ersten beiden Tage immer mal wieder schütteln. Nach dem Ende der Ziehzeit durch ein Tuch abseihen, dabei auch das Tuch gut ausdrücken und die Flüssigkeit in dunkle Flaschen füllen. Die Flasche beschriften (Inhalt und Abfülldatum).

Mit dieser Tinktur kann man ebenfalls die Bläschen betupfen. Sie ist aber auch für die innerliche Einnahme oder zum Beispiel als Zusatz für ein beruhigendes Fußbad geeignet.

Frischsaft von der Fensterbank

Wer frische Melisse im Garten oder auf der Fensterbank hat, kann mit dem Saft aus den Blättern die Infektion stoppen. Mehrere Blätter fein hacken, in ein Gazetuch geben und den Pflanzensaft ausdrücken. Mit einem Wattetupfer zwischen zehn- und 30-mal am Tag auf die Bläschen auftragen.

Weitere interessante medizinische Aspekte

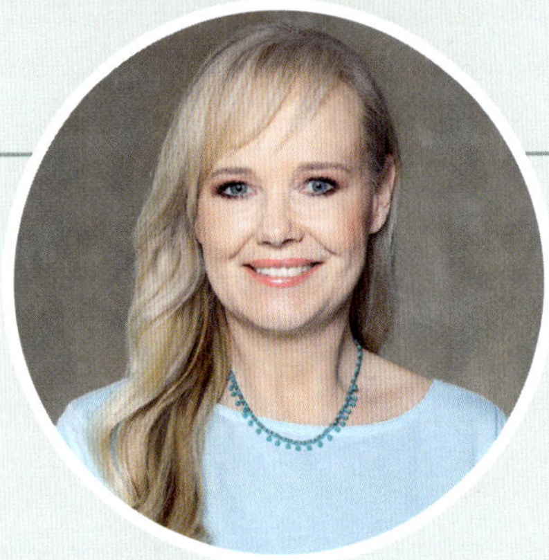

Aromatherapie in der Sterbebegleitung

Den letzten Weg erleichtern, Schmerzen und Ängste nehmen – dazu kann die Aromatherapie viel beitragen. Auch wenn viele Funktionen im Körper gestört sind: Düfte werden meistens noch wahrgenommen. Doch selbst über die Haut gelangen die Duftinformationen an ganz verschiedene Stellen im Körper (siehe Seite 38 ff.). Bewährt hat sich im psychischen Bereich eine Kombination von Rose und Melisse (auch Lavendel oder Grapefuit). Diese Düfte helfen beim Loslassen und tragen dazu bei, Ängste zu verringern. So kann man beispielsweise Rosenhydrolat (Apotheke), das einen sehr zarten Duft verströmt, auf ein feuchtes Tuch sprühen und am Bett anbringen (zum Beispiel am Kopfende). Die Feuchtigkeit erleichtert zusätzlich die Atmung. Zusätzlich etwas 10-prozentiges Melissenöl auf ein Tüchlein geben und in die Nähe des Kopfes legen oder die Hände damit leicht einreiben.

Bessere Denkleistung durch Melisse

Verschiedene Studien,* die mit getrocknetem Melissenextrakt in Kapselform durchgeführt wurden, haben interessante Ergebnisse hervorgebracht. So konnte nachgewiesen werden, dass Melisse bei gesunden jungen Probanden die Denkleistung erhöht. Aber auch bei Alzheimer-Patienten konnte man Erstaunliches entdecken: Melisse fördert die Freisetzung von Acetylcholin, das bei Alzheimer-Patienten nur in geringen Mengen vorhanden ist. Dadurch konnte bei ihnen eine leichte Verbesserung des Erinnerungsvermögens festgestellt werden.

Selbst die typische Unruhe, die viele Alzheimer-Patienten umtreibt, besserte sich bei Einnahme von Melisse. In der Pflege gibt es gute Erfahrungen bei demenzieller Unruhe mit Ölwickeln auf Melissenbasis (siehe Seite 148).

* Studien zu Melisse siehe Seite 308

Linderung bei Reizmagen

Der Reizmagen ist ein vielfältiges Krankheitsbild ohne organischen Befund, man spricht von funktionellen Beschwerden. Die können allerdings sehr belastend sein und die Lebensqualität beeinträchtigen. Ziel aller Behandlungen ist die Linderung der Symptome. Hilfreich ist, das oft übererregte vegetative Nervensystem zu beruhigen. Das Trinken von Melissentee als Kur, Bauchwickel sowie Bäder mit Melisse können helfen, die Beschwerden zu lindern.

TIPPS

Mit Aromen Jetlag besser verkraften

Melisse ist nicht nur als Einschlafhilfe bewährt. Auch wenn unsere innere Uhr durch Fernreisen aus dem gewohnten Rhythmus kommt, kann Melisse als Dufttherapie die Umstellung erleichtern. Geben Sie fünf bis acht Tropfen Melissenöl (etwa 1 Stunde, bevor Sie zu Bett gehen wollen) in eine Duftlampe. Dazu einen Tee trinken und dreimal täglich 20–30 Tropfen Melissentinktur in etwas Wasser einnehmen, um besser zur Ruhe zu kommen. Für den Tee 1 TL getrocknete Melisse mit 150 ml kochendem Wasser übergießen. 10 Minuten abgedeckt ziehen lassen, danach abseihen und schluckchenweise trinken.

Melissenessig für sprödes und strapaziertes Haar

Pflücken Sie reichlich Melisse, waschen Sie sie und schleudern sie in einer Salatschleuder trocken. Zerkleinern Sie die Blätter etwas und geben sie in ein sauberes Schraubglas. Füllen Sie nun so viel Apfelessig auf, dass alle Blätter bedeckt sind. Dann das Glas verschließen. Rund 2–3 Wochen an einem warmen Ort ziehen lassen, zwischendurch hin und wieder schütteln. Den Pflanzenauszug abseihen und in einer dunklen Flasche aufbewahren. Zum Spülen der Haare nach der Haarwäsche geben Sie 1–2 EL auf 1 Liter Wasser und spülen damit die Haare noch mal nach, nicht auswaschen.

Medizin aus der Küche

Die ätherischen Öle der Melisse haben nicht nur eine entspannende und beruhigende Wirkung, sondern fördern auch die Gedächtnisleistung. Diese heute mit wissenschaftlichen Methoden erforschten Zusammenhänge wurden schon vor Jahrhunderten beobachtet und beschrieben. So sagte unter anderem der englische Autor, Architekt und Gartenbauer John Evelyn (1620–1706): „Melisse ist unübertroffen für das Gehirn, da sie das Gedächtnis stärkt und die Melancholie energisch vertreibt." Übrigens hat eine Studie zum Thema „Gedächtnisleistung" ergeben, dass man keine hohen Dosierungen von Melisse braucht, sondern bereits moderate Mengen hilfreich sind. Ein guter Grund, diese Medizin aus der Küche so oft wie möglich zu nutzen.

Wer denkt, dass Melisse vor allem zu Süßspeisen passt, der irrt. Durch das milde zitronenartige Aroma gibt sie auch herzhaften Gerichten einen unverwechselbaren Geschmack. So kann man damit beispielsweise Forellen füllen oder helle Saucen für Fisch und Fleisch verfeinern. Die herzförmigen Blätter der Melisse eignen sich außerdem sehr gut zum Dekorieren von Getränken, Desserts und Obstsalat.

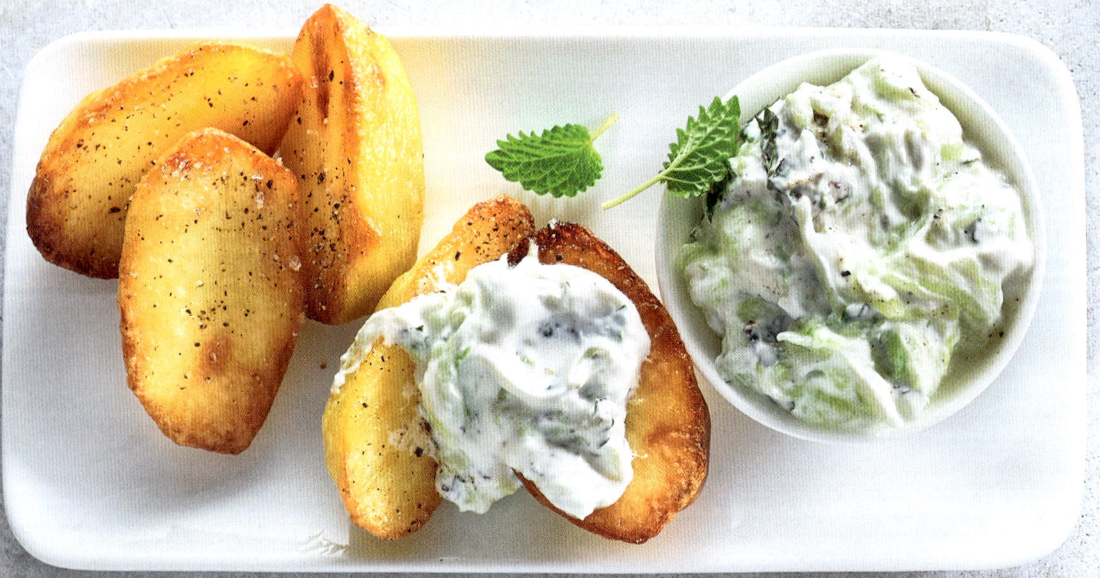

Ofenkartoffeln mit Melissen-Zaziki

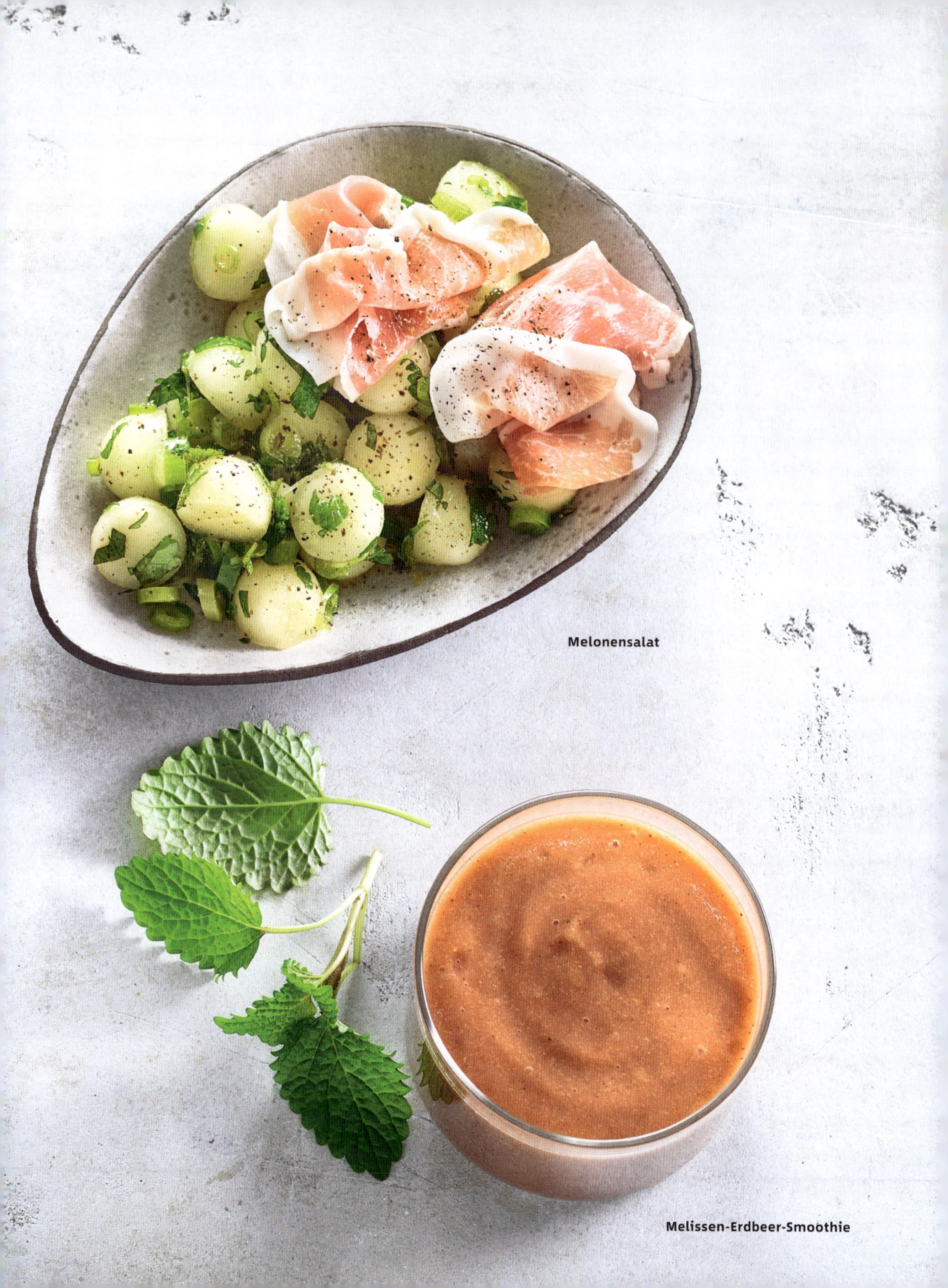

Melonensalat

Melissen-Erdbeer-Smoothie

Ofenkartoffeln mit Melissen-Zaziki

Diese schmackhafte Variante von Ofenkartoffeln ist mit wenig Aufwand zubereitet.

Zubereitungszeit 20 Minuten plus ca. 30 Minuten Backzeit

Für 2 Personen

Für die Ofenkartoffeln

6 mittelgroße festkochende Kartoffeln
Sonnenblumen- oder Olivenöl
Salz

Für das Zaziki

½ Salatgurke
125 g Quark
250 g griechischer Joghurt
einige Stängel Zitronenmelisse
1 Knoblauchzehe
Salz
einige Spritzer Zitronensaft
frisch gemahlener schwarzer Pfeffer

Den Backofen auf 180 °C Umluft vorheizen und ein Backblech mit Backpapier auslegen. Für die Ofenkartoffeln die Kartoffeln schälen, halbieren, auf das Backblech geben, mit etwas Sonnenblumenöl bestreichen und mit Salz bestreuen. Im vorgeheizten Ofen etwa 30 Minuten backen. In der Zwischenzeit für das Zaziki das Gurkenstück schälen, längs halbieren, entkernen und (nicht zu fein) reiben. In ein Sieb geben und überschüssiges Wasser abtropfen lassen. Währenddessen Quark und Joghurt in einer Schüssel verrühren. Die Melisse abbrausen, trocken schütteln, die Blätter fein hacken und hinzugeben. Die Knoblauchzehe schälen, mit ½ TL Salz im Mörser zerquetschen und unterrühren (alternativ durch eine Knoblauchpresse in die Schüssel drücken). Die Gurkenraspel mit Zitronensaft und etwas Pfeffer unterheben und mit Salz abschmecken. Die Kartoffeln aus dem Ofen nehmen und mit dem Melissen-Zaziki servieren.

vegetarisch, glutenfrei, frei von raffiniertem Zucker

TIPP Das Melissen-Zaziki passt auch sehr gut zu gegrilltem Gemüse und Fleisch.

Melonensalat

Ein leichter und aromatischer Sommersalat, der einfach und schnell zuzubereiten ist.

Zubereitungszeit 15 Minuten plus ca. 20 Minuten Kühlzeit
Für 2 Personen
2 EL Apfelessig
1 EL flüssiger Honig
1 ½ EL Olivenöl
Salz
frisch gemahlener schwarzer Pfeffer
1 Frühlingszwiebel
500 g Zucker- oder Honigmelone
3–4 Stängel Zitronenmelisse
4 Scheiben Parmaschinken
Außerdem
Kugelausstecher

In einer Schüssel Essig, Honig und Olivenöl mit etwas Salz und Pfeffer zu einem Dressing verrühren. Frühlingszwiebel putzen, in dünne Ringe schneiden und hinzugeben. Melone entkernen, das Fruchtfleisch mit einem Kugelausstecher herauslösen, zum Dressing geben, vermengen und etwa 20 Minuten kalt stellen. Kurz vor dem Servieren die Zitronenmelisse abbrausen, die Blätter grob hacken und unter den Melonensalat mischen. Auf zwei Teller verteilen, den Parmaschinken daneben anrichten und genießen.

laktosefrei, glutenfrei, frei von raffiniertem Zucker

Melissen-Erdbeer-Smoothie

Erdbeeren harmonieren sehr gut mit Zitronenmelisse. Dieser Smoothie ist ein herrlicher Sommergenuss und dazu noch voller gesunder Inhaltsstoffe.

Zubereitungszeit 12 Minuten
Für 2 Personen
1 Handvoll Zitronenmelisseblätter
1 Handvoll Erdbeeren
1 Birne
½ Limette

TIPP Bereiten Sie gleich die doppelte Menge zu und bewahren Sie den restlichen Smoothie im Kühlschrank auf.

Melissenblätter abbrausen und zwei davon zum Dekorieren beiseitelegen. Erdbeeren waschen und entstielen. Die Birne waschen, vierteln und entkernen. Die Limette schälen und das Fruchtfleisch in Stücke schneiden. Zuerst die Limette kurz im Standmixer zerkleinern, dann Melissenblätter, Erdbeeren und Birne mit 250 ml Wasser hinzugeben und zu einem cremigen Smoothie verarbeiten. In zwei Gläser füllen, dann mit den Melissenblättern dekorieren und genießen.

vegan, laktosefrei, glutenfrei, frei von raffiniertem Zucker

TIPP Ein besonderer Hingucker sind Eiswürfel, in die Melissenblätter eingefroren wurden. Geben Sie davon etwas in diesen Smoothie.

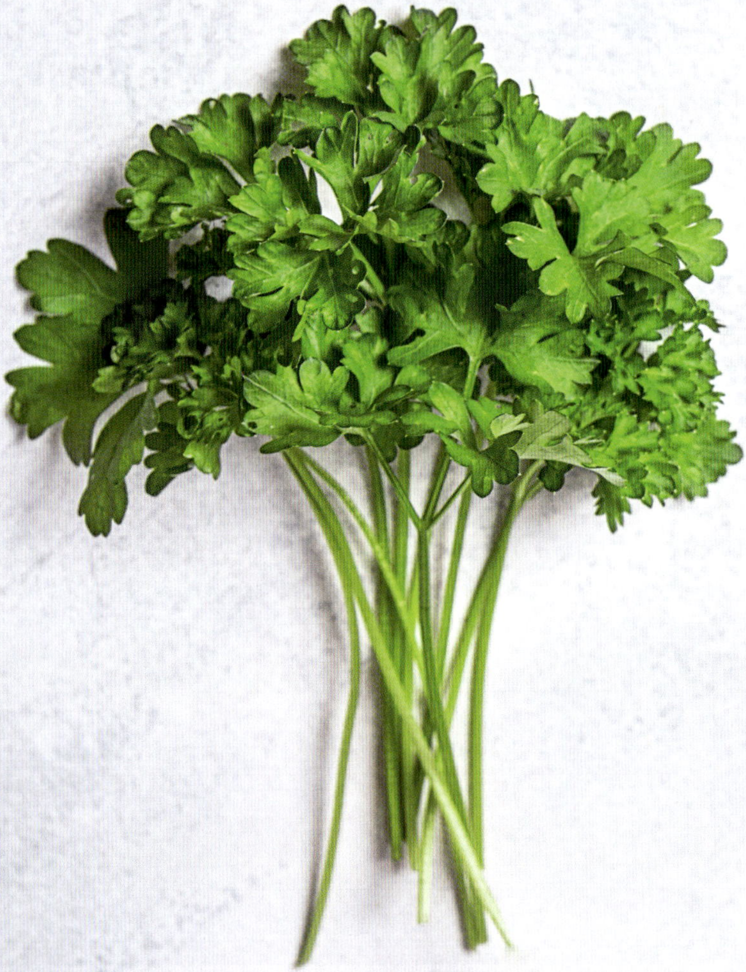

Petersilie

BOTANISCHER NAME *Petroselinum crispum* (Krause Petersilie), *Petroselinum hortense* (Glatte Petersilie), *Petroselinum crispin* var. *tuberosum* (Wurzelpetersilie)

BEINAMEN Peterle, Peterli, Felswurz, Petersilgen, Pitterseltch, Peterling, Petergrün, Silk, Bittersilche

FAMILIE Doldenblütler (*Apiaceae*)

Indikationen

INNERLICH
Harnwegsprobleme
Nierengrieß
Verdauungsbeschwerden
Magen-Darm-Probleme
Menstruationsprobleme
Mundgeruch

ÄUSSERLICH
Trockene Haut
Insektenstiche
Blaue Flecken
Pigmentflecken

Wirkstoffe
Der Gehalt an Vitamin A, B_1, B_2, C und E ist im Vergleich zu anderen Kräutern ungewöhnlich hoch. Schon 20 g gehackte Petersilie decken zwei Drittel des Tagesbedarfs an Vitamin C. Auch mit Mineralien, vor allem Eisen, kann das Kraut punkten.

Ätherische Öle (zum Beispiel Apiol, Limonen und Myristicin,) Flavonoide (Apigenin, Luteolin), Terpene, Gerbsäure.

Wirkung
antikanzerogen (gegen Krebszellen), leicht antimikrobiell, antioxidativ, entzündungshemmend, diuretisch (harntreibend), verdauungsfördernd

Verwendete Teile
Blätter, Wurzel und Frischpflanzensaft (Die Samen werden heute nicht mehr verwendet, sie können bei Überdosierung giftig sein.)

Anwendungsformen und Dosierung
Tee, Petersilienwein, Fertigpräparate
Tagesdosis: zwei bis drei Tassen Tee täglich (6 g Droge), jeweils 2 TL getrocknete Petersilienblätter oder 1 TL Petersilienwurzel mit 150 ml heißem Wasser aufgießen

Gegenanzeigen
entzündliche Nierenerkrankungen, Ödeme infolge eingeschränkter Herz- und Nierentätigkeit, Schwangerschaft
(gilt nicht für normale Verwendung von Petersilie in der Küche)

Petersilie

WISSENSWERTES

Herkunft und Historisches

Ursprünglich stammt sie aus dem südöstlichen Mittelmeergebiet. Heute ist Petersilie weltweit als Küchenkraut verbreitet, findet aber besonders in Europa Verwendung in der Küche. Das war nicht immer so. In der Antike galt Petersilie vor allem als wirkungsvolles Heilkraut und symbolträchtige Pflanze. Die Griechen verehrten sie als heilige Pflanze und so trug man bei Gastmählern Petersilienkränze und ehrte erfolgreiche Sportler damit.

In Rom wurde sie mit der Göttin der Unterwelt in Verbindung gebracht und deshalb bei Begräbniszeremonien genutzt. Man war auch davon überzeugt, dass Petersilie vor Vergiftungen schützt. Gladiatoren bekamen vor dem Kampf Petersilie, weil man glaubte, sie steigere den Mut und sorge für einen stärkeren Bizeps. Bekannt waren die harntreibende und menstruationsfördernde Wirkung.

Im Mittelalter behandelte man zudem Leberbeschwerden und Hauterkrankungen mit Petersilie. So legte man das zerdrückte Kraut auf Geschwüre. Sogar eine potenzsteigernde Wirkung wurde ihr nachgesagt, was manchen Rotlichtvierteln den Namen „Petersiliengasse" einbrachte.

Anbau und Anbautipps

Das Küchenkraut wird bis zu 30 cm hoch, es gedeiht besonders gut auf nährstoffreichen, leicht kalkhaltigen und humusreichen Böden. Man unterscheidet zwei Unterarten: die Blattpetersilie (glatte oder krause) sowie die Wurzelpetersilie. Durch häufiges Abschneiden der Blätter wächst die Pflanze üppiger.

Übrigens: Petersilie ist selbstunverträglich. Säen Sie sie deshalb immer an einem Ort aus, an dem die vergangenen drei bis vier Jahre keine Petersilie und auch andere Doldenblütler wie Dill und Möhre standen.

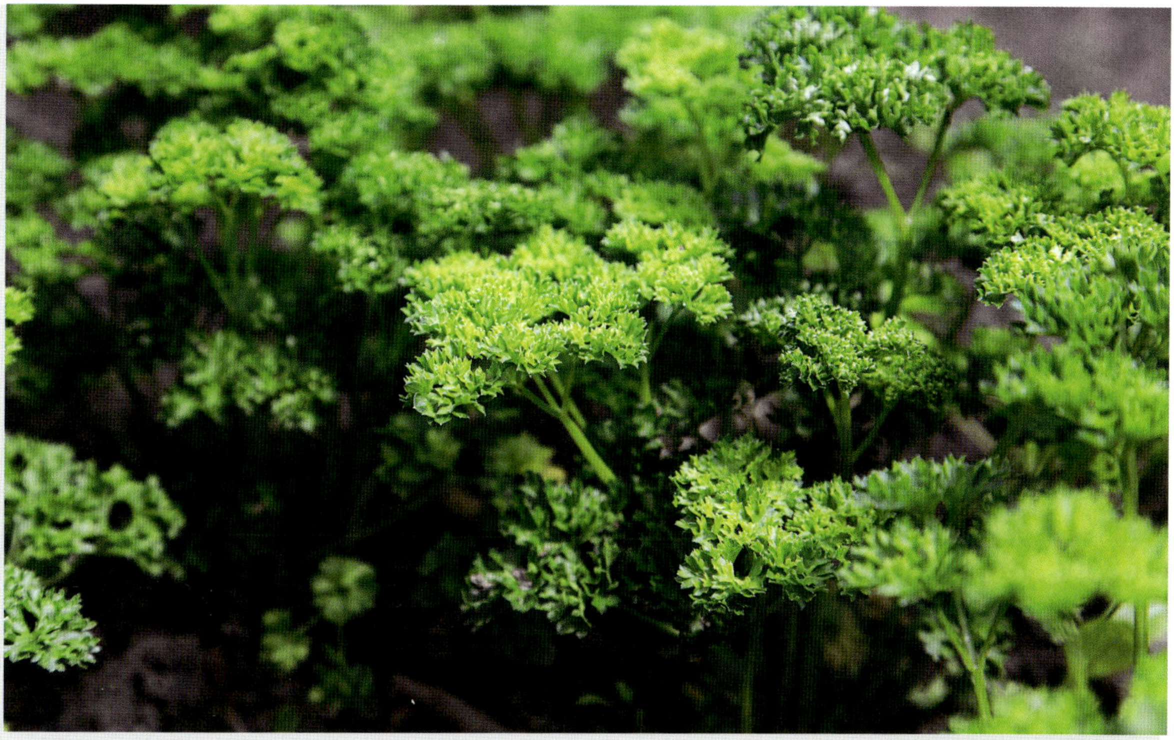

„Petersilie hilft dem Manne aufs Pferd, den Frauen unter die Erd!"
Das Sprichwort bezieht sich im ersten Teil auf den in der Volksheilkunde verankerten Glauben an die potenzsteigernde Wirkung.

Frauen hingegen nutzten früher Petersilie (vor allem die Samen) in hohen Dosen, um ungewollte Schwangerschaften zu beenden. Das war sehr gefährlich, denn die starken Kontraktionen der Gebärmuttermuskulatur haben nicht nur die Abtreibung unterstützt, sondern auch zu starken Blutungen geführt, was nicht selten den Tod der Frau bedeutete.

Die Petersilienhochzeit
Damit ist das zwölfeinhalbte Hochzeitsjubiläum gemeint, also die Hälfte auf dem Weg zur Silberhochzeit. Insbesondere in Deutschlands Norden wird sie gern groß gefeiert. Traditionell wird die Feier von den Trauzeugen und Freunden des Ehepaars ausgerichtet und das Festmahl besteht aus von Gästen mitgebrachten Speisen und Getränken.

Blasenentzündung

Petersilientee

Drei Viertel aller Blasenentzündungen werden von Escherichia-coli-Bakterien (Darmbakterien) ausgelöst.

Bei einer Blasenentzündung sind Tees, die beim Durch- und Ausspülen helfen, eine wichtige Säule der Behandlung. Je mehr Harn den Körper verlässt, desto mehr Bakterien werden mit ausgespült und können sich nicht in der Blase vermehren. Ein entwässernd wirkender Petersilientee kann die Therapie bei bakteriellen beziehungsweise entzündlichen Erkrankungen der ableitenden Harnwege unterstützen. Die harntreibende Wirkung wird dem ätherischen Öl zugesprochen, das neben vielen anderen Bestandteilen Apiol (Petersilienkampfer) und das leicht toxische Myristicin enthält.

ZUBEREITUNG Übergießen Sie 2 TL getrocknetes Petersilienkraut und -wurzel mit 150 ml kochendem Wasser und lassen den Tee 10–15 Minuten abgedeckt ziehen. Dann abseihen.

ANWENDUNG Trinken Sie davon täglich drei Tassen und begleitend zu jeder Tasse Petersilientee noch ein Glas Wasser zur besseren Durchspülung.

DAUER 2–3 Tage, bis die Schmerzen beim Wasserlassen verschwunden sind.

Teemischung

Noch intensiver ist die Wirkung, wenn Sie eine Teemischung trinken. Die Kombination verschiedener Pflanzen erweitert das Spektrum der Wirkstoffe, die gleichzeitig durchspülend, keimhemmend und blasenkräftigend wirken. Lassen Sie sich in der Apotheke folgenden Tee mischen: jeweils 20 g Petersilienkraut und -wurzel, Liebstöckel- und Hauhechelwurzel, Ackerschachtelhalm und Basilikum.

Vorsicht: Liebstöckelwurzel nicht während der Schwangerschaft und auf gar keinen Fall bei entzündlichen Nierenerkrankungen anwenden!

ZUBEREITUNG 1–2 TL der Mischung mit 150 ml kochendem Wasser übergießen, 10 Minuten abgedeckt ziehen lassen und danach abseihen.

ANWENDUNG Trinken Sie davon täglich drei Tassen und begleitend zu jeder Tasse Tee noch ein Glas Wasser zur Anregung der Durchspülung.

DAUER 2–3 Tage, bis die Schmerzen beim Wasserlassen verschwunden sind.

Blaue Flecken

Petersilienbrei-Auflage

Sie können wehtun und sehen unschön aus. Blaue Flecken entstehen oft infolge stumpfer Verletzungen durch Schlag oder Stoß. Dabei tritt Blut aus den Kapillaren unter der Haut aus und sickert ins Gewebe. Eine Petersilienbrei-Auflage sorgt dafür, dass blaue Flecken schneller verblassen und die Entzündung sowie die Schwellung schneller abheilen. Unter anderem wirkt das gefäßschützende Rutin, aber auch entzündungshemmende Substanzen wie das Apigenin. Das Rezept stammt vom amerikanischen Apotheker und Naturheilkundearzt James LaValle, dem Gründer des Metabolic Institute in Cincinnati.

ZUBEREITUNG Hacken Sie einige Stängel Petersilie sehr klein, sodass eine etwas breiige Masse entsteht.

ANWENDUNG Legen Sie das Mus auf die betroffene Stelle, decken Sie sie mit einem dünnen Baumwolltuch oder etwas Mull ab und fixieren alles. Lassen Sie den Umschlag etwa 1 Stunde aufliegen.

DAUER Wiederholen Sie die Prozedur bis zur Besserung.

Verreiben Sie noch etwas Öl auf der Haut, bevor Sie die Petersilie auflegen. Dann löst sich der Kräuterbei später besser von der Haut.

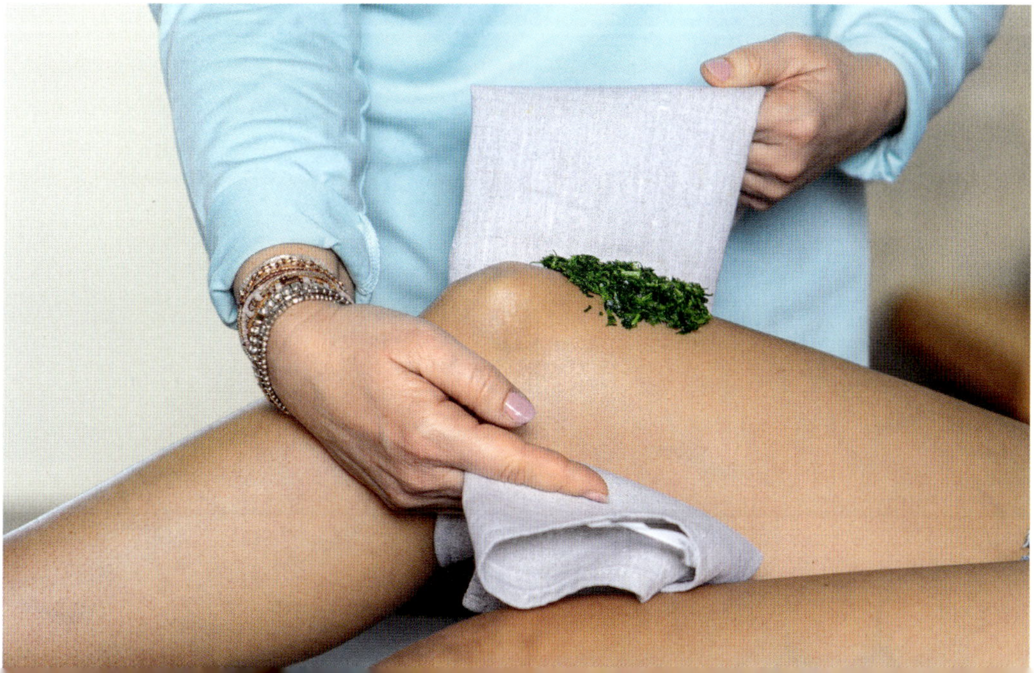

Bronchitis

Zitronen-Petersilien-Sirup

Eine akute Bronchitis ist eine Entzündung der unteren Atemwege, die meist von Viren oder Bakterien verursacht wird. Sehr wohltuend bei Bronchitis sind warme Getränke und eine vitaminreiche Ernährung. Mit einem Zitronen-Petersilien-Sirup stärken Sie das angeschlagene Immunsystem, lindern die Hustenbeschwerden und helfen bei der Bekämpfung der Entzündung.

ZUBEREITUNG Pressen Sie den Saft von drei Zitronen aus und zerkleinern Sie eine Handvoll frische Petersilie. Verrühren Sie alles in einem sauberen Glas mit 2 TL Honig. Decken Sie das Glas mit einem sauberen Tuch ab und lassen die Zutaten etwa 8 Stunden (am besten über Nacht) ziehen.

ANWENDUNG Nehmen Sie stündlich 1 EL des Sirups ein.

DAUER Bis zur Besserung der Beschwerden täglich einnehmen.

Übrigens: In der peruanischen Volksheilkunde wird frisch gepresster Petersiliensaft mit Milch und Honig erhitzt und bei asthmatischen Beschwerden verabreicht.

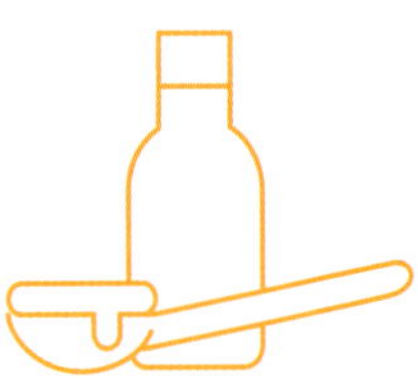

Erkältung

Hühnersuppe

Scharf gewürzte Speisen sind hilfreich, um eine akute Erkältung zu bekämpfen, Husten zu lindern oder entzündete Nasennebenhöhlen zu heilen. Bei Erkältungen kann eine Gewürzhühnerbrühe die Symptome lindern. Der englische Medizintheoretiker, Pharmaexperte und Facharzt für Krankheiten der Atemwege Dr. Irwin Ziment empfiehlt bei allen Erkältungskrankheiten und Husten seine ärztlich verordnete Hühnersuppe.

ZUBEREITUNG Sie benötigen 800 ml Hühnerbrühe, eine Petersilienwurzel, fünf Stängel Petersilie (gehackt), eine Knoblauchknolle (etwa 15 Zehen), sechs Stängel Koriander (gehackt), 1 TL Zitronenpfeffer, 1 TL gehackte Minzeblätter, 1 TL gehacktes Basilikum und 1 TL Currypulver. Die Knoblauchzehen schälen und die Petersilienwurzel würfeln. Beides mit den anderen Zutaten in einen Topf geben, mit der Hühnerbrühe aufgießen und etwa 30 Minuten schwach köcheln lassen. Die Brühe kann man durchsieben oder mit den Kräutern pürieren oder auch alles ganz mitessen.

ANWENDUNG Die Dämpfe der Suppe kann man während der Zubereitung inhalieren. Von der Suppe drei- bis viermal am Tag vor dem Essen jeweils eine kleine Portion (100–150 ml) löffeln.

DAUER Bis zum Abklingen der Erkältung.

Haarspülung

Viele Menschen leiden unter übermäßiger Schuppenbildung oder Haarausfall. Oft sind einfach nur die Haarwurzeln geschädigt. Mögliche hormonelle oder genetische Ursachen von Haarausfall müssen vom Hautarzt abgeklärt werden. Aber auch Stress, falsche Ernährung oder Medikamente können vermehrt Haarausfall verursachen.

Massieren Sie abends die Kopfhaut regelmäßig mit Klettenwurzel-, Kokos- oder Olivenöl, das dann etwa 2 Stunden oder noch besser über Nacht einwirken soll. Am Morgen waschen Sie die Haare mit einem milden Shampoo und spülen sie mit einem Petersiliensud. Das in der Petersilie enthaltene Apigenin stößt bestimmte Prozesse an, die dann zu einer Stimulierung der Haarfollikel führen.

ZUBEREITUNG Lassen Sie ein Bund glatte Petersilie etwa 15 Minuten in 1 Liter Wasser köcheln. Abseihen und abkühlen lassen.

ANWENDUNG Verwenden Sie etwa ein Drittel des Suds für eine Haarspülung. Den Rest können Sie für zwei weitere Spülungen im Kühlschrank aufbewahren. Massieren Sie den Sud gut ein, schlagen Sie ein Handtuch um den Kopf und lassen Sie die Spülung unter dieser „Haube" noch ein paar Minuten einwirken. Anschließend die Spülung nicht auswaschen.

DAUER Regelmäßig bis zur Besserung der Probleme anwenden.

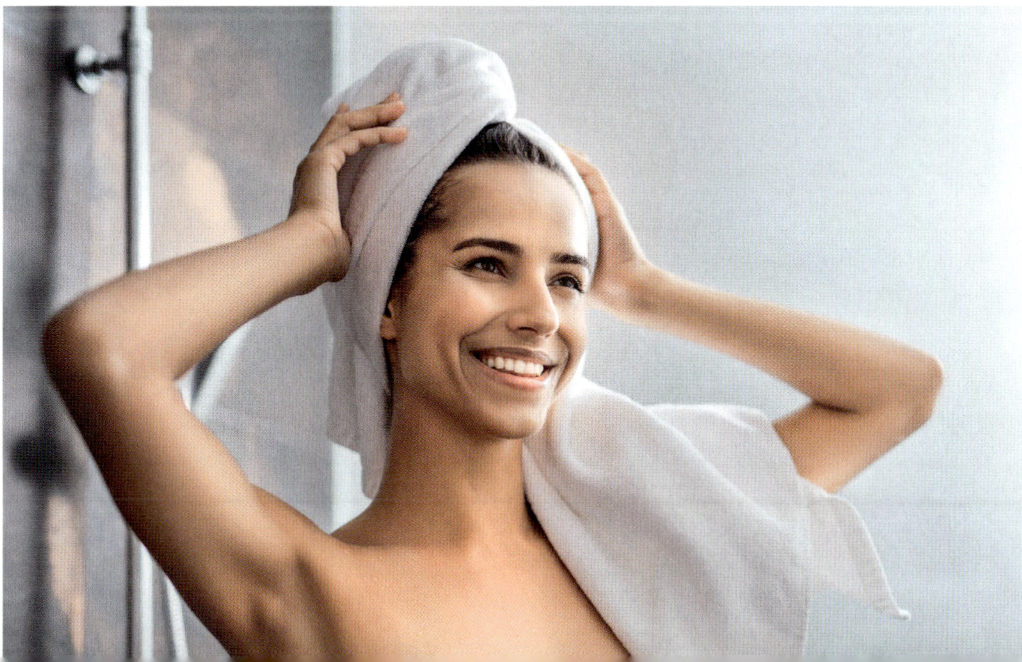

Herzbeschwerden

Petersilien-Honig-Wein

In der Hildegard-Heilkunde wird der Petersilien-Honig-Wein zur Stärkung der Herzfunktion bei funktionellen Herzbeschwerden, Altersherz und Herzschwäche empfohlen. Petersilie wirkt diuretisch (wassertreibend), dadurch kann sie den Blutdruck im Kreislauf senken. Das Herz muss weniger stark pumpen und wird durch den hohen Kaliumgehalt der Pflanze zusätzlich in seiner Arbeit unterstützt. Ein weiterer Schutzfaktor fürs Herz sind die enthaltenen Flavone, die als eine Form der Flavonoide fast nur in Doldengewächsen vorkommen. Studien zeigen, dass es einen Zusammenhang zwischen Häufigkeit von Herzinfarkt sowie Schlaganfall und der Zufuhr von Flavonoiden gibt. Diese sekundären Pflanzenstoffe haben einen allgemein schützenden Effekt auf das Herz und senken zudem den Blutdruck. In der Petersilie sind es vor allem Myricetin, Luteolin sowie Apigenin.

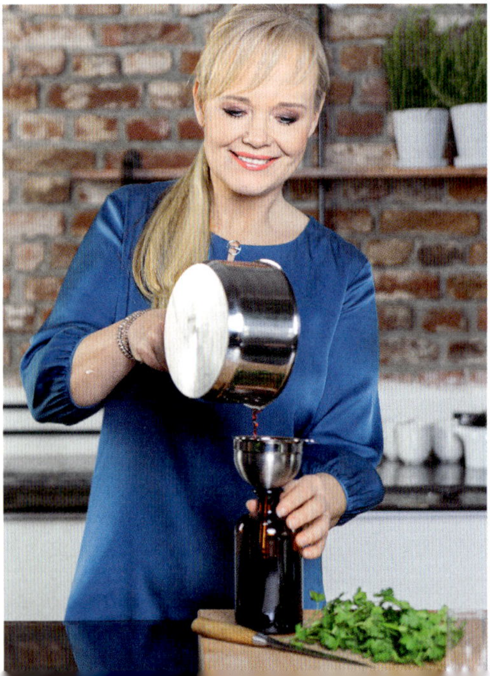

ZUBEREITUNG Kochen Sie zehn frische Stängel glatte Petersilie mit 1 Liter Rot- oder Weißwein (je nach Vorliebe) und 2 EL (Wein-) Essig 5 Minuten auf. Lassen Sie den Aufguss abkühlen, entfernen Sie die Petersilie und geben 80–100 g flüssigen Honig (vom Imker oder Honig mit dem Siegel des Deutschen Imkerbundes DIB) dazu. In eine sterile Flasche füllen.

ANWENDUNG Täglich zwei- bis dreimal ein Likörglas trinken. Die Wirkung soll in vielen Fällen sofort spürbar sein beziehungsweise macht sich spätestens im Laufe einer Kur bemerkbar.

DAUER Als Kur über 3 Wochen zwei- bis dreimal pro Jahr.

WICHTIG Petersilie ist sehr reich an Kalium. Bei schwerwiegenden Nierenfunktionsstörungen ist häufig eine kaliumarme Diät erforderlich - aus diesem Grund dieses Rezept nicht anwenden.

Impotenz

Petersilientee

Eine Erektionsschwäche oder das Nichtzustandekommen der Ejakulation kann verschiedene Ursachen haben. Sie reichen von Durchblutungsstörungen über psychische Probleme bis zu Nebenwirkungen von Medikamenten. Wiederkehrende Probleme sollten unbedingt vom Arzt abgeklärt werden. So kann Impotenz auch ein erster Hinweis auf Arteriosklerose sein.

Einige Heilpflanzen kommen bei Impotenz zur Anwendung, auch die Petersilie. Der genaue Mechanismus der Wirkung ist wissenschaftlich nicht belegt. Der Wirkstoff, der die Petersilie zum Aphrodisiakum macht, ist wahrscheinlich das Apiol. Es bewirkt eine bessere Durchblutung – auch die des männlichen Geschlechtsorgans. Möglicherweise fördert Petersilientee auch die Muskelkontraktion in der Blase und wirkt so sexuell stimulierend.

ZUBEREITUNG Siehe Seite 164.

ANWENDUNG Ein bis zwei Tassen trinken.

DAUER Bei Bedarf.

Insektenstiche

Petersilienbreiauflage

Brennen und Juckreiz sind die typischen Symptome von Insektenstichen, besonders häufig haben wir es mit lästigen Mückenstichen zu tun. Die in der Petersilie enthaltenen ätherischen Öle lindern die Symptome. Dafür eignet sich eine Petersilienbreiauflage.

ZUBEREITUNG Waschen Sie ein paar Stängel Petersilie und zupfen die Blätter ab. Anschließend fein hacken.

ANWENDUNG Geben Sie den Brei auf ein sauberes Baumwoll- oder Papiertaschentuch und bedecken damit die Stichstelle, eventuell fixieren. Lassen Sie die Auflage liegen, bis der Brei trocken geworden ist.

DAUER Im Akutfall.

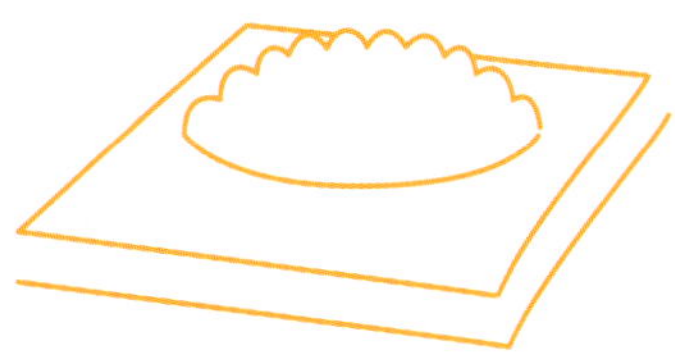

Magenschleimhautentzündung

Ingwer-Petersilien-Tee

An der Entstehung einer Magenschleimhautentzündung (Gastritis) und von Magengeschwüren ist häufig der Magenkeim Helicobacter pylori beteiligt. Welche Pflanzen besondere antibakterielle Eigenschaften besitzen, wurde 2005 im Zentrum für Infektionskrankheiten am University College in London untersucht. In der Gruppe mit der höchsten Wirksamkeit befanden sich Ingwer, Kurkuma, Chili und Oregano. Petersilie zeigte etwas weniger Wirksamkeit, konnte aber punkten, indem sie die Bakterien daran hindert, sich an der Magenwand festzusetzen. Mit einem Ingwer-Petersilien-Tee können Sie die Behandlung einer Helicobacter-Infektion unterstützen.

ZUBEREITUNG 1 TL fein gehackte Petersilienwurzel (Apotheke) und 1 TL fein gehackten Ingwer mit 4 Liter kochendem Wasser übergießen. Den Tee abgedeckt 5–10 Minuten ziehen lassen. Abseihen und in eine Thermosflasche füllen.

ANWENDUNG Über den Tag verteilt jeweils 30 Minuten vor den Mahlzeiten trinken. Trinken Sie zusätzlich Wasser, da der Tee entwässernd wirkt.

DAUER Etwa 7 Tage.

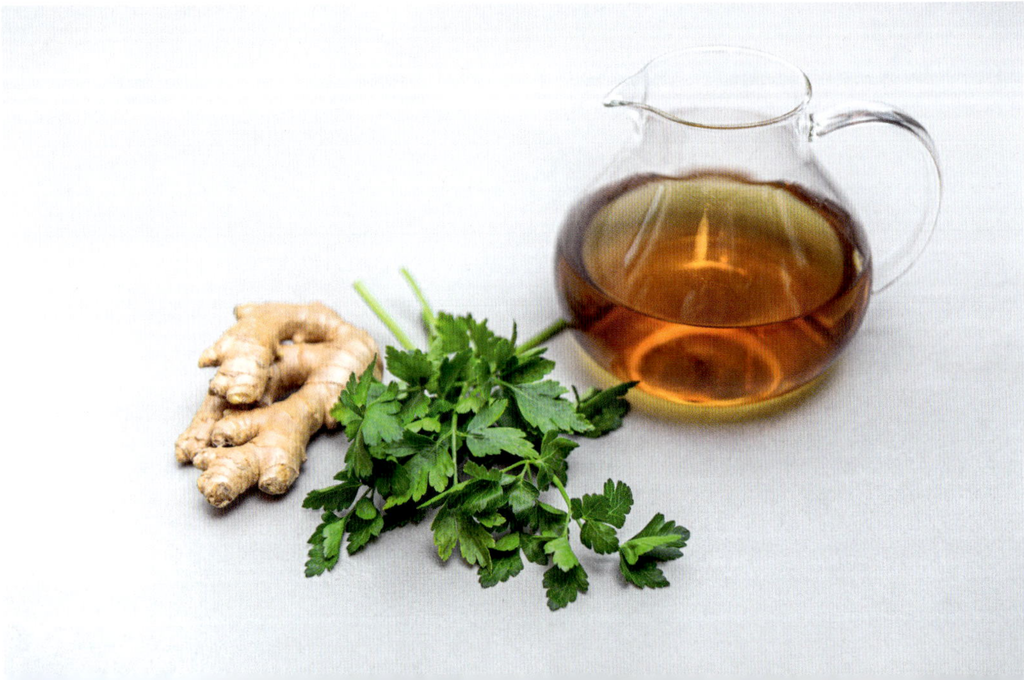

Nierengrieß

Petersilienwurzeltee

Die harntreibende Wirkung wird dem ätherischen Öl zugesprochen, das neben vielen anderen Bestandteilen Apiol (Petersilienkampfer) und Myristicin enthält. So eignet sich Petersilienwurzeltee auch zur Vorbeugung und Behandlung von Nierengrieß (frühe Stadien der Nierensteinerkrankung, der Nephrolithiasis) wegen seiner durchspülenden Wirkung.

WICHTIG Auf eine reichliche Flüssigkeitszufuhr (mindestens 2–3 Liter Wasser oder Kräutertee trinken) achten und die Rezeptur genau befolgen. Der Vorteil von Petersilie ist, dass sie im Gegensatz zu synthetischen Diuretika den Mineralhaushalt nicht durcheinanderbringt.

ZUBEREITUNG 1 TL (etwa 2 g) fein geschnittene getrocknete Wurzel mit siedendem Wasser übergießen und 10–15 Minuten abgedeckt stehen lassen, dann abseihen.

ANWENDUNG Trinken Sie dreimal täglich eine Tasse.

DAUER Maximal 3 Wochen.

Pigmentflecken

Petersiliensud

Sie werden auch Altersflecken genannt und sind harmlose Pigmentstörungen der Haut. Sie verursachen keine Beschwerden, erscheinen meistens zum ersten Mal in den Vierzigern oder erst später. Dabei kommt es aufgrund von oxidativen Prozessen zu einer lokalen Anhäufung des Pigments Lipofuszin. Viele empfinden die Flecken an sichtbaren Stellen als störend.

Als Hausmittel aus der Naturheilkunde kommen antioxidativ wirksame Pflanzen zum Einsatz, beispielsweise ein Petersiliensud oder Auflagen mit frischer Petersilie. Für diese Hausmittelbehandlung braucht man etwas Geduld, da sich das Ergebnis erst nach einiger Zeit einstellt.

ZUBEREITUNG Für den Sud einige Stängel Petersilie mit 125 ml kochendem Wasser übergießen und 15 Minuten ziehen lassen.

ANWENDUNG Zweimal täglich als Gesichtswasser verwenden.

DAUER Bis Sie mit dem Ergebnis zufrieden sind. Sollten die Flecken nach einiger Zeit wieder auftauchen, wiederholen Sie einfach das Procedere.

Für die Auflage: Frische Petersilie hacken und für 15 Minuten als Maske auftragen.

Weitere interessante medizinische Aspekte

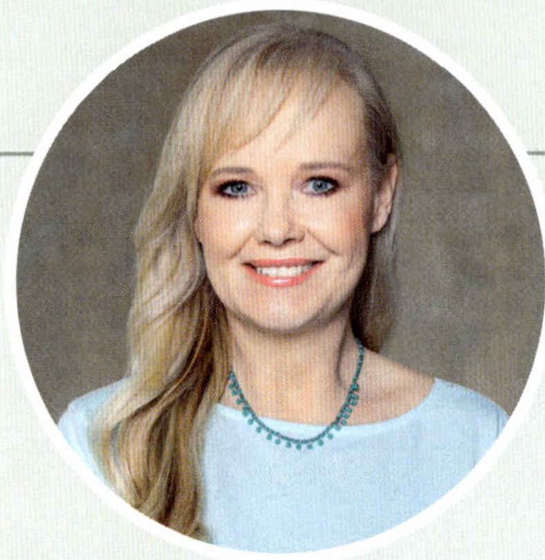

Helfer bei rheumatischen Entzündungen und Gicht

Die antioxidativen Bestandteile der Petersilie wie Vitamin C, Beta-Carotin und zahlreiche Flavonoide haben eine entzündungshemmende Wirkung, die auch bei Entzündungen in den Gelenken die schulmedizinische Behandlung unterstützen können. Die harntreibende Wirkung ist für Menschen, die zu Gicht neigen, hilfreich, indem regelmäßiger Petersiliengenuss auch überschüssige Harnsäure ausspült.

Petersilie bei Menstruationsbeschwerden

Bei Frauen kann Petersilie Menstruationsbeschwerden lindern. Verwenden Sie vor und während der Periode viel von diesem Küchenkraut. Es fördert die Durchblutung der Unterleibsorgane und führt so zu einer problemlosen Menstruation. Petersilie reinigt zudem das Blut, sie desinfiziert und entgiftet.

Frische Petersilie vertreibt Mundgeruch

Das Kauen von Petersilie kann schlechten Atem vertreiben. Fast jede Form von grünem Gemüse hat viel Chlorophyll, Petersilie scheint allerdings eine der besten Quellen davon zu sein und deshalb auch besonders wirksam gegen Mundgeruch. Der Pflanzenstoff Chlorophyll hat eine ausgeprägte desodorierende Eigenschaft. Das bedeutet, dass er Gerüche neutralisieren kann. Auch Tabletten aus der Apotheke gegen Halitosis machen sich den Wirkstoff Chlorophyll zunutze. Wichtig: Mundgeruch kommt fast immer aus dem Mundraum und nur selten aus dem Magen, daher bei Mundgeruch zum Zahnarzt gehen und auch mehr trinken.

Sekundäre Pflanzenstoffe zur Prävention von Diabetes Typ 2

Traditionell wurde Petersilie früher in der Türkei bei Diabetes gegessen. Forscher des Deutschen Instituts für Ernährungsforschung in Potsdam fanden heraus, dass Petersilie gleich zwei Stoffe enthält, die sich positiv auf den Insulinstoffwechsel auswirken: Luteolin und Apigenin. Das sind zwei sekundäre Pflanzenstoffe, die zu den sogenannten Flavonoiden gehören. Petersilie zählt neben Staudensellerie zu den Pflanzen mit dem höchsten Apigeningehalt. Fazit: Eine pflanzenbetonte Ernährung garantiert eine hohe Zufuhr sekundärer Pflanzenstoffe, die bei der Prävention von Diabetes Typ 2 eine nicht zu unterschätzende Rolle spielen.

Ein Kraut gegen Blutarmut

Petersilie ist reich an Eisen, das besonders für die Bildung der roten Blutkörperchen wichtig ist. Eisenmangel vermindert die Produktion des roten Blutfarbstoffs (Hämoglobin), es kommt zu einer sogenannten Anämie. Die Folgen sind Müdigkeit, Infektanfälligkeit und verminderte körperliche Leistungsfähigkeit. Der Bedarf an Eisen ist bei Frauen während der Menstruation sowie der Schwangerschaft besonders hoch. Nutzen Sie neben anderen Eisenquellen (vor allem rotes Fleisch) auch Petersilie. Sie liefert nebenbei noch viel Vitamin C, was die Aufnahme von Eisen erleichtert.

Aus der Krebsforschung

Apigenin, so heißt der wichtigste sekundäre Pflanzenstoff in der Petersilie. Vor allem ihm verdankt das Kraut seine starke antioxidative und antientzündliche Wirkung. Diese Eigenschaften machen Apigenin für die Tumorforschung sehr interessant, da zumindest im Labor eine Antikrebswirkung nachweisbar ist. Diese Untersuchungen kann man zwar nicht direkt auf den Menschen übertragen, doch sie zeigen, welches Potenzial in Kräutern steckt.

Medizin aus der Küche

Petersilie wurde in der Antike mehr als Heilmittel, denn als Küchenkraut verwendet – heute ist es eher umgekehrt. Dabei sind die gesundheitlichen Aspekte dieses beliebten Küchenkrauts nicht zu unterschätzen. Es sind nicht nur die hohen Anteile an Vitaminen und Mineralien, sondern vor allem die Flavonoide (eine Gruppe der sekundären Pflanzenstoffe), die das Kraut so wertvoll machen. Neben der positiven Wirkung auf Gefäße, Stoffwechsel und Entzündungsgeschehen konnte in Reagenzglasstudien auch eine antikanzerogene (krebsvorbeugende) Wirkung aufgezeigt werden, was vor allem auf die Flavonoide Apigenin und Luteolin zurückgeführt wird.

Es empfiehlt sich also, mehr Petersilie zu verzehren. Bereiten Sie Kochfisch mal mit einem Kräutersträußchen zu: Zwei Stängel glatte Petersilie, ein Stängel Estragon, ein kleiner Stängel Fenchelgrün, zwei Zitronenmelisseblätter zusammenbinden und mit in den Kochsud geben. Das passt wunderbar zu Seelachs, Kabeljau, Schellfisch oder Hecht. In den folgenden Rezepten wird glattblättrige Petersilie verwendet, da sie würziger als die krause Sorte ist.

Taboulé

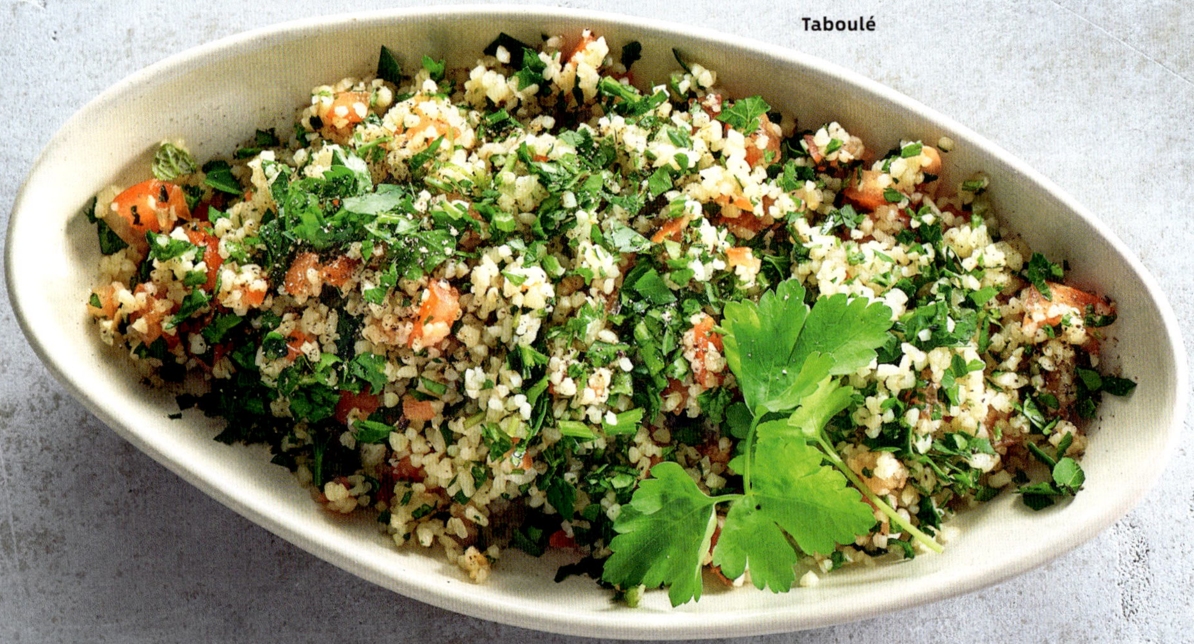

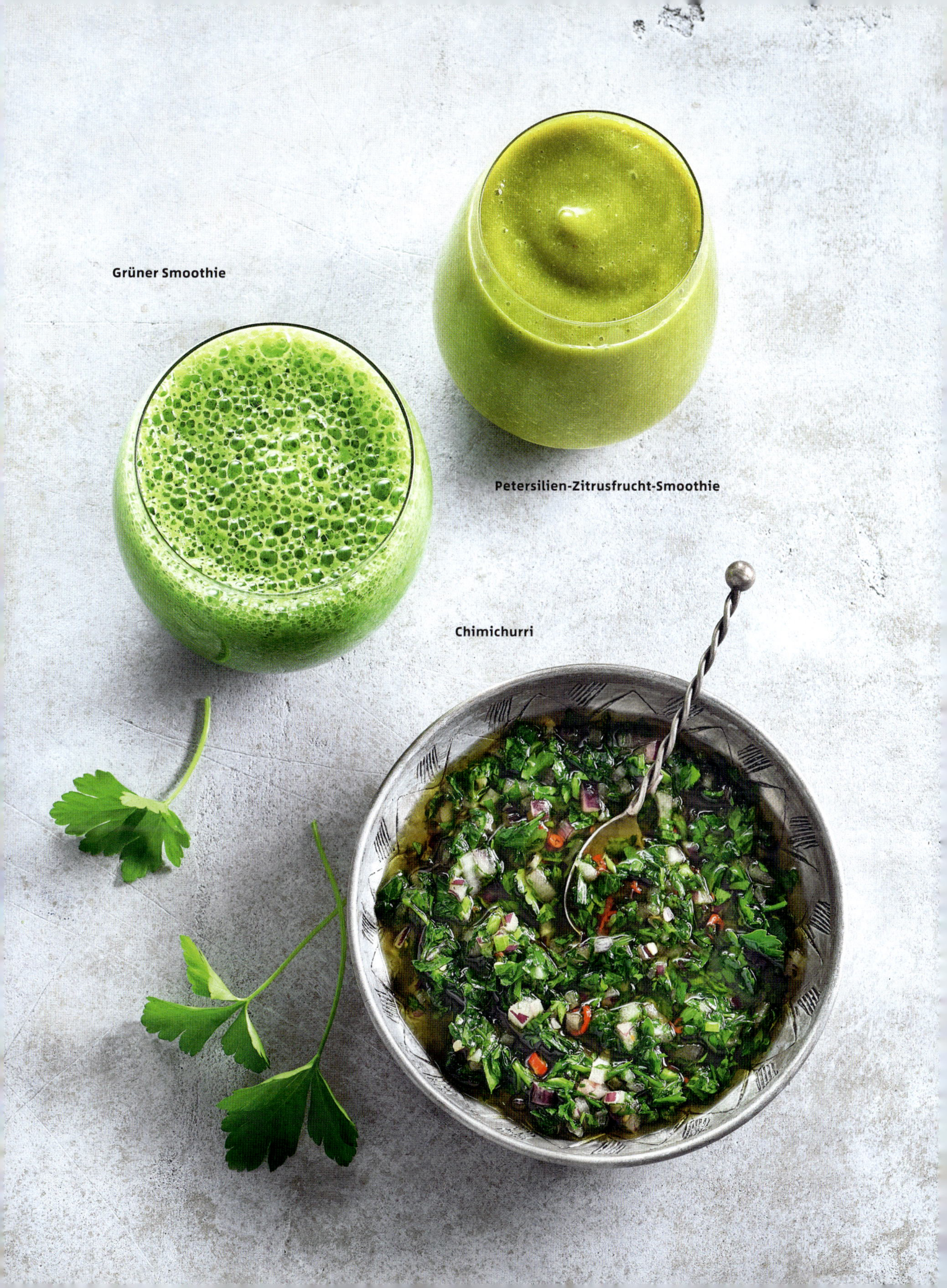
Grüner Smoothie
Petersilien-Zitrusfrucht-Smoothie
Chimichurri

Petersilien-Zitrusfrucht-Smoothie

Petersilie kann man sehr gut mit Obst kombinieren, wie man an diesem würzig-fruchtigen Smoothie sehen kann.

Zubereitungszeit 12 Minuten
Für 2 Personen
1 Orange
1 Zitrone
1 Mango
20 g glatte Petersilie

Orange und Zitrone schälen und grob zerkleinern, dabei eventuelle Kerne entfernen. Mango schälen, das Fruchtfleisch grob in Stücke schneiden. Petersilie abbrausen und ebenfalls grob schneiden. Alle Zutaten in den Standmixer geben, glatt mixen und bis zur gewünschten Konsistenz mit Wasser verdünnen. Den Smoothie in zwei Gläser füllen und genießen.

vegan, laktosefrei, glutenfrei, frei von raffiniertem Zucker

Chimichurri

Diese Sauce stammt aus Argentinien und wird dort zu gegrilltem Fleisch gereicht.

Zubereitungszeit 15 Minuten
Ergibt 8 Portionen
2 Bund glatte Petersilie
1 kleine frische grüne oder rote Chilischote (alternativ 1 TL Chilipulver)
1 rote Zwiebel
1 Knoblauchzehe
150 ml Olivenöl
1 EL Zitronensaft
Salz
frisch gemahlener schwarzer Pfeffer

Petersilie abbrausen, trocken schütteln und grob hacken. Die Chili entkernen, waschen und ebenfalls grob hacken. Die rote Zwiebel schälen und würfeln. Die Knoblauchzehe schälen und vierteln. Alle vorbereiteten Zutaten in den Standmixer oder Blitzhacker geben und zu einer pastenartigen Mischung hacken. Olivenöl und Zitronensaft hinzugeben und mit Salz und Pfeffer abschmecken.

vegan, laktosefrei, glutenfrei, frei von raffiniertem Zucker

Grüner Smoothie

Auch dieser Smoothie versorgt Sie reichlich mit all den gesundheitlichen Vorzügen der Petersilie. Statt Obst wird das Kraut mit Gemüse kombiniert.

Zubereitungszeit 10 Minuten
Für 2 Personen
1 Salatgurke
1 Stange Staudensellerie
20 g glatte Petersilie
1 TL Zitronensaft

Die Gurke schälen und grob in Stücke schneiden. Staudensellerie und Petersilie waschen und grob schneiden. Alles mit Zitronensaft und etwas Wasser in den Standmixer geben und zu einem glatten Smoothie verarbeiten. In zwei Gläser füllen und genießen.

vegan, laktosefrei, glutenfrei, frei von raffiniertem Zucker

Taboulé

Der wohl berühmteste Salat aus dem Nahen Osten, der reichlich Petersilie enthält. Er ist vor allem in der libanesischen und syrischen Küche weit verbreitet.

Zubereitungszeit 15–20 Minuten
Für 4 Personen
50 g feiner Bulgur (Bulgurweizen)
½ kleine Zwiebel
2–3 Tomaten
150–200 g großblättrige glatte Petersilie
20–30 g frische Minzeblätter
2 EL Olivenöl
Saft von 1–2 Zitronen
Salz
frisch gemahlener schwarzer Pfeffer

Bulgur in ein feines Sieb geben, unter fließendem Wasser abbrausen und in eine Schüssel geben. Mit kochendem Wasser bedecken und etwa 10 Minuten quellen lassen. Inzwischen die Zwiebel schälen und fein hacken. Tomaten waschen, Stielansätze entfernen und das Fruchtfleisch in sehr kleine Würfel schneiden. Die Petersilie abbrausen, trocken schütteln, Blätter abzupfen und sehr fein schneiden. Minzeblätter abbrausen, trocken tupfen und ebenfalls sehr fein schneiden. Bulgur abgießen, Zwiebeln, Tomaten, Petersilie und Minze unterheben und das Olivenöl mit Zitronensaft einrühren. Das Taboulé mit Salz und Pfeffer abschmecken.

vegan, laktosefrei, frei von raffiniertem Zucker

TIPP Werfen Sie die harten Petersilienstängel nicht einfach weg. Man kann sie einfrieren und gibt sie dann beim Kochen von Gemüse- oder Fleischbrühe dazu, um die Brühe durch das intensive Aroma der Petersilie geschmacklich aufzuwerten.

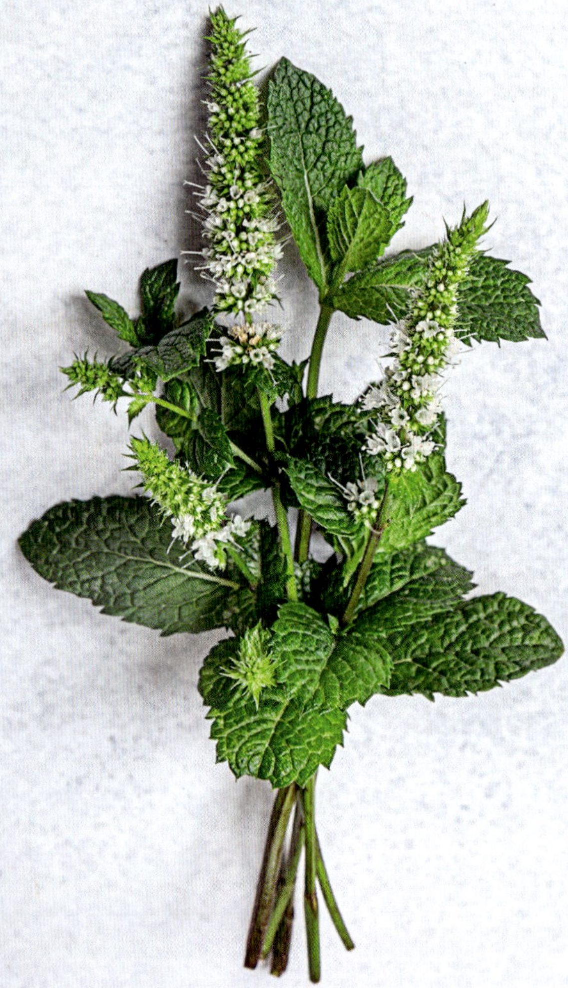

Pfefferminze

BOTANISCHER NAME *Mentha × piperita*
BEINAMEN Edelminze, Englische Minze, Gartenminze, Teeminze
FAMILIE Lippenblütler (*Lamiaceae*)

Indikationen

INNERLICH
Magen-Darm-Beschwerden
Gallenbeschwerden
Reizmagen
Atemwegs- und Erkältungskrankheiten
Kopfschmerzen
Mundgeruch

ÄUSSERLICH
Herpes-(simplex-)Infektion
Schmerzen
Juckende Hauterkrankungen

Wirkstoffe
ätherisches Öl (Hauptbestandteil Menthol, dazu Menthon und Menthylacetat), Flavonoide, Bitterstoffe (der Lippenblütler), Gerbstoffe

Wirkung
antioxidativ, antiseptisch (gegen alle Keime), beruhigend, blähungstreibend, durchblutungsfördernd, entzündungshemmend, galletreibend, krampflösend, kühlend

Verwendete Teile
Blätter und Blüten

Anwendungsformen und Dosierung
Tee, Tinktur, Destillat, ätherisches Öl (in Kapselform zur Langzeiteinnahme geeignet), Fertigpräparate
3–6 g Droge pro Tag
Tee: zwei- bis viermal täglich 1,5 g Tee mit 150 ml siedendem Wasser übergießen, dann 10–15 Minuten ziehen lassen, ätherisches Öl je nach Anwendungsart (siehe konkrete Rezepturen), Tinktur 5–15 g Fertigpräparate nach Packungsbeilage

Gegenanzeigen
Ätherisches Öl nicht bei schweren Gallensteinleiden und -entzündungen oder schweren Leberschäden einnehmen. Vorsicht bei Allergie gegen einen der Inhaltsstoffe sowie Asthma (nur in Absprache mit dem Arzt); Minzöl und andere Extrakte (auch in Salben) nicht bei Kindern unter 3 Jahren anwenden!

Pfefferminze

WISSENSWERTES

Herkunft und Historisches

Die Familie der Minze ist riesig. Unter dem allgemeinen Gattungsnamen *Mentha* gibt es Hunderte Abkömmlinge. Der Benediktinerabt, Dichter und Botaniker Walahfrid Strabo (um 808–849) drückte es so aus: „Wenn aber einer die Kräfte, Arten und Namen der Minze vollständig aus dem Gedächtnis nennen könnte, der müsste auch sagen, wie viele Fische wohl im Roten Meer schwimmen."

Die griechische Nymphe Mintha ist die Namensgeberin. Sie soll von Persephone, einer Tochter des Zeus, in dieses duftende Kraut verwandelt worden sein, bevor Hades sie verführen konnte.

Minze wurde schon zu Urzeiten geschätzt. Sie galt als Zahlungsmittel und wurde zur Schönheitspflege verwendet. Auch ihre Heilkraft wurde offensichtlich geschätzt. Man wandte sie gegen Blutspucken, Brechreiz oder als Umschlag bei Abszessen an. Auch gegen Gicht, Atemnot und Durchfall wurde Minze verordnet. Man fand sie in ägyptischen Gräbern, die aus dem 1. Jahrtausend vor Christus stammen. Seit etwa 2.000 Jahren bauen Japaner Minze wegen des Gehalts an Menthol an. Die Römer brachten das Kraut nach Europa. Die Pfefferminze war damals allerdings noch nicht dabei.

Anbau und Anbautipps

Fast alle Minzarten sind mehrjährig, winterhart und sehr wuchsfreudig mit langen unterirdischen Ausläufern. Außerdem sind sie pflegeleicht. Sie schätzen einen halbschattigen Ort mit frischer, feuchter Erde.

Die Minze fühlt sich überall wohl, ob im Topf oder im Gartenbeet. Ein großer Vorteil des Topfes in der Küche: Man kann ganzjährig ernten und sie kann nicht wild wuchern. Denn Minze in freier Wildbahn schlängelt sich überall hin.

Übrigens: Im Winter sterben die oberirdischen Teile der Pfefferminze ab und im Frühjahr treibt sie aus dem Wurzelstock erneut aus. Ein Winterschutz ist aber in der Regel nicht notwendig.

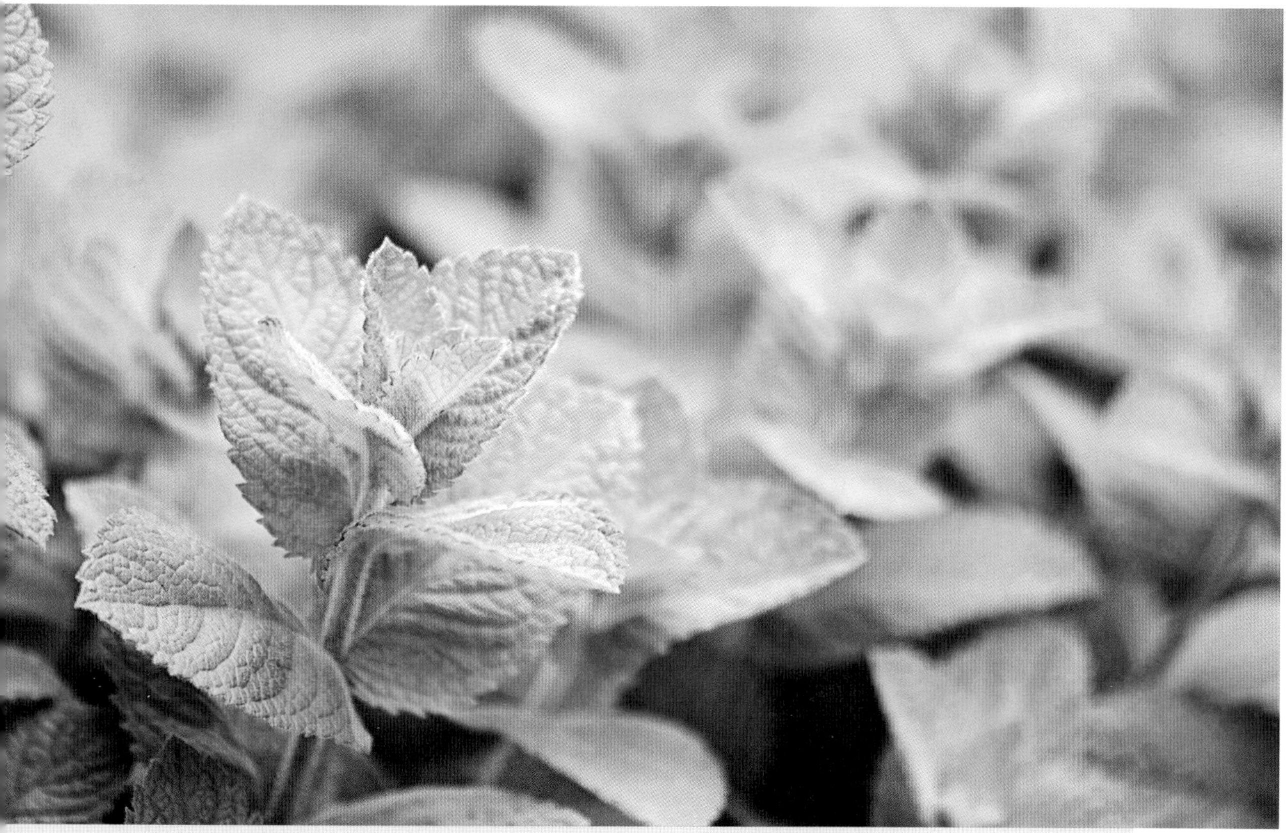

Tripel-Bastard Pfefferminze

Selbst in den berühmtesten alten Kräuterbüchern gibt es keinen Hinweis auf die Pfefferminze. Vermutlich ist sie eine zufällig entstandene Kreuzung aus Wasserminze, der Grünen Minze (auch Rundminze genannt) und der Rossminze. Entdeckt hat sie der englische Biologe John Ray (1627–1705) auf einem Feld in England. Wegen des scharfen Geschmacks nannte er seinen Fund „Peppermint", also Pfefferminze. Von anderen Minzen unterscheidet sich die Pfefferminze vor allem durch den hohen Menthol- und niedrigen Carvongehalt beziehungsweise durch den schärferen Geschmack. Vor allem der hohe Mentholgehalt macht sie zur wirksamen Heilpflanze. Die Japanische Minze, auch Ackerminze genannt, enthält ebenfalls hohe Mengen Menthol. Für Heilzwecke wird nur das daraus gewonnene ätherische Öl verwendet, was unter dem Namen „Minzöl" im Handel erhältlich ist.

Des Weiteren kommen noch Tees aus der Krausen Minze (*Mentha spicata*) in manchen Rezepturen zur Anwendung. Die weitaus größte Bedeutung für uns heute hat jedoch die Pfefferminze.

Arthrose — Bauchkrämpfe/Blähungen

Pfefferminzölwaschung

Sie gehört zum rheumatischen Formenkreis. Diese degenerative Gelenkerkrankung geht in bestimmten Situationen mit Schmerzen einher. So berichten viele Betroffene, dass sie im Vorfeld von Wetterwechseln Schmerzen verspüren, aber auch bei Überlastung oder entzündlichen Prozessen, die durch die Abnutzung des Knorpels immer wieder auftreten. Einen schmerzlindernden Effekt hat eine Pfefferminzölwaschung.

ZUBEREITUNG Geben Sie fünf bis zehn Tropfen ätherisches Pfefferminzöl in 1 Liter warmes Wasser. Gut umrühren. Tauchen Sie dann einen Waschlappen ein, schwenken ihn etwas und wringen ihn leicht aus. (Bei einer Waschung wird durch das Schwenken des Tuches Wasser mit Öl emulgiert, aus diesem Grund muss man nicht extra für eine Emulsion sorgen).

ANWENDUNG Waschen Sie die schmerzende Stelle mit der Lösung. Nicht abtrocknen, damit der kühlende und schmerzlindernde Effekt von Pfefferminze durch die Verdunstungskälte verstärkt wird. Körperteil wieder bedecken. Eventuell wiederholen.

DAUER Nach Bedarf.

Wickel

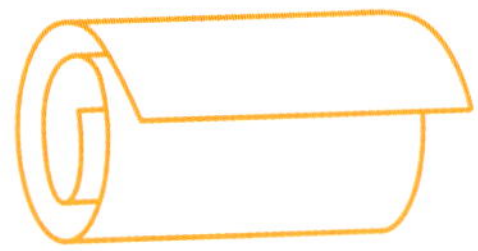

Bei krampfartigen Schmerzen im Bauchraum hilft das in der Pfefferminze enthaltene Menthol, die Krämpfe zu lösen. Sehr angenehm ist ein Ölwickel. Dafür können Sie entweder einen selbst hergestellten Ölauszug (siehe Tipp) oder 10-prozentiges Pfefferminzöl (Apotheke) verwenden.

ZUBEREITUNG Geben Sie 1 EL Pfefferminzölauszug auf ein angewärmtes Baumwolltuch oder tauchen Sie das Innentuch in warmes Wasser, wringen es aus und geben zehn Tropfen Pfefferminzöllösung aus der Apotheke darauf. Legen Sie das Tuch auf den Bauch und decken ihn mit einem Baumwolltuch (Handtuch) ab. Dann mit einem Wollschal oder einer Decke zudecken.

ANWENDUNG Lassen Sie den Wickel 20–30 Minuten liegen und ruhen nochmals 30 Minuten nach.

DAUER Nach Bedarf ein- bis zweimal bei akuten Beschwerden.

Alternativ können Sie drei bis fünf Tropfen Pfefferminzöl auf den Bauch geben und sanft im Uhrzeigersinn einmassieren.

TIPP

Pfefferminzöl selbst herstellen

Wer öfter unter Bauch- oder Kopfschmerzen leidet, kann einen kleinen Vorrat als Massage- oder Wickelöl selbst herstellen. Sie benötigen dafür ein Basisöl, zum Beispiel Oliven- oder Mandelöl, und frische Pfefferminzblätter, die trocken und einwandfrei sein müssen. Geben Sie die Pflanzenteile in ein sauberes Schraubglas, sodass zwei Drittel des Glases gefüllt sind. Dann mit Öl aufgießen, sodass alle Pflanzenteile gut bedeckt sind, und das Glas anschließend gut verschließen. Lassen Sie das Öl mindestens 3 Wochen, aber noch besser 4–6 Wochen an einem sonnigen Ort (Fensterbank) stehen. Die Wirkstoffe werden durch das Sonnenlicht herausgelöst und gehen ins Öl über. Je nach Intensität der Sonneneinstrahlung und Dauer der Extraktion erhöht sich die Wirkstoffkonzentration. Zwischendurch immer mal wieder schütteln.

Sie können den Wirkeffekt steigern, indem Sie dem Ölauszug noch mehr frische Kräuter zugeben und das Procedere wiederholen. Anschließend durch ein Tuch abseihen, zum Schluss das Tuch noch ausdrücken, das Öl durch einen Trichter in eine dunkle Flasche füllen und beschriften (Name und Abfülldatum).

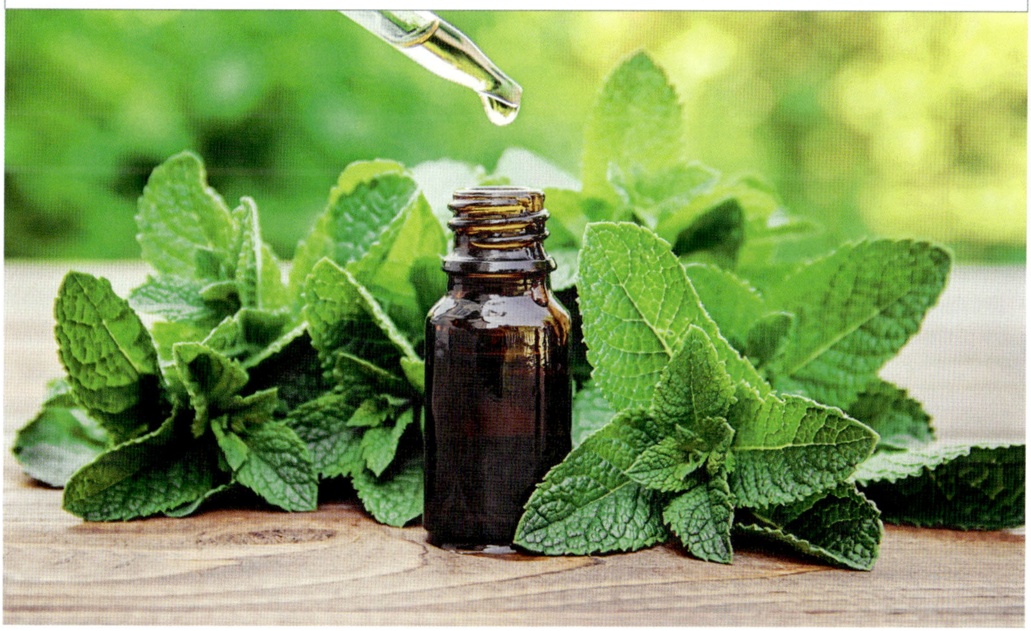

Halsschmerzen

Pfefferminztee

Bei Halsschmerzen ist es äußerst wichtig, den Rachenraum feucht zu halten. Viel trinken und zwischendurch gurgeln lautet die Devise. Wechseln Sie zwischen Tees und Gurgeln. Beim Gurgeln erreichen Sie intensiv die oberen Teile des Rachenraums, Tee hingegen geht auch in die Tiefe. Kombinieren Sie Salbei zum Gurgeln (siehe Seite 238) mit Pfefferminztee als Tagesgetränk.

ZUBEREITUNG Übergießen Sie 1 TL getrocknete Pfefferminze mit 150 ml kochendem Wasser. 10 Minuten abgedeckt ziehen lassen, abseihen und etwas abgekühlt trinken.

ANWENDUNG Zwei bis drei Tassen täglich.

DAUER Bis zur Besserung der Beschwerden.

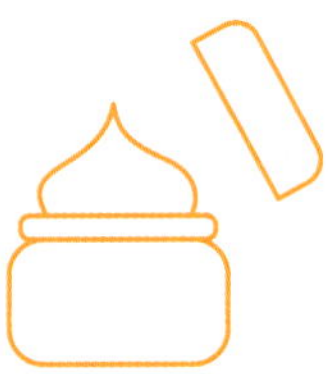

Unreine Haut

Mediterrane Kräutercreme

Mit Minze und anderen Kräutern können Sie eine mediterrane Kräutercreme herstellen, die gleichzeitig desinfizierend und beruhigend auf die Haut wirkt. Dafür benötigen Sie 5 g Bienenwachs, 15 g Lanolin wasserfrei (Apotheke), 40 ml Weizenkeimöl oder 40 ml Rosmarinölauszug (siehe Seite 207), 50 ml konzentrierten Teeaufguss aus je 1 TL getrockneter Minze, Salbei, Rosmarin und Thymian.

ZUBEREITUNG Stellen Sie zuerst den Teeaufguss her: Übergießen Sie dazu je 1 TL Minze, Rosmarin, Salbei und Thymian mit 250 ml kochendem Wasser. 15 Minuten abgedeckt ziehen lassen. Danach abseihen und auf 60 °C abkühlen lassen. Unterdessen Bienenwachs und Lanolin in einem Glas- oder Keramikgefäß im Wasserbad schmelzen und das Weizenkeimöl oder den Rosmarinölauszug hinzufügen und alles auf etwa 60 °C erwärmen. Die Fettmasse vom Ofen nehmen und langsam den Teeaufguss einrühren. Ständig rühren, bis die Creme etwa 40 °C hat. Danach in dunkle Glastiegel abfüllen und im Kühlschrank aufbewahren.

ANWENDUNG Ein- bis zweimal täglich auf die Haut auftragen.

DAUER Keine Begrenzung.

Husten

Juckreiz

Inhalationen

Der Hauptinhaltsstoff Menthol wirkt entspannend auf die Bronchialmuskulatur, fördert die Schleimlösung und damit das Abhusten. Das Trinken von Pfefferminztee (siehe Halsschmerzen), Inhalationen mit Pfefferminze und tägliche mehrmalige Einreibungen mit Pfefferminzöl unterstützen den Heilprozess.

ZUBEREITUNG Geben Sie für die Inhalation 1–2 gut gehäufte EL getrocknete Pfefferminzblätter oder die doppelte Menge frisches Kraut in eine Schüssel oder einen Topf und gießen mit etwa 2 Liter kochendem Wasser auf, etwas abkühlen lassen.

ANWENDUNG Den Kopf über den Topf oder die Schüssel halten und mit einem Handtuch bedecken. 10 Minuten inhalieren. Anschließend 15 Minuten in einem warmen Raum bleiben, damit sich die Atemwege langsam wieder an die kühlere Luft gewöhnen und das Nasensekret abfließen kann. Am besten den Kopf für einige Zeit mit einer Mütze oder einem Handtuch bedecken.

DAUER Dreimal täglich über 1 Woche.

WICHTIG Vorsicht bei kleinen Kindern unter 3 Jahren! Nicht bei Asthmatikern anwenden, Menthol kann eine Verkrampfung der Bronchialmuskulatur auslösen.

Pfefferminzauflage

Reflexartig kratzt man sich, wenn die Haut juckt. Doch leider hilft das nicht, sondern verstärkt oft die Probleme. Denn kleine Kratzwunden geben Bakterien die Chance, in die Haut einzudringen. Eine Pfefferminzauflage hilft schnell, denn Pfefferminze wirkt auf vielen Ebenen juckreizstillend und hautschützend. Hier kommen die antibakteriellen, zellerneuernden, kühlenden, die Hautnerven beruhigenden und damit schmerzstillenden Eigenschaften zur Geltung.

ZUBEREITUNG Emulgieren Sie fünf bis zehn Tropfen ätherisches Pfefferminzöl in 1 EL Salz, Honig oder Sahne. Geben Sie die Emulsion in 1 Liter Wasser.

ANWENDUNG Tauchen Sie ein dünnes Baumwolltuch in das Wasser, drücken es nur leicht aus und legen es auf die juckende Hautpartie. Erneuern Sie die Auflage, wenn das Tuch trocken geworden ist.

Mit dieser juckreizstillenden Emulsion können Sie außerdem größere Flächen abreiben (Waschung).

DAUER Nach Bedarf.

Alternativ können Sie einen starken Aufguss herstellen und wie beschrieben verwenden.

Schuppige Kopfhaut

Haarspülungen

Reflexartig kratzt man sich, wenn die Kopfhaut juckt und trockene Schuppen herabrieseln – ein Zeichen, dass sie gereizt und überstrapaziert ist. Dann können Haarspülungen mit Pfefferminze für Erleichterung sorgen (siehe Juckreiz).

ZUBEREITUNG Übergießen Sie 3 EL frische Blätter oder drei Beutel Pfefferminztee mit 1 Liter kochendem Wasser und lassen den Aufguss 10 Minuten abgedeckt ziehen. Danach abseihen oder die Beutel entfernen und auf Körpertemperatur abkühlen lassen.

ANWENDUNG Haare gründlich damit spülen, Handtuch um den Kopf schlagen und 15 Minuten einwirken lassen.

DAUER Nach Bedarf regelmäßig.

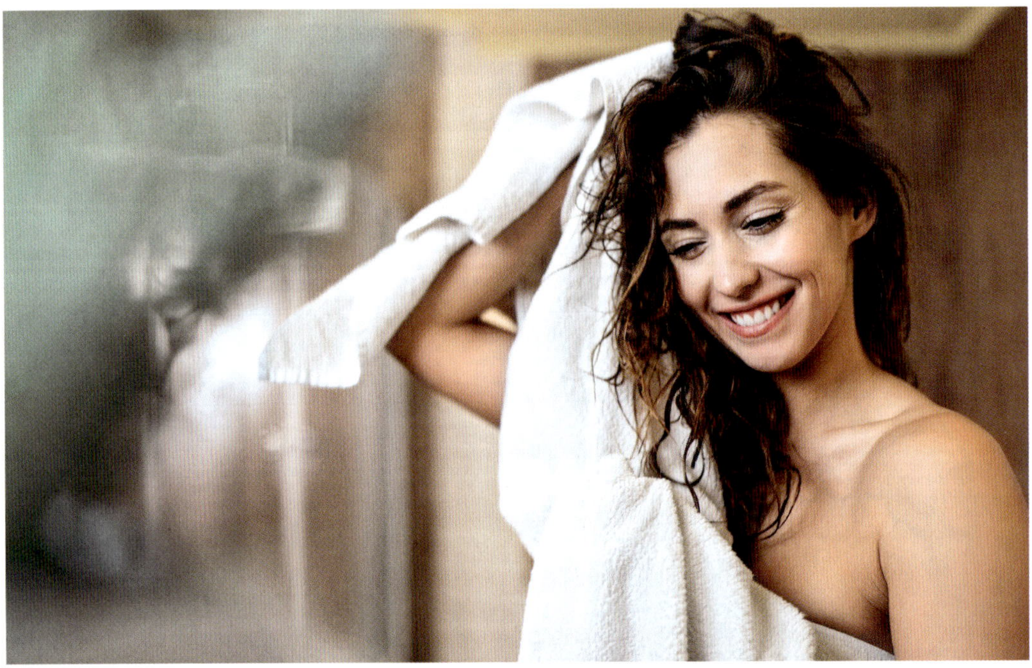

Kopfschmerzen

Massage mit Pfefferminzöl

Plinius der Ältere empfahl, bei Kopfschmerzen frische Pfefferminzblätter auf die Schläfen zu legen. Die genaue Wirkungsweise wurde aber jahrhundertelang nie wissenschaftlich geklärt. Heute weiß man, dass das Öl beim Auftragen körpereigene Systeme zur Schmerzabwehr aktiviert, unter anderem durch seinen Kühleffekt. So wird der Schmerz vor Ort blockiert. Gleichzeitig wird die Hautdurchblutung gesteigert, was Verkrampfungen der Muskulatur löst. Häufige Auslöser für Spannungskopfschmerzen sind Stress, Muskelverspannungen (vor allem im Nacken- und Schulterbereich), aber auch Schlafmangel. In einer Kieler Studie* wurde festgestellt, dass eine 10-prozentige Pfefferminzöllösung (Euminz®, Apotheke) ebenso wirksam wie 1.000 mg (1 g) Paracetamol ist. Eine Massage mit Pfefferminzöl wirkt bei Spannungskopfschmerzen schmerzlindernd.

ZUBEREITUNG Als Hausmittel mischen Sie 1 ml Pfefferminzöl (maximal 25 Tropfen) mit 50 ml hautfreundlichem Öl (Jojoba-, Sesam-, Olivenöl) oder Creme. Oder Sie benutzen Ihren eigenen Ölauszug (siehe Seite 183).

ANWENDUNG Tragen Sie kleine Mengen auf Stirn, Schläfen und Nacken auf und massieren leicht etwa 3 Minuten. Alternativ können Sie das reine ätherische Öl auftragen. Dafür jeweils einen Tropfen auf jede Schläfe geben und gut verreiben.

DAUER Bei Bedarf alle 15 Minuten wiederholen. Etwas Geduld, eine gute Wirkung sollte sich innerhalb der ersten 2 Stunden zeigen und ist auch bei Migräne in der Regel eine hilfreiche Anwendung.

WICHTIG Bei Migräne ist Pfefferminzöl nicht für jeden verträglich, denn vereinzelt sind Menschen mit Migräne sehr sensibel gegenüber Gerüchen, sodass die Pfefferminze die Migräne in seltenen Fällen sogar verstärken kann. In diesem Fall lieber auf diese Anwendung verzichten.

* Studien zu Pfefferminze siehe Seite 309

Magen-Darm-Grippe

Magen-Darm-Tee

Die Inhaltsstoffe der Pfefferminze wirken zum einen verdauungsfördernd, aber auch besonders beruhigend auf den strapazierten Verdauungstrakt. Ein Magen-Darm-Tee sorgt für Entspannung und mildert dadurch schnell Bauchbeschwerden.

ZUBEREITUNG 1 TL getrocknete oder 2 TL frische Minzeblätter mit 150 ml kochendem Wasser übergießen. 10 Minuten abgedeckt ziehen lassen, danach abseihen.

ANWENDUNG Trinken Sie zwei bis drei Tassen schlückchenweise über den Tag verteilt.

DAUER Bis zur Besserung der Beschwerden.

WICHTIG Pfefferminztee nicht länger als 6 Wochen am Stück als Dauergetränk einnehmen, da er die Bildung von Magensäure befördert und bei langer Anwendung zu Magenschmerzen führen kann.

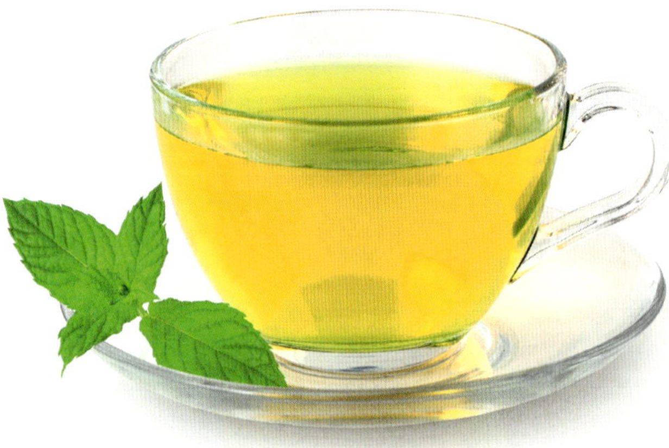

Einreibung

Pfefferminze entfaltet auch bei Muskel- und Nervenschmerzen seine Wirkung. Das ätherische Öl erzeugt ein Kältegefühl, das örtlich betäubend wirkt. Es verändert die Weiterleitung beziehungsweise auch die Verarbeitung von Schmerzimpulsen. Das Gehirn registriert dadurch den Schmerz kaum. Außerdem wird die Durchblutung an den Stellen der Einreibung gesteigert, was zu einer muskulären Entspannung führt.

ZUBEREITUNG Für großflächige Einreibungen geben Sie auf 1 TL Basisöl drei bis fünf Tropfen ätherisches Öl.

ANWENDUNG Reiben Sie die schmerzenden Stellen damit ein. Kleine Schmerzstellen können Sie mit dem puren Öl behandeln.

DAUER Bis Besserung eintritt.

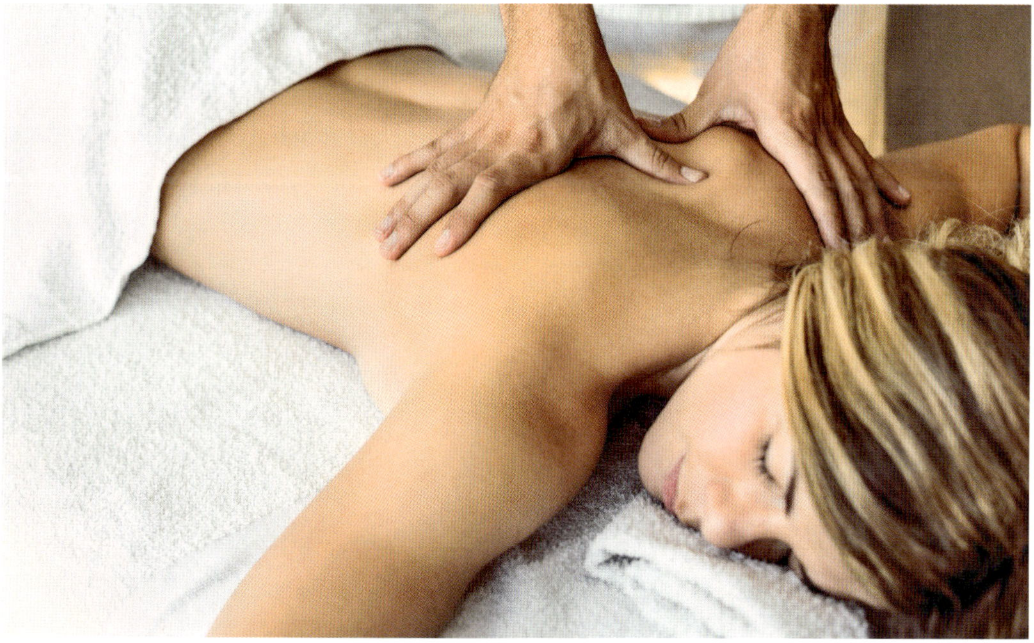

Mundschleimhautentzündung

Mundspülung

Ganz unterschiedliche Ursachen können zu einer sogenannten Stomatitis führen: von Verletzungen und Druckstellen über Viren (Herpes), Bakterien und Pilze bis zur Nebenwirkung von Therapien (oft als Folge einer Chemotherapie). Spülungen mit Pfefferminze wirken entzündungshemmend sowie schmerzstillend und bekämpfen eventuelle Erreger im Mund. Dafür benötigen Sie einen starken Aufguss.

ZUBEREITUNG Übergießen Sie 2 TL getrocknete Pfefferminzblätter mit 100 ml kochendem Wasser und lassen den Tee abgedeckt 15 Minuten ziehen. Danach abseihen und auf Trinktemperatur abkühlen lassen.

ANWENDUNG Spülen Sie den Mund mit dem Sud etwa 1 Minute nach jeder Mahlzeit. Zwischendurch immer ausspucken und mit frischem Tee weiterspülen. Wiederholen Sie die Spülung täglich dreimal. Diese Spülungen können Sie auch prophylaktisch vornehmen, wenn Sie wissen, dass solche Entzündungen immer wieder auftreten, zum Beispiel durch das Tragen einer Spange.

DAUER Bei Bedarf oder als Kur für 1 Woche, dann 2–3 Tage Pause.

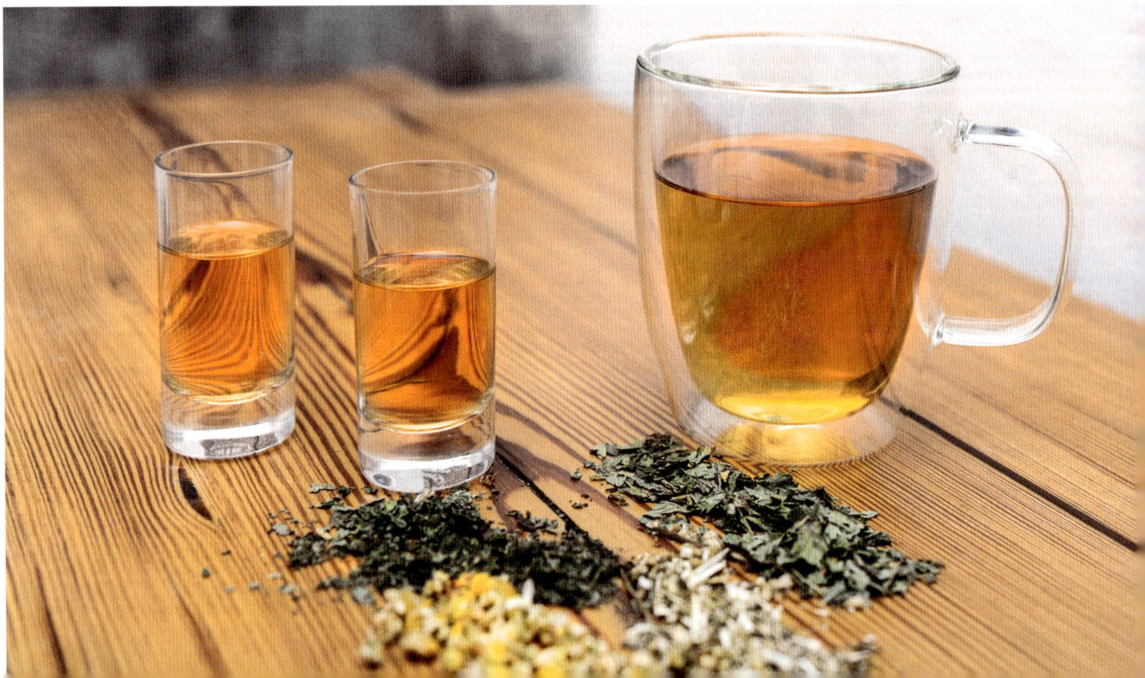

Reizmagen

Teemischung

Da sich die Beschwerden häufig nach dem Essen verschlimmern, ist es sinnvoll, nach der Mahlzeit eine magenberuhigende Teemischung zu trinken.

ZUBEREITUNG Lassen Sie in der Apotheke je 25 g getrocknete Kamille, Schafgarbe, Melisse und Pfefferminze mischen. Die Inhaltsstoffe dieser Kräuter wirken vor allem krampflösend und entzündungshemmend, Melisse und Kamille zusätzlich beruhigend. Übergießen Sie 1 TL der Mischung mit 150 ml kochendem Wasser. 10 Minuten abgedeckt ziehen lassen, danach abseihen.

ANWENDUNG Trinken Sie nach den Mahlzeiten jeweils eine Tasse.

DAUER Bis zur Besserung der Beschwerden. Als Kur über einen Zeitraum von 3 Wochen, dann 1 Woche Pause und nochmals 3 Wochen.

INFO

Pfefferminze hilft bei Reizdarmerkrankung

Zahlreiche Studien* an Erwachsenen sowie bei Kindern, die an Reizdarm-Symptomen leiden, zeigen, dass eine Therapie mit hochdosiertem Pfefferminzöl (in Kapseln) im Vergleich zu Placebos zu einer deutlichen Verbesserung der unterschiedlichen Symptome führt. Zugelassen ist das hochdosierte Pfefferminzöl-Präparat Buscomint®. Das Menthol in der Minze aktiviert einen Antischmerzkanal in den Wänden des Dickdarms (siehe Oberbauchbeschwerden) und dämpft so die Schmerzwahrnehmung.

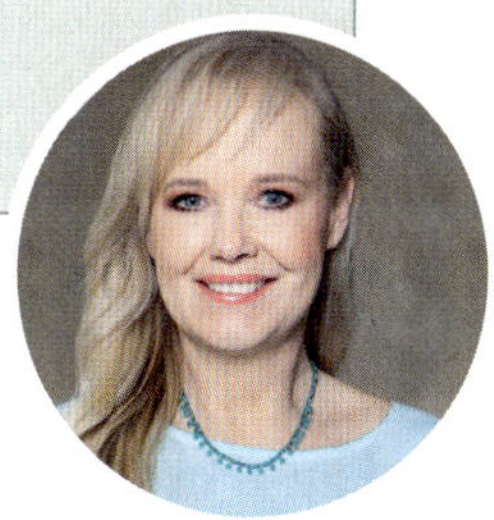

Pfefferminze beschleunigt auch die Entleerung des Magens, Kamille wirkt krampflösend und entblähend und Schafgarbe schützt die Magenschleimhaut.

* Studien zu Pfefferminze siehe Seite 309

Schnupfen

Pfefferminzdampfbad

Bei Schnupfen hält regelmäßiges Schnäuzen die Nase frei und kann so unter Umständen verhindern, dass die Infektion weiter in den Halsbereich wandert. Mit Inhalationen steigern Sie die Durchblutung in den Schleimhäuten, sie werden gereinigt und festsitzender Schleim kann so besser ausgeschnäuzt werden. Des Weiteren tut alles gut, was erwärmt. Ein Pfefferminzdampfbad verstärkt die Wirkung des Wasserdampfes, indem über die feinen Dampfaerosole entzündungshemmende Partikel in die Nasenschleimhaut gelangen.

ZUBEREITUNG Übergießen Sie 3–4 EL getrocknete Pfefferminze (oder drei bis vier Teebeutel) oder die doppelte Menge frische Minze mit 2 Liter kochendem Wasser.

ANWENDUNG Beugen Sie sich mit dem Kopf über die Schüssel und bedecken ihn ganz mit einem Handtuch. Inhalieren Sie 10–15 Minuten, solange Dämpfe aufsteigen.

DAUER Ein- bis zweimal täglich, bis die Schwellung in der Nase zurückgeht. Alternativ können Sie drei Tropfen Pfefferminzöl ins Wasser geben. Das Öl vorher mit etwas Honig, Salz oder Sahne emulgieren, damit es sich im Wasser verteilen kann.

TIPP

Inhalieren to go

Die Nasennebenhöhlen werden bei jedem Schnupfen in Mitleidenschaft gezogen. Um eine Chronifizierung zu vermeiden, können Sie bei Schnupfen zwischendurch einen Tropfen Pfefferminz- oder Minzöl auf ein Papiertaschentuch träufeln, das Tuch zwischen den hohlen Händen platzieren und einatmen.

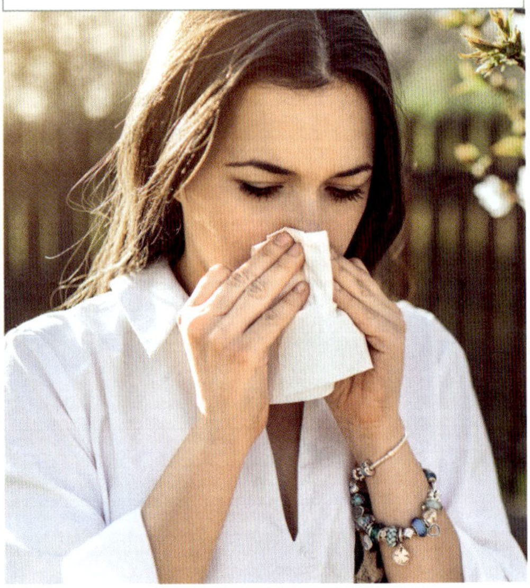

Übelkeit

Teemischung

Übelkeit ist keine eigenständige Erkrankung, sondern ein Symptom, das viele Ursachen haben kann. Auch psychische Belastungen können Übelkeit hervorrufen, da unsere Psyche eng mit dem im Gehirn angesiedelten Brechzentrum verbunden ist. Typisch ist auch die sogenannte Schwangerschaftsübelkeit in den ersten 3 Monaten. Neben Melisse sind Pfefferminze und Kamille hilfreiche Kräuter. Bereiten Sie eine Teemischung daraus zu: Sie benötigen jeweils 20 g Pfefferminze, Kamille und Minze. Alle Kräuter gut mischen. Sie können den Tee noch mit etwas Ingwer verstärken, der ebenfalls bei Übelkeit hilft. Schneiden Sie zwei dünne Scheiben von einer Wurzel ab.

ZUBEREITUNG Übergießen Sie 1 gehäuften TL der Mischung mit 150 ml kochendem Wasser. 10 Minuten abgedeckt ziehen lassen, danach abseihen.

ANWENDUNG Trinken Sie bis zu drei Tassen pro Tag.

DAUER Bis zur Besserung der Beschwerden, nicht länger als 3 Wochen, dann Pause.

TIPP

Über den Duft oder Bonbons Übelkeit vertreiben

Geben Sie ein paar Tropfen Pfefferminzöl auf eine Duftlampe. Das im Pfefferminzöl enthaltene Menthol hat auf uns eine ähnliche Wirkung wie der Duft von Limonen. Es wirkt sehr erfrischend und belebend, gleichzeitig aber auch nervenstärkend.

Bei Übelkeit als Nebenwirkung einer Krebsbehandlung können Pfefferminzbonbons als Fertigpräparat (*Menthae piperitae rotulae*) sowie Ingwer hilfreich sein.

Weitere interessante medizinische Aspekte

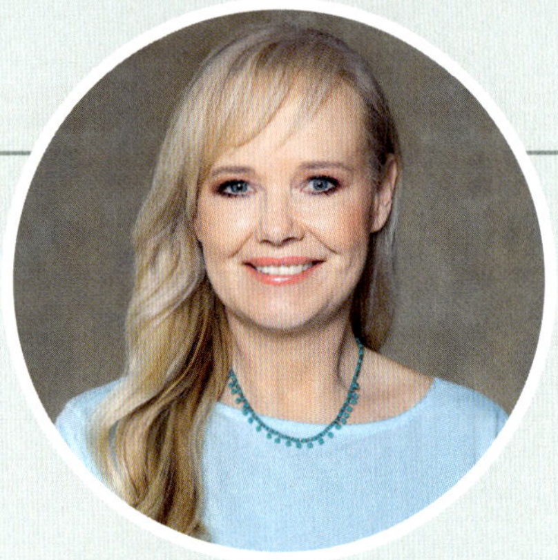

Geistige Fitness mit Pfefferminze erhöhen

In einer 2016 durchgeführten Studie* tranken 180 Testpersonen Pfefferminztee, Kamillentee oder heißes Wasser. Bevor sie den Tee tranken, gaben die Forscher allen Probanden Fragebögen, die die Stimmung bewerteten. 20 Minuten nach dem Trinken des Tees oder des Wassers testeten die Forscher mit einem anderen Fragebogen das Kurzzeit- und Langzeitgedächtnis sowie andere Denkfunktionen. Die Forscher stellten fest, dass der Pfefferminztee das Langzeitgedächtnis der Testpersonen deutlich verbesserte. Pfefferminztee förderte auch das Arbeitsgedächtnis und die Aufmerksamkeit im Vergleich zu anderen Getränken. Im Gegensatz zum Pfefferminztee sorgte Kamillentee für weniger Aufmerksamkeit und ein weniger gutes Gedächtnis.

Auch Pfefferminze hilft gegen Herpesviren

Etwa 16 Millionen Menschen in Deutschland werden immer wieder von Lippenherpes heimgesucht. Nach der Erstinfektion nisten sich die Herpes-simplex-Viren unbemerkt in Nervenknoten (Ganglien) ein. Durch Auslöser wie Stress, Infekte oder UV-Strahlung können sie jederzeit in einen aktiven Zustand versetzt werden. Bei etwa 20 Prozent der Infizierten ist das wiederholt der Fall. Ähnlich wie die ätherischen Öle von Melisse zeigt auch Pfefferminze in Studien* eine antiherpetische Wirksamkeit, auch gegen Aciclovir-resistente Herpesstämme (siehe Seite 152; Aciclovir = gängiger Virusblocker in Herpes-Lippencremes).

* Studien zu Pfefferminze siehe Seite 309

Funktionelle Oberbauchbeschwerden

Die Symptome reichen von Druck im Oberbauch über Völlegefühl nach kleinen Mahlzeiten, Übelkeit, Blähungen und Appetitlosigkeit bis zu Leibschmerzen. Organische Ursachen dafür sind nicht auszumachen, weshalb man von funktionellen Beschwerden spricht. Der Reizmagen (siehe Seite 191) oder das Roemheld-Syndrom (siehe Seite 123) gehören ebenfalls in diesen Formenkreis. Pfefferminze stimuliert einen Einstrom von Kalzium-Ionen in die Zellen der glatten Muskulatur des Magen-Darm-Trakts und sorgt so für dessen Entspannung. Außer Tee sind verschiedene Fertigpräparate das Mittel der Wahl (Kapseln, Tinktur). Die Einnahme erfolgt nach Packungsbeilage. Die Kapseln sind zur Langzeitanwendung geeignet.

Mit Pfefferminzöl gegen Verstopfung

Die ätherischen Öle der Pfefferminzblätter wirken entkrampfend und entspannungsfördernd auch auf die Muskulatur des Verdauungstrakts. Bei Obstipation (Verstopfung) mit krampfartigen Schmerzen hat sich Pfefferminzöl in Kapseln bewährt. Die Kapseln lösen sich im Dünndarm auf. Die Einnahme erfolgt nach Packungsbeilage. In einer Übersichtsarbeit* konnte die Überlegenheit von Pfefferminzöl gegenüber einem Scheinmedikament (Placebo) gezeigt werden.

Medizin aus der Küche

Von A wie Apfelminze bis Z wie Zitronenminze bietet dieses Küchenkraut unzählige geschmackliche Variationen. In der arabischen Küche gehört Minze (vor allem verschiedene Sorten Grüner Minze) zu den wichtigsten Würzkräutern. In unseren Breiten ist die Marokkanische Minze am bekanntesten. Sie ist die Basis für das marokkanische Nationalgetränk, den Minztee, der zwischen Fes und Agadir verbreitet ist wie bei uns der Morgenkaffee. Der kubanische Cocktail Mojito erhält seinen typischen Geschmack durch Pfefferminzblätter. In der englischen Küche ist 'Mitcha'm eine der beliebtesten Minzesorten. Sie gilt als die Mutter der Pfefferminzen und wurde bereits um 1750 in England angebaut. Mit Wasser, Essig und Zucker zu einer Sauce verrührt, wird sie zu verschiedenen Fleischspeisen, vor allem Lamm, gereicht. In der indischen Küche und in der ayurvedischen Medizin wird die Minze gleichfalls sehr geschätzt.

Minzeblätter fördern die Verdauung, aber auch die Gedächtnisleistung. Also mehr Minze auf den Speiseplan!

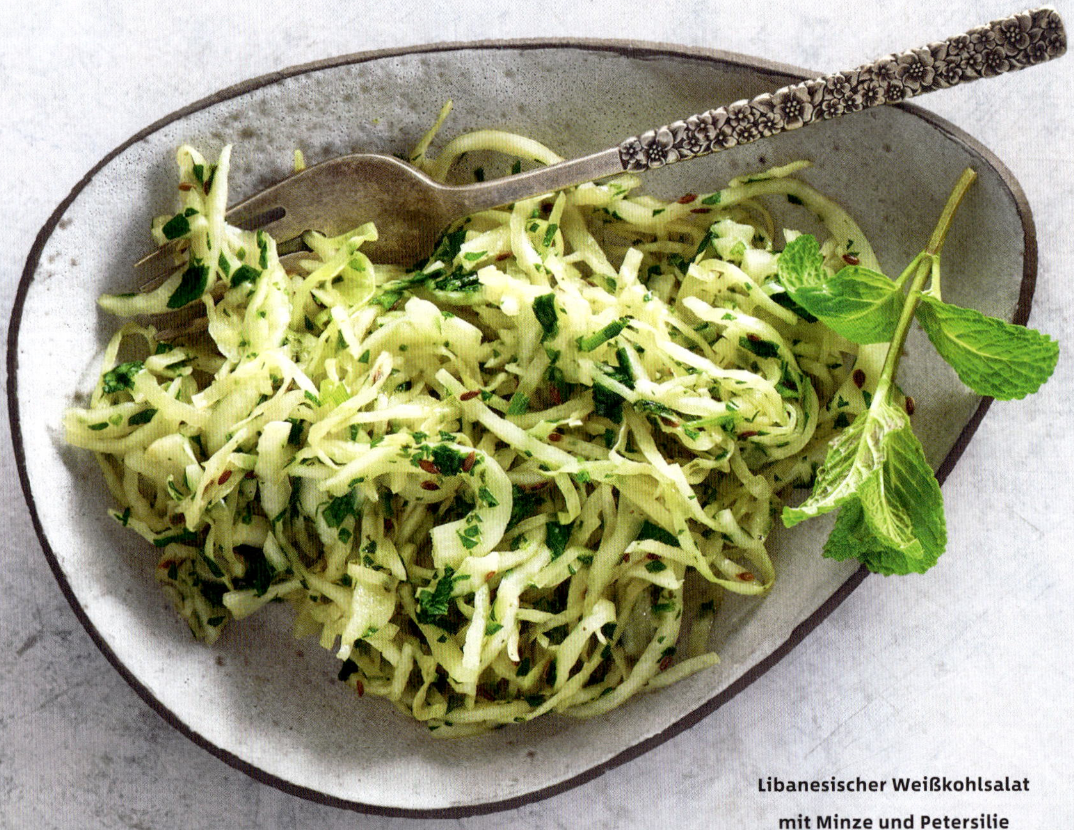

Libanesischer Weißkohlsalat mit Minze und Petersilie

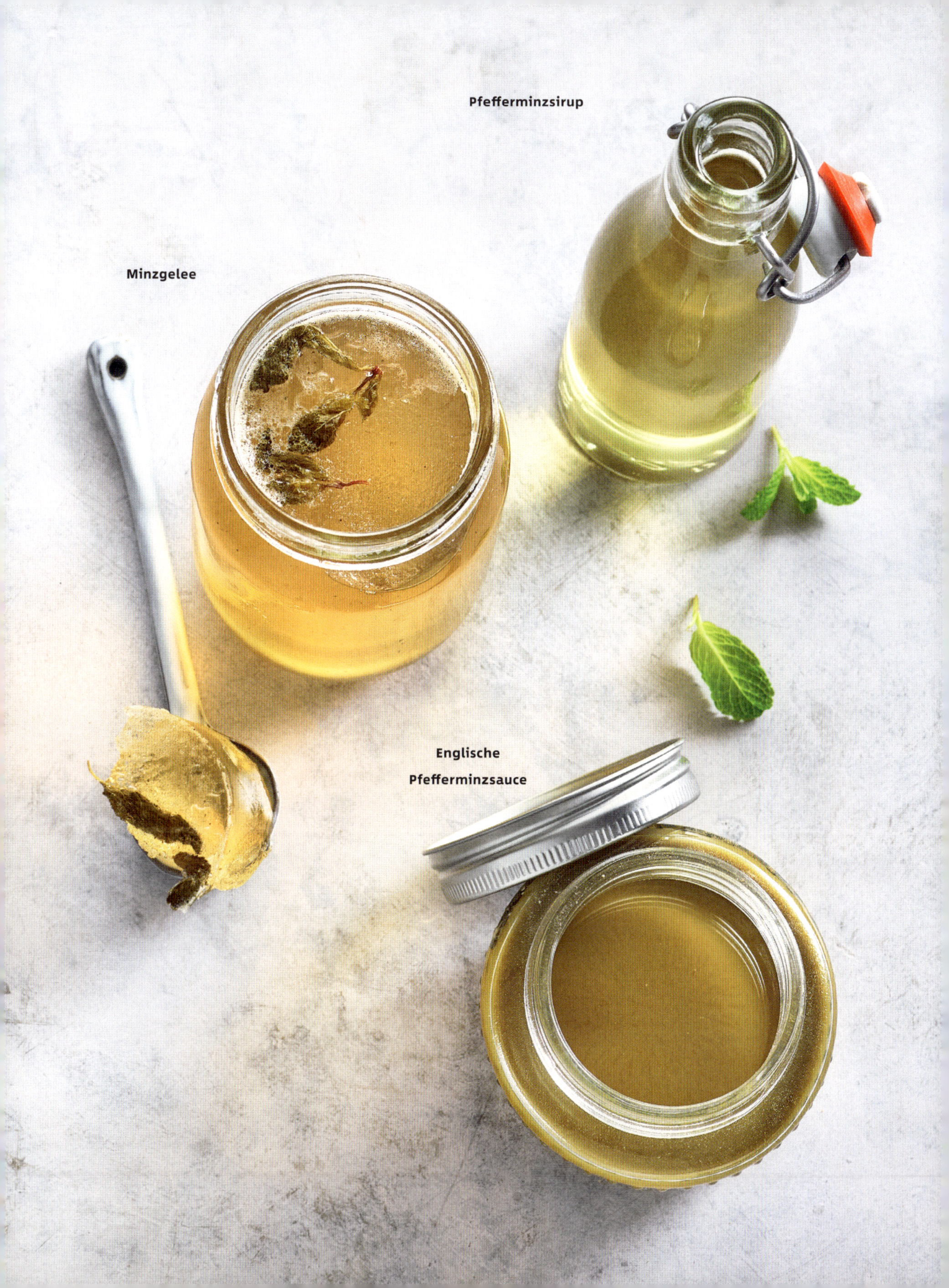
Pfefferminzsirup
Minzgelee
Englische
Pfefferminzsauce

Libanesischer Weißkohlsalat mit Minze und Petersilie

Ein supergesunder Salat, der zudem wunderbar schmeckt und schnell zuzubereiten ist.

Zubereitungszeit 15 Minuten
Für 2 Personen

300 g Weißkohl
5 Stängel Minze
1 kleines Bund glatte Petersilie (15 g)
1 Knoblauchzehe
2 EL Zitronensaft
Salz
frisch gemahlener schwarzer Pfeffer
4 EL Olivenöl
1 Msp. zerstoßene Kümmelsamen (nach Belieben)

Weißkohl waschen, in feine Streifen schneiden und in eine Schüssel geben. Minze und Petersilie abbrausen, trocken schütteln, die Blätter grob hacken und zum Kohl geben. Die Knoblauchzehe schälen und in eine Schale pressen. Erst Zitronensaft mit etwas Salz und Pfeffer und danach das Olivenöl einrühren. Das Dressing über die Salatmischung gießen und gut durchmischen. Mit Salz und Pfeffer abschmecken und nach Belieben den Kümmel dazugeben.

vegan, laktosefrei, glutenfrei, frei von raffiniertem Zucker

TIPP Statt Weißkohl kann man einfach auch den zarteren Spitzkohl verwenden.

Englische Pfefferminzsauce

Eine traditionelle Sauce, die in England zu Lamm und Rinderbraten sowie zu Fisch gereicht wird.

Zubereitungszeit 15 Minuten
Für 4 Personen

50 g Minzeblätter
25 g brauner Zucker (alternativ Honig)
150 ml Weißweinessig
Salz
frisch gemahlener schwarzer Pfeffer

Die Minzeblätter waschen, trocken tupfen und fein hacken. Zucker mit 4 EL Wasser und Essig aufkochen, bis er sich aufgelöst hat. Dann die Minze unterrühren und mit Salz und Pfeffer abschmecken. Nach Belieben mit dem Stabmixer pürieren. Die Pfefferminzsauce erkalten lassen, direkt servieren oder für eine spätere Verwendung in ein Schraubglas füllen und kalt stellen. – Die Sauce hält sich im Kühlschrank einige Tage.

vegan, laktosefrei, glutenfrei

Minzgelee

Für dieses Rezept eignen sich alle aromatischen Minzesorten mit hohem und mittlerem Mentholgehalt wie Pfefferminze oder Marokkanische Minze. Das Gelee schmeckt nicht nur auf dem Frühstücksbrötchen, sondern passt gut zu Grillkäse oder anstelle von Preiselbeeren als geschmackliches i-Tüpfelchen zu Wildbraten.

Zubereitungszeit ca. 15 Minuten plus 2–4 Minuten Kochzeit und 15 Minuten Abkühlzeit

Ergibt 3 Gläser (à ca. 250 g)

100 g Minzeblätter
250 ml Apfelessig
500 g Zucker
2 TL Agar-Agar (pflanzliches Geliermittel)

Die Minzeblätter abbrausen, trocken tupfen, einige Blätter beiseitelegen und den Rest sehr fein schneiden oder hacken. 500 ml Wasser, Essig und Zucker in einen Topf geben und das Agar-Agar einrühren – das Pulver sollte sich ganz auflösen, bevor man die Flüssigkeit erhitzt. Die Minze zugeben, zum Kochen bringen und 2–4 Minuten sprudelnd kochen lassen. Vom Herd nehmen und durch ein Sieb in heiß ausgespülte Schraubgläser füllen. In jedes Glas ein bis zwei Minzeblätter geben, verschließen, die Gläser umdrehen und 15 Minuten abkühlen lassen. Die Siebrückstände entsorgen. Die Gläser erneut umdrehen und das Minzgelee auskühlen lassen.

vegan, laktosefrei, glutenfrei

Pfefferminzsirup

Ein vielseitig verwendbarer aromatischer Sirup – ob im Joghurt oder Müsli oder aufgegossen mit Mineralwasser als Erfrischungsgetränk im Sommer.

Zubereitungszeit 20 Minuten plus 24 Stunden Ruhezeit und 20 Minuten Kochzeit

Ergibt 500 ml Sirup

200 g Minze
Saft von 1 Zitrone
500 g Zucker

Die Minze abbrausen und grob zerkleinern. 1 Liter Wasser in einen Topf geben. Minze und Zitronensaft zugeben, abdecken und 24 Stunden ziehen lassen – durch die Säure der Zitrone lösen sich die Aromastoffe aus der Minze. Am nächsten Tag die Mischung bis zum Siedepunkt erhitzen, damit sich das Menthol gut aus der Pflanze lösen kann, und 1 Minute sprudelnd kochen. Dann durch ein Sieb in einen Topf abseihen, den Zucker hinzugeben und 20 Minuten bei niedriger Hitze köcheln lassen. Den Pfefferminzsirup in Flaschen füllen und erkalten lassen.

vegan, laktosefrei, glutenfrei

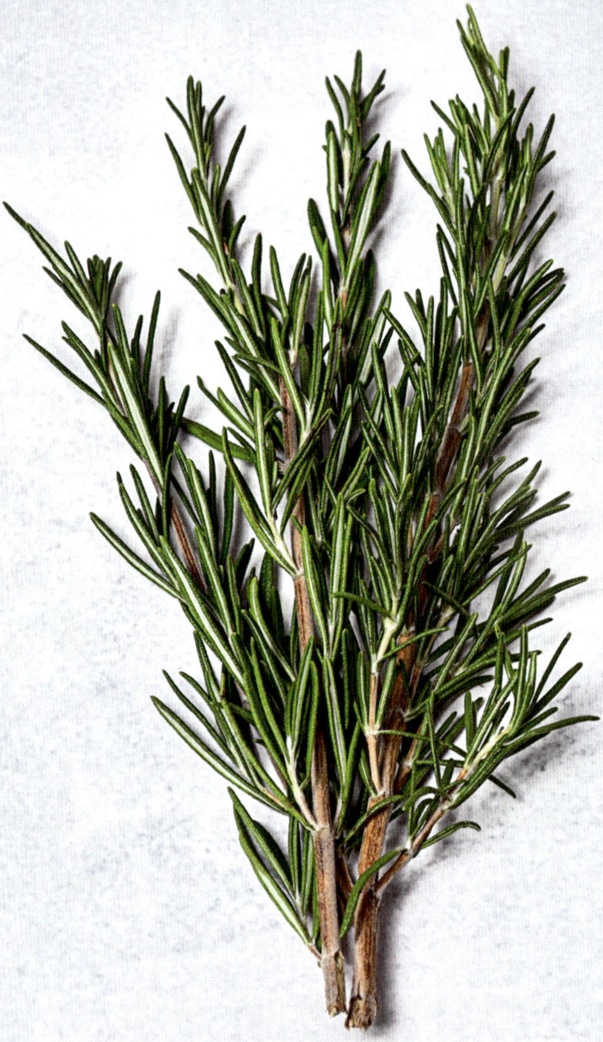

Rosmarin

BOTANISCHER NAME *Salvia rosmarinus*

BEINAMEN Meertau, Brautkraut

FAMILIE Lippenblütler (*Lamiaceae*)

Indikationen

INNERLICH
Niedriger Blutdruck
Funktionelle Herzbeschwerden
Migräne
Impotenz
Nachlassende Gedächtnisleistung, Demenz
Verdauungsbeschwerden
Menstruationsbeschwerden

ÄUSSERLICH
Arthrose
Rheuma
Neuralgien
Durchblutungsstörungen
Akne
Unreine Haut
Trockenes Haar
Kopfschuppen

Wirkstoffe
ätherische Öle, unter anderem *Oleum aethereum Rosmarini,* das hohe Anteile des sogenannten Rosmarinkampfers enthält, Gerbstoffe, Bitterstoffe, Saponine, Flavonoide

Wirkung
tonisierend, durchblutungsfördernd, krampflösend (spasmolytisch), galleflussfördernd (choleretisch), gegen Lebergifte wirksam (antihepatotoxisch), hautreizend, leicht antiviral und antibakteriell

Verwendete Teile
Blätter (getrocknet oder frisch) und das daraus gewonnene ätherische Öl

Anwendungsformen und Dosierung
Tee, ätherisches Öl (Rosmarinöl hat eine stark antiseptische Wirkung, die das 5,4-Fache von Karbolsäure (Phenol) beträgt) Bei der Verwendung von Blättern als Teeaufguss beträgt die Tagesdosis 4–6 g für eine Tassse Tee, 1 TL mit 150 ml heißem Wasser übergießen. Bei der Einnahme von ätherischem Öl mit Zucker, auf Honig oder in einem Getränk beträgt die Dosis zehn bis maximal 20 Tropfen am Tag.

Gegenanzeigen
Rosmarinöl und -wein sollten nicht in der Schwangerschaft angewendet werden. Auch Menschen mit Bluthochdruck sollten Rosmarinöl meiden, da der hohe Gehalt an Kampfer den Blutdruck erhöht.

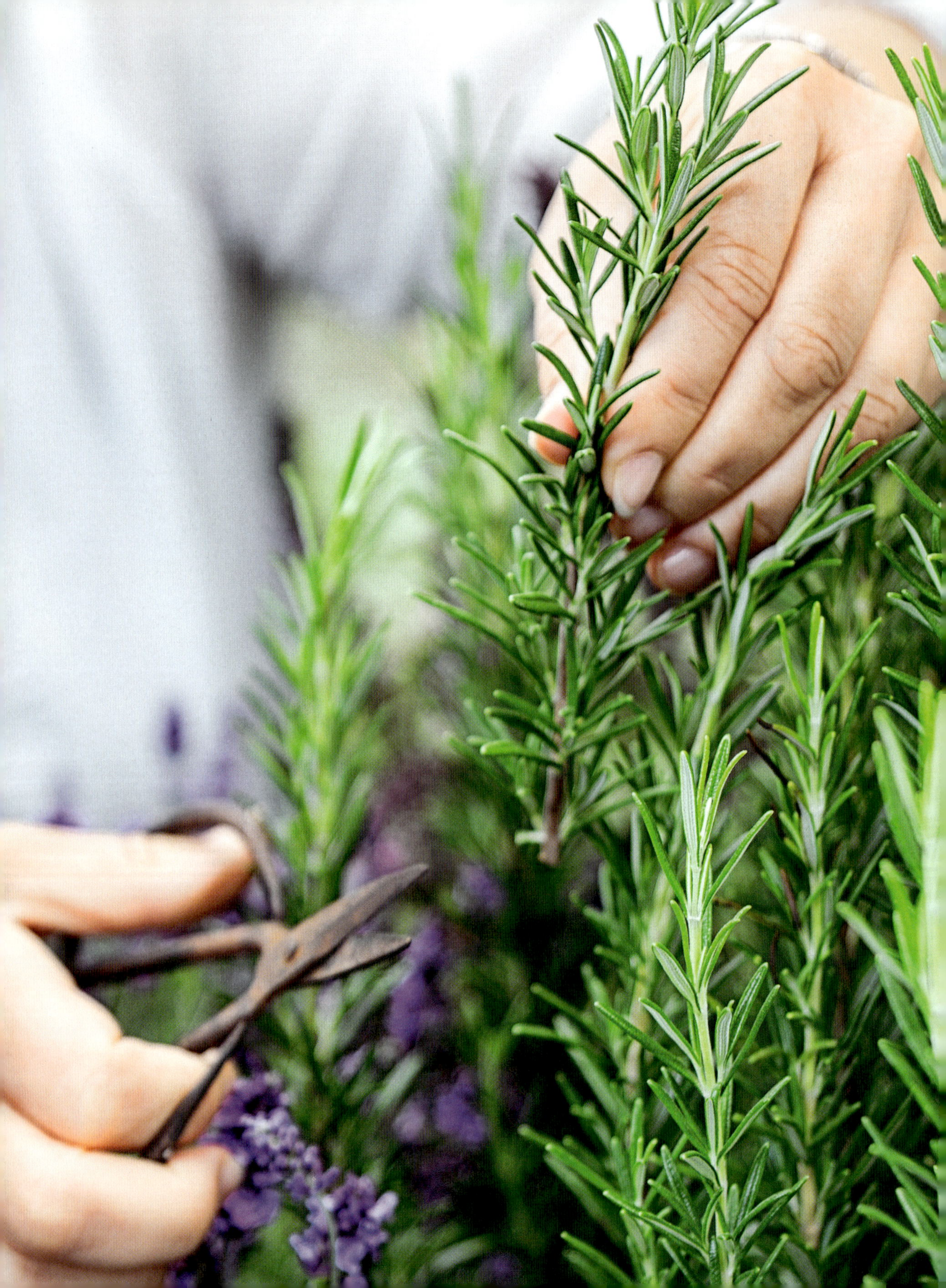

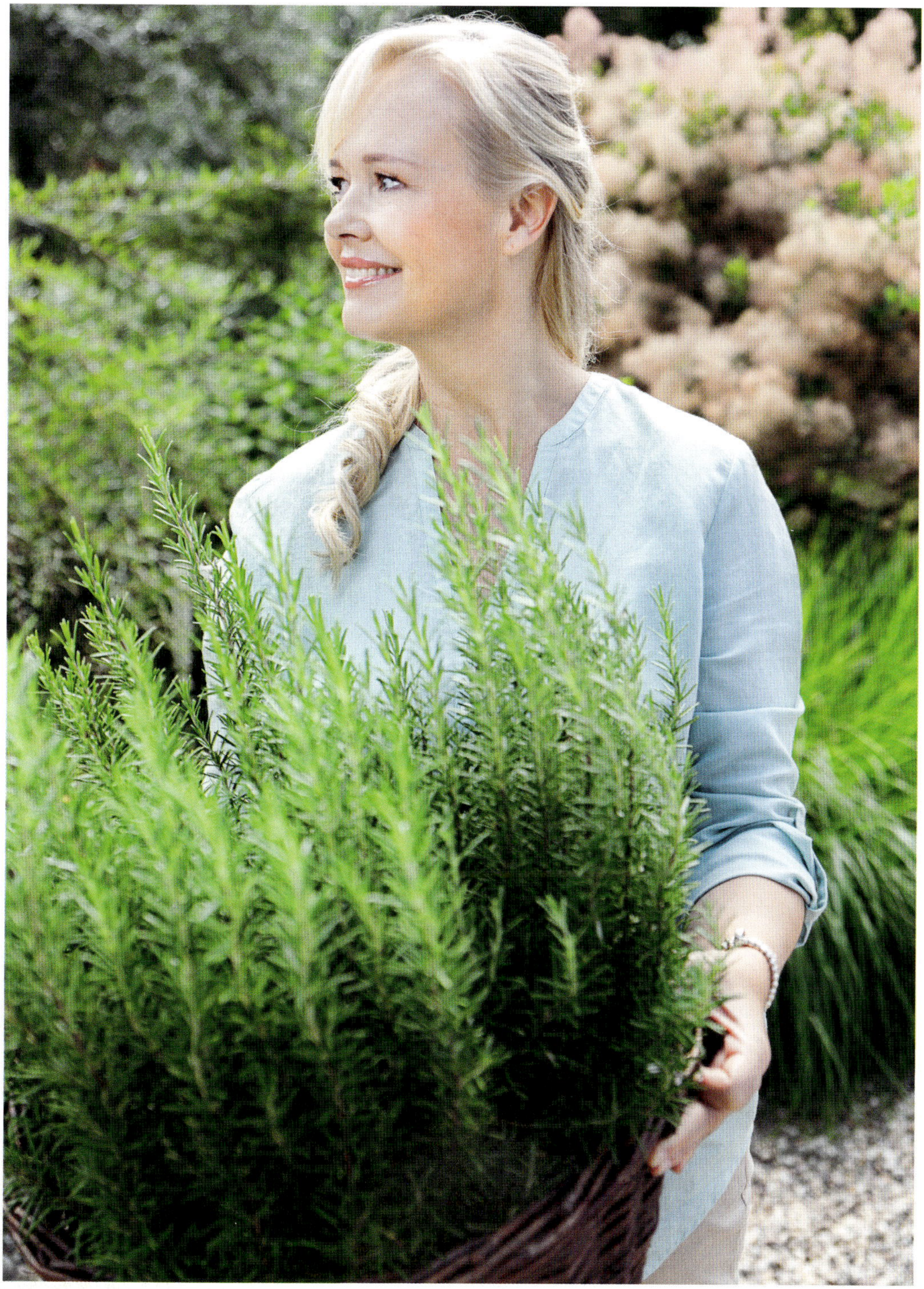

Rosmarin

WISSENSWERTES

Herkunft und Historisches

Der immergrüne Halbstrauch stammt aus dem Mittelmeerraum. Mönche brachten Rosmarin über die Alpen nach Deutschland. In der Bibel werden vor allem die reinigenden Eigenschaften erwähnt. In der antiken Kultur war er eine der Liebesgöttin Aphrodite geweihte Pflanze und repräsentierte als Symbol die Liebe. Auch in der europäischen Kultur findet sich dieser Bezug wieder. Ophelia band Hamlet einen Rosmarinkranz als Zeichen ihrer Treue. Bis ins 17. Jahrhundert trugen die Bräute in Deutschland einen Rosmarinkranz, der Bräutigam steckte sich einen kleinen Zweig an. Rosmarin stand auch für Fruchtbarkeit. In der Volksmedizin kam er zur Anwendung, um den Monatszyklus zu regeln und damit die Empfängnisbereitschaft zu fördern.

In der Medizin der Antike scheint er keine so große Rolle gespielt zu haben. Es ist der Klosterheilkunde zu verdanken, dass seine Heilkräfte entdeckt wurden. Bereits im „Lorscher Arzneibuch" (um 785 im Kloster Lorsch verfasst) wird die stärkende Wirkung bei Erschöpfung und die schmerzlindernde Heilkraft erwähnt.

Anbau und Anbautipps

Rosmarinsträucher können bis zu 2 Meter hoch werden und lieben als Mittelmeergewächse warme und sonnige Standorte. Rosmarin ist anspruchslos, muss aber im Winter vor Frost geschützt werden.

Übrigens: Vorsicht beim Wässern! Die Pflanze nimmt über die nadelförmigen Blätter Feuchtigkeit auf, deshalb also Staunässe vermeiden. Zu viel Wasser lässt die Blätter braun werden.

Die Pflanze und der Name

Der Name „Rosmarin" kommt vom lateinischen „ros marinus" und bedeutet „Tau des Meeres" (ros = Tau, marinus = des Meeres). Die Bezeichnung weist wahrscheinlich auf sein häufiges Vorkommen an Mittelmeerküsten hin. Andere vermuten, dass der Name griechische Wurzeln hat und von „rhops myrinos" (balsamischer Strauch) kommt.

Der bisher bekannte botanische Name *Rosmarinus officinalis* hat 2020 eine Korrektur erfahren, da die Pflanze der Salbei-Gattung zugeordnet wurde. Offiziell heißt Rosmarin jetzt *Salvia rosmarinus*, was man mit Rosmarin-Salbei übersetzen könnte.

Auch die wohl bekannteste Liebestragödie der Welt kommt nicht ohne Rosmarin aus.

An einer Textstelle ziemlich zu Beginn fragt die Amme:

„Doth not rosemary and Romeo begin both with a letter?"

Romeo antwortet: „Ay, nurse; what of that? Both with an R."

(Fängt nicht Rosmarin und Romeo mit demselben Buchstaben an? / Ja, gute Frau, beide mit einem R.)

Am Schluss wird die tote Julia mit Rosmarin bedeckt.

„Hemmt eure Tränen, streuet Rosmarin / Auf diese schöne Leich', und, nach der Sitte, / Tragt sie zur Kirch' in ihrem besten Staat: / Denn heischt gleich die Natur ein schmerzlich Sehnen, / So lacht doch die Vernunft bei ihren Tränen."

Akne

Rosmarin-Gesichtswasser

Durch die Verstopfung der Talgdrüsen der Haut bilden sich Mitesser, die sich im weiteren Verlauf durch die Besiedelung mit Bakterien entzünden können und zu den typischen Eiteransammlungen führen. Antibakteriell wirkendes Rosmarin-Gesichtswasser desinfiziert die betroffenen Stellen, die Durchblutung wird angeregt, die Poren ziehen sich zusammen und Eiter fließt ab.
ZUBEREITUNG 250 ml Wasser mit 1 TL frischem Rosmarin und der klein geschnittenen Schale einer halben Bioorange zum Kochen bringen. Danach 10 Minuten ziehen lassen. Abseihen, in eine gut verschließbare Flasche füllen und kühl lagern.
ANWENDUNG Nach dem abendlichen Waschen auf die Haut auftragen.
DAUER Regelmäßig.

TIPP

Gesichtstonikum für unreine Haut
Wer zu unreiner und fettiger Haut neigt, kann mit folgendem Kräuter-Gesichtstonikum die Haut reinigen und pflegen. Gießen Sie 200 ml Alkohol (mindestens 45 Prozent) auf folgende getrocknete Kräutermischung:

1 EL Weidenrinde (Apotheke)
1 TL Beinwellwurzel (Apotheke)
1 TL Thymian
1 TL Rosmarin

Lassen Sie alles in einem Glas gut verschlossen 2 Wochen ziehen, anschließend abseihen und in einer dunklen Flasche kühl aufbewahren. Unreine Haut täglich mehrfach mit dem Tonikum betupfen.

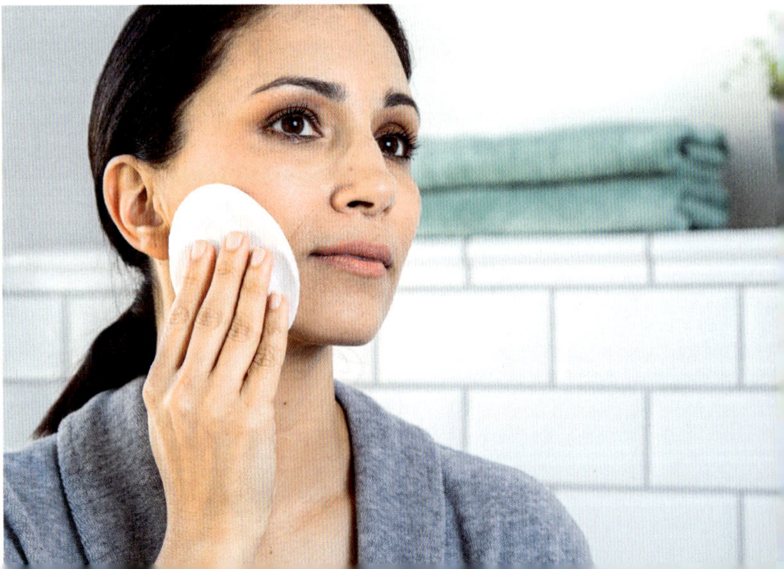

Die Inhaltsstoffe des Gesichtstonikums wirken antibakteriell, entzündungshemmend und belebend. Beinwell fördert zusätzlich die Zellneubildung.

Rosmarinölwickel

Bei Arthrose handelt es sich um eine Verschleißerkrankung des Gelenkknorpels und später auch des angrenzenden Knochens. Über- und Fehlbelastungen, Verletzungen und altersbedingte Veränderungen sind die Hauptursachen. Schubweise kann es zu Entzündungen kommen, die den Knorpel weiter schädigen. Zunehmend werden Betroffene von Schmerzen geplagt.

Schmerzlindernd wirken mäßig warme Rosmarinölwickel. Wer öfter unter den Beschwerden leidet, kann einen Auszug aus Rosmarin auf Vorrat herstellen (siehe Tipp), ansonsten kann man sich schnell eine heilsame Ölkompresse mit ein paar Tropfen des fertigen ätherischen Öls herstellen.

ZUBEREITUNG 1 EL Öl (Sonnenblumen-, Mandel-, Olivenöl) mit ein bis fünf Tropfen ätherischem Rosmarinöl mischen.

ANWENDUNG Je nach betroffener Stelle entweder eine kleine Kompresse oder ein etwas größeres Baumwoll- beziehungsweise Leinentuch mit dem Öl tränken und auf die betroffene Stelle legen. Darüber ein vorgewärmtes Abdecktuch (Wickeltuch) und eventuell ein Fixiertuch aus Wolle, eine Wärmflasche oder ein Wärmekissen geben.

DAUER Ein- bis zweimal täglich mindestens 30 Minuten (bis zu mehreren Stunden).

TIPP

Auszug aus Rosmarinöl selbst herstellen

Zur Herstellung von Rosmarinöl junge, noch nicht verholzte Triebe sehr fein schneiden und damit ein Glas zu etwa zwei Dritteln befüllen. So viel Öl aufgießen, dass alles gut bedeckt ist. Geeignet sind Sonnenblumen-, Oliven- und Mandelöl. Die Pflanzenteile müssen auf jeden Fall vollständig mit Öl bedeckt sein.

3–4 Wochen (kann bis zu 6 Wochen ausgedehnt werden) hell und warm stellen, dabei hin und wieder das Glas schütteln. Danach abseihen und das Seihtuch kräftig ausdrücken. Alles in dunkle Flaschen füllen und kühl stellen. Beschriften nicht vergessen!

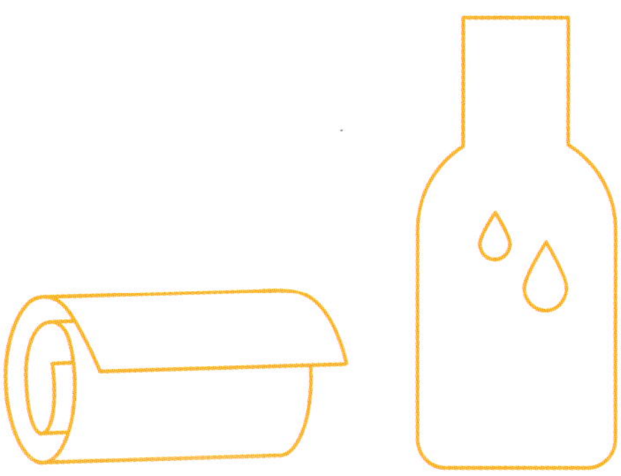

Niedriger Blutdruck

Rosmarinöl

Niedriger Blutdruck ist keine Krankheit und in der Regel ungefährlich, wenn auch die Symptome wie Schwindel, Müdigkeit und Herzrasen lästig sind und oft beunruhigen. Er ist überwiegend essenziell (vermutlich erblich), hat also keine andere körperliche Ursache. Nur selten tritt er im Zusammenhang mit Erkrankungen der Schilddrüse und Venen oder Herzerkrankungen auf. Auch manche Medikamente kommen als Auslöser infrage (insbesondere Psychopharmaka und Herz-Kreislauf-Medikamente). Vor allem junge, schlanke Frauen sind davon betroffen. Von niedrigem Blutdruck spricht man, wenn die Werte unter 100/110 zu 60 mmHg (Millimeter Quecksilbersäule) liegen.

Die durchblutungsfördernde, anregende Wirkung von ätherischem Rosmarinöl ist ein gutes Mittel zur Steigerung des Blutdrucks.

ZUBEREITUNG Geben Sie fünf bis acht Tropfen auf eine Duftlampe oder einen Vaporisierer (Zerstäuber). Die ätherischen Öle regen den Kreislauf an.

ANWENDUNG Am besten den morgendlichen Kaffee oder Tee mit dem Duft von Rosmarin trinken.

DAUER Nach Bedarf.

Rosmarintee

Zur Anregung des Kreislaufs und damit zur Blutdrucksteigerung ist Rosmarintee geeignet. Er wirkt ebenso anregend wie Kaffee.

ZUBEREITUNG Übergießen Sie 1 TL getrocknete oder 2 TL frische Rosmarinblätter mit 150 ml kochendem Wasser. 10 Minuten abgedeckt ziehen lassen, danach abseihen.

Übrigens: Rosmarintee harmoniert auch hervorragend mit getrockneten Zitronen- oder Orangenschalen.

ANWENDUNG Am besten morgens.

DAUER Als Kur über 3 Wochen.

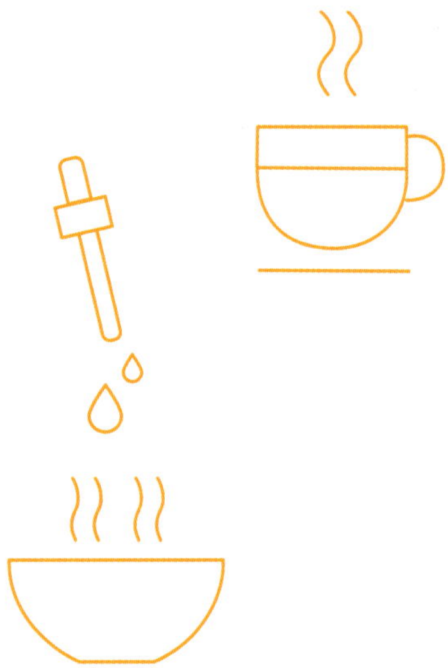

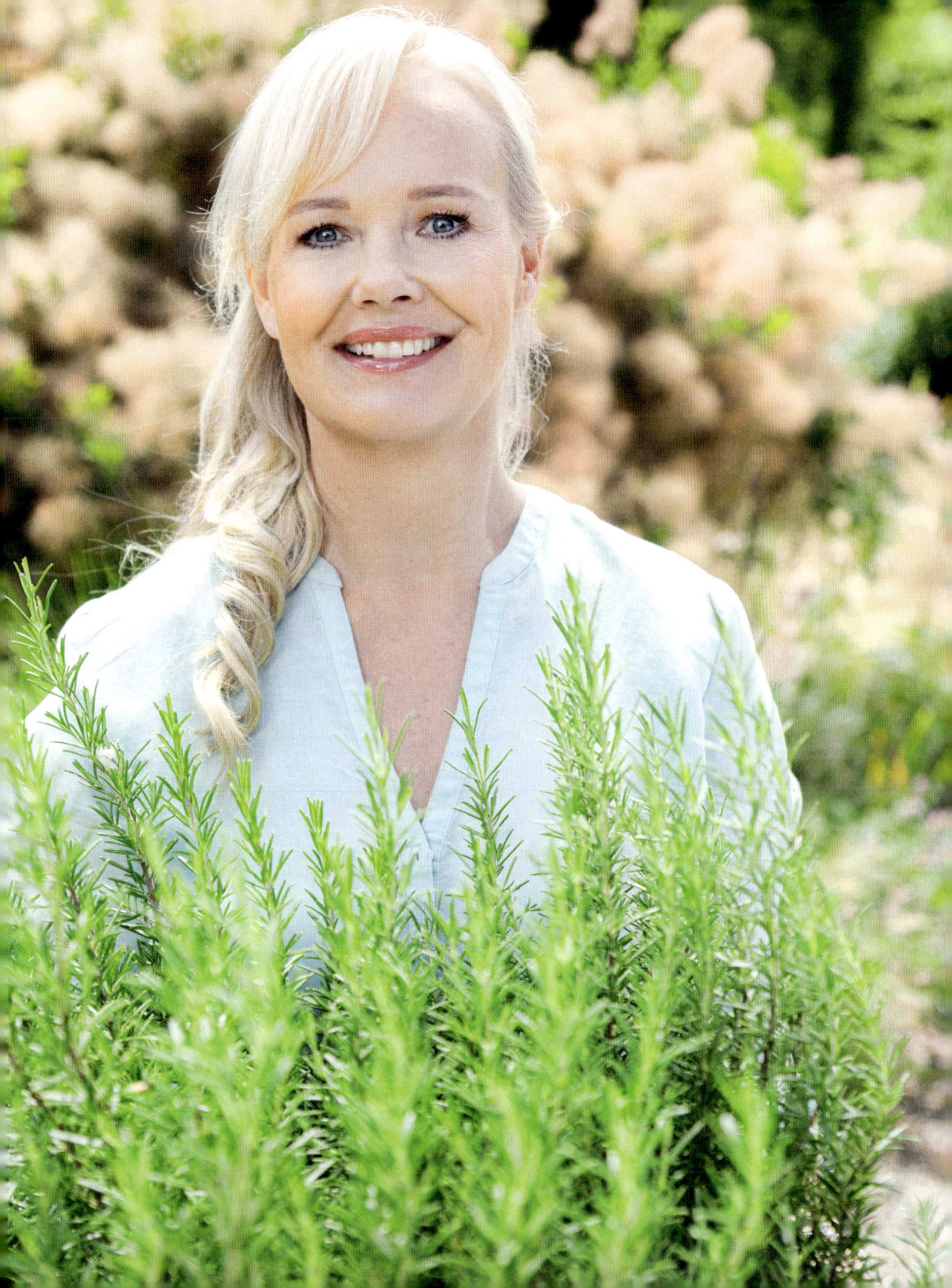

Durchblutungsstörungen

Rosmarintinktur

Der häufigste Grund für „Eisfinger" und „Gletscherfüße" ist eine zu niedrige Umgebungstemperatur, auf die der Körper mit einem Schutzmechanismus reagiert: Auch bei klirrender Kälte versucht er immer, eine Körperkerntemperatur von etwa 37 °C aufrechtzuerhalten, damit die lebenswichtigen Organe weiter durchblutet werden. Gelingt das nicht, drosselt er durch die Verengung von Blutgefäßen die Blutzufuhr an nicht lebensnotwendige Körperteile, also zunächst die zu Händen und Füßen. Aufgrund der mangelnden Durchblutung kühlen diese dann aus. Weitere Anzeichen für leichte Durchblutungsstörungen sind Blässe oder ein Taubheitsgefühl sowie ein Kribbeln in Fingern oder Zehen. Neben Kälte gibt es viele weitere Faktoren, die die Durchblutung einschränken können. Um die Durchblutung in Händen und Füßen zu verbessern, müssen Sie in erster Linie für eine gute Blutzirkulation im ganzen Körper sorgen. Mit der Einnahme einer Rosmarintinktur kann man die Durchblutung ankurbeln.

ZUBEREITUNG Übergießen Sie 20 g getrocknete Rosmarinblätter (oder 40 g frische) mit 100 ml 70-prozentigem Alkohol (Weingeist, Apotheke). Lassen Sie die Mischung 5 Tage ziehen, dann abseihen, in eine Flasche füllen und beschriften.

ANWENDUNG Nehmen Sie täglich ½ TL Tinktur auf einem Stück Würfelzucker oder mit etwas Honig ein.

DAUER Als Kur über 3 Wochen.

Alternativ können Sie sich eine Fertigtinktur aus der Apotheke besorgen. Die Einnahme erfolgt nach Packungsbeilage.

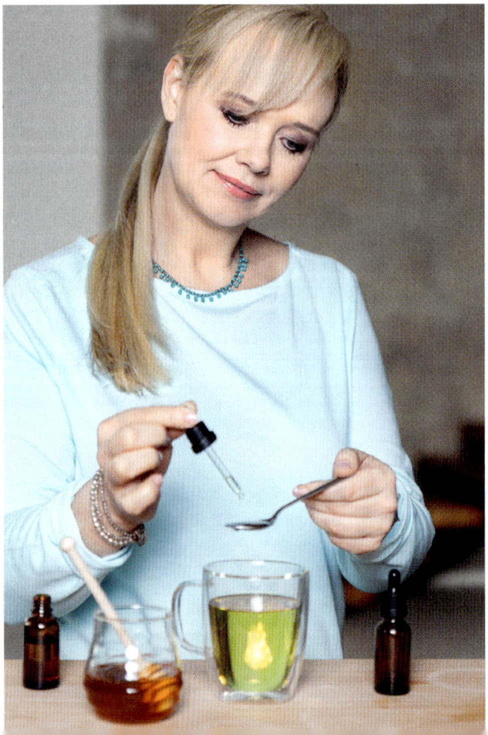

Rosmarin hat eine stark belebende Wirkung auf den Kreislauf, was die Durchblutung fördert.

Rosmarinbad

Auch die Kommission E (deutsche Sachverständigenkommission für pflanzliche Arzneimittel) empfiehlt bei Durchblutungsstörungen regelmäßige Rosmarinbäder.

ZUBEREITUNG Sie können auch selbst einen Badezusatz aus Rosmarin herstellen. Dafür 50 g getrockneten Rosmarin (Apotheke) in 1 Liter Wasser kurz aufkochen und 15–30 Minuten ziehen lassen. Dann die Blätter abseihen und den Sud dem Badewasser zugeben.

ANWENDUNG Die Badedauer beträgt maximal 20 Minuten.

DAUER Am besten als Kur über maximal 2 Wochen.

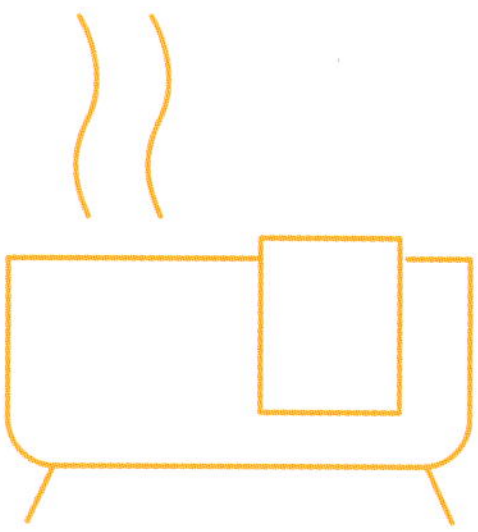

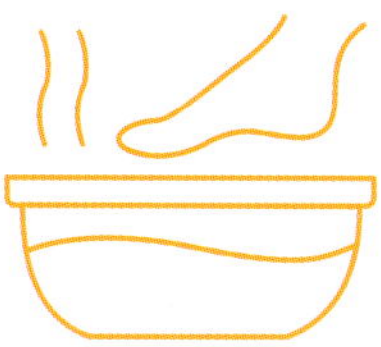

TIPP

Fußbad und Fußmassage mit Rosmarinöl

Für ein Fußbad gegen kalte Füße eignet sich ätherisches Rosmarinöl. Verrühren Sie drei bis fünf Tropfen ätherisches Rosmarinöl in 1 TL Honig oder Sahne zum Emulgieren und geben Sie die Mischung zum Fußbad. Für eine Fußmassage mischen Sie in einer hohlen Hand etwas Öl (Sesam-, Oliven- oder Mandelöl) mit zwei bis drei Tropfen des ätherischen Öls und massieren Sie damit die Füße. Danach mit Wollsocken ab ins Bett.

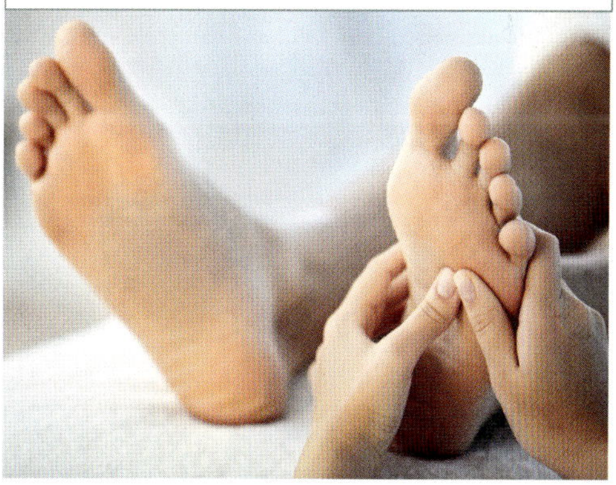

Erschöpfung

Rosmarintee

Abgeschlagenheit und Antriebslosigkeit machen vielen Menschen zu schaffen. Die Ursachen können vielfältig sein: Neben Erkrankungen können andauernder Stress, falscher Lebensstil, Schlafmangel und ungesunde Ernährung zu andauernder Erschöpfung führen. Ausreichender und guter Schlaf sind die beste Medizin dagegen. Wie Sie diesen auf natürliche Weise verbessern können, lesen Sie auch in den Kapiteln „Lavendel" und „Melisse". Tagsüber kann ein Rosmarintee für frische Lebensgeister sorgen. Dieser Tee hilft ebenso nach einer überstandenen Erkältung bei der Genesung sowie bei der notwendigen Stärkung des Immunsystems. Aufgrund seiner anregenden Wirkung ist davon abzuraten, den Tee am späten Nachmittag und abends zu trinken. Anderenfalls kann es zu Schlafstörungen kommen.

ZUBEREITUNG Siehe niedriger Blutdruck.

ANWENDUNG Trinken Sie täglich drei bis vier Tassen.

DAUER Bis zur Besserung der Beschwerden.

Rosmarinwein

Ebenso wirksam ist Rosmarinwein.

ZUBEREITUNG Sie benötigen 20–30 g frische Rosmarinzweige oder 10–15 g getrockneten Rosmarin, 1 Liter Weißwein und ein großes Schraubglas. Spülen Sie die Zweige unter fließendem Wasser ab und schütteln sie trocken. Geben Sie die Zweige in das Glas und gießen den Wein auf, Glas verschließen. Lassen Sie den Ansatz 5–7 Tage ziehen. Gießen Sie den Wein durch ein feines Sieb ab und füllen ihn in eine Flasche und verschließen diese. Bewahren Sie den Wein am besten im Kühlschrank auf.

ANWENDUNG Täglich zwei- bis dreimal ein Likörglas trinken.

DAUER Nach Bedarf, bis Besserung eintritt.

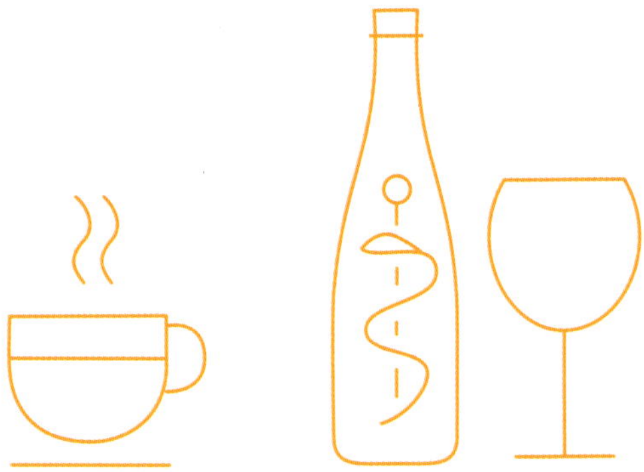

Rosmarinfußcreme

Fußpilz, eine Infektion mit Fadenpilzen, sogenannten Dermatophyten, ist weit verbreitet. Die Pilze siedeln vor allem in den Zehenzwischenräumen, manchmal auch auf den Fußsohlen und in schweren Fällen sogar auf dem Fußrücken. Normalerweise halten der Säureschutzmantel und eine schützende Schicht aus Bakterien (Hautflora) die Pilzsporen vom Eindringen in die tieferen Hautschichten ab. Verletzungen der Haut oder ein geschwächtes Immunsystem erleichtern Pilzen jedoch das Eindringen in die Haut.

Hauptsymptom ist ein hartnäckiger Juckreiz. Später rötet und schuppt sich die Haut und es kann zu entzündlichen Reaktionen mit der Bildung von Bläschen und Pusteln kommen. Unbehandelt können die Pilze auch die Nägel befallen. Stellen Sie eine Rosmarinfußcreme her, um Fußpilz vorzubeugen oder zu bekämpfen.

ZUBEREITUNG Nehmen Sie eine handelsübliche Fußcreme (100 ml) und geben dann 20 Tropfen Rosmarinöl dazu.

ANWENDUNG Besonders nach Besuchen im Schwimmbad oder in der Sauna empfiehlt sich zur Vorbeugung von Fußpilz eine anschließende Fußpflege mit dieser Creme. Auch wenn die Haut bereits von einem Pilz befallen ist, kann Rosmarin zur Besserung beitragen.

DAUER Vorbeugend nach Bedarf, bei Befall mit Fußpilz über mehrere Wochen begleitend zur Therapie.

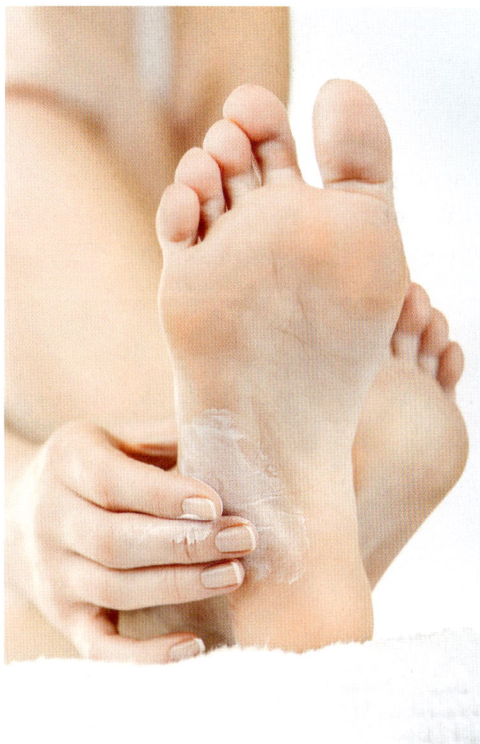

Funktionelle **Herzbeschwerden**

Einreibung mit Rosmarinsalbe

Die Ursachen für funktionelle Herzbeschwerden sind bislang noch ungeklärt. Mediziner gehen jedoch davon aus, dass vor allem emotionale Konflikte dazu führen. Es handelt sich dabei also um eine seelische Erkrankung, die zu den Angststörungen gezählt wird. Die Patienten beschreiben oft diffuse Symptome wie Herzstolpern, Herzrasen, Beklemmung, Atembeschwerden, Angst- und Panikattacken.

Eine Einreibung mit einer Rosmarinsalbe (10-prozentig; Weleda, Apotheke) in der Herzzone kann bei funktionellen Herzbeschwerden helfen.

ZUBEREITUNG Fertigpräparat.

ANWENDUNG Nach Packungsbeilage.

DAUER Nach Bedarf.

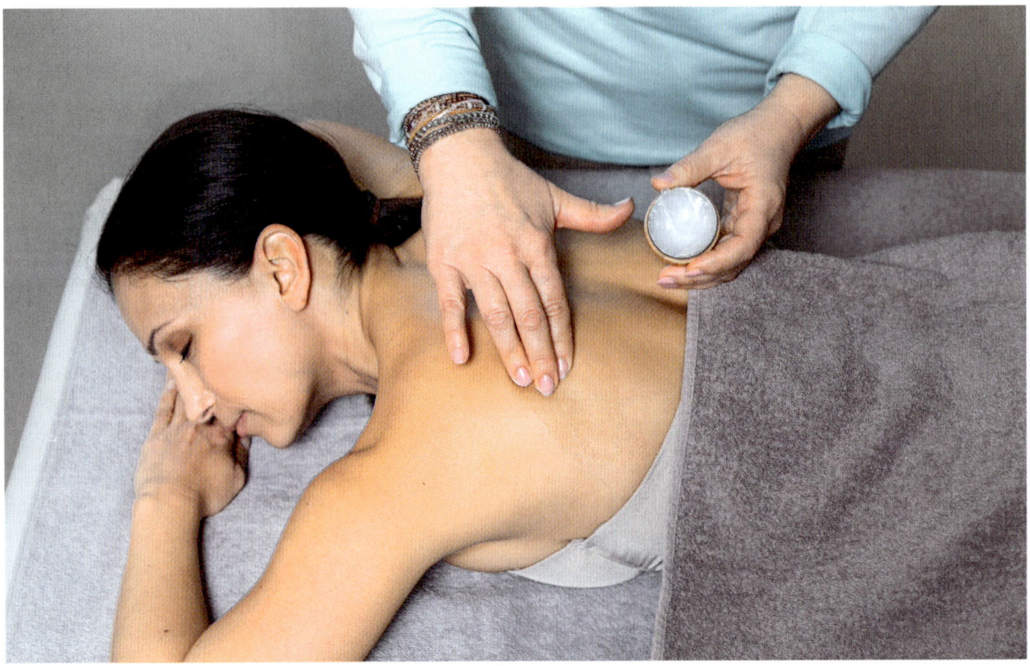

Die Einreibung erfolgt sowohl auf der Brustseite als auch am Rücken im Bereich der Herzzonen (siehe Abbildung).

INFO

Head'sche Zonen mit Pflanzensalben einreiben (Segmenttherapie)
Der englische Naturheilmediziner Henry Head entdeckte 1889, dass bestimmte Hautareale, sogenannte Segmente, über Nervenbahnen mit inneren Organen verbunden sind. Diese Zonen werden bis heute als Head'sche Zonen bezeichnet. Werden Hautsegmente, die dem Herz zugeordnet sind, zum Beispiel durch Einreiben mit einer Salbe stimuliert, wirkt sich das auch indirekt auf das Herz aus. Die Durchblutung und der Stoffwechsel im Herzen werden verbessert – eine leicht durchzuführende Therapie und bewährt bei Beschwerden wie Brustenge (Angina pectoris). Reiben Sie herznahe Segmente beispielsweise mit Cor-Vel (mit Campher, Fichtenöl, Menthol und Rosmarinöl; Weleda) ein. Die Herzzone ist die Nummer zwei auf der Abbildung.

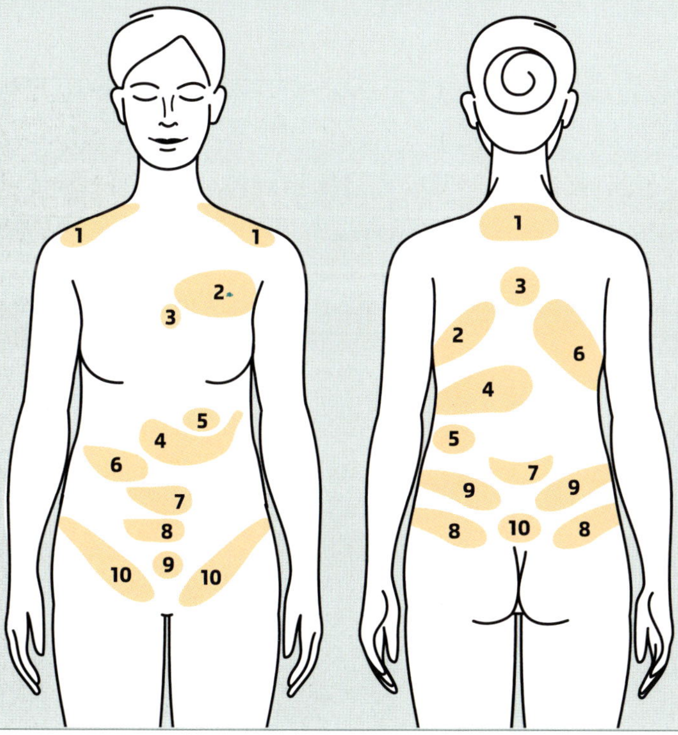

1 Zwerchfell
2 Herz
3 Speiseröhre
4 Magen
5 Bauchspeicheldrüse
6 Leber/Gallenblase
7 Dünndarm
8 Dickdarm
9 Harnblase/Nieren
10 Geschlechtsorgane

Furunkel

Rosmarinöl-Gesichtswasser

Ursachen sind Entzündungen an den Austrittsöffnungen der Haare, die durch Bakterien (oft Staphylokokken) entstehen. Besonders häufig treten Furunkel im Nackenbereich auf, aber auch im Gesicht und in anderen Körperregionen. Bei Furunkeln im Kopfbereich sollte man unbedingt erst mal den Arzt konsultieren.

Die ätherischen Öle von Rosmarin, Thymian und Lavendel wirken keimhemmend, durchblutungsfördernd und hautregenerierend. Eine keimhemmende Auflage mit Rosmarinöl-Gesichtswasser hilft bei der Eindämmung der Entzündung.

ZUBEREITUNG Sie benötigen ätherisches Rosmarinöl und 40-prozentigen Alkohol. Der Alkoholgehalt darf nicht höher sein, weil sonst die Talgproduktion angeregt wird. Mischen Sie beides im Verhältnis 1:20, also 1 ml (etwa 20 Tropfen) Rosmarinöl mit 20 ml Alkohol.

ANWENDUNG Tränken Sie einen großen Wattebausch mit der Lösung und lassen ihn 15–30 Minuten auf der eitrigen Stelle liegen. Eventuell fixieren. Achten Sie darauf, dass der Wattebausch mindestens 5 cm über den Rand des Furunkels ragt.

DAUER Ein- bis zweimal täglich, bis Besserung eintritt.

Grippaler Infekt

Küchenkräutertee

Schwerere Verläufe einer Erkältung bezeichnen Mediziner auch als grippalen Infekt. Dann sind die Symptome Schnupfen, Halsschmerzen, Husten, Frösteln sowie Kopf- und Gliederschmerzen sehr viel stärker ausgeprägt und es gesellt sich Fieber hinzu.

Mit einem Küchenkräutertee-Mix können Sie die Einzelwirkung des jeweiligen Krauts potenzieren: Einen Teil Rosmarin, einen Teil Thymian und einen Teil Salbei gut vermischen. Es können frische oder getrocknete Kräuter verwendet werden.

ZUBEREITUNG 1 TL getrocknete oder 1 EL frische Kräuter mit 150 ml kochendem Wasser überbrühen. Abgedeckt 15 Minuten ziehen lassen.

ANWENDUNG Bis zu vier Tassen täglich, zur Vorbeugung von Infekten eine Tasse am Tag.

DAUER Bis zur Besserung der Beschwerden

WICHTIG Wegen der belebenden Wirkung von Rosmarin nicht abends trinken.

TIPP

Bei Halsschmerzen oder zur vorbeugenden Desinfektion: 4-Diebe-Essig als Gurgellösung

Als 1720 in Marseille die Pest wütete, plünderten vier Diebe die Pesttoten, ohne sich anzustecken. Man schnappte sie und versprach ihnen die Freiheit, wenn sie das Geheimnis ihrer Immunität verrieten. Die vier Delinquenten berichteten von einer Essigzubereitung mit vielen Kräutern, so die Überlieferung, mit der sie sich vor der Pest schützen wollten. Die Essenz bekam daraufhin den Namen „Vinaigre des quatre voleurs" (Essig der vier Diebe).

Das Grundrezept beinhaltet je 1 EL Rosmarin, Salbei, Lavendelblüten und Thymian. Sie können diese desinfizierende sowie keim- und entzündungshemmende Lösung (letztlich ist es eine Tinktur auf Essigbasis statt Alkohol) vorsorglich im Sommer zubereiten.

ZUBEREITUNG Ernten Sie die frischen Kräuter und lassen Sie diese 1–2 Tage anwelken, damit Feuchtigkeit entzogen wird. Dann die Kräuter etwas zerkleinern, in ein Glas geben und mit 500 ml Bioessig (zum Beispiel Apfelessig) aufgießen. Sie können die Grundmischung auch noch mit anderen Kräutern oder Gewürzen ergänzen.

Optional verwenden: 1 EL getrockneter Wermut, 1 EL getrocknete Minze, drei Gewürznelken (im Mörser angequetscht), drei Knoblauchzehen (fein geschnitten), 3 cm gebrochener Stangenzimt, etwas geriebene Muskatnuss, ½ TL Zimt, ½ TL Muskatnuss (frisch gerieben)
Die Flasche bei Raumtemperatur stehen lassen, täglich kurz aufschütteln und nach 2–4 Wochen durch ein sehr feines Sieb oder eine Kaffeefiltertüte abgießen und in saubere Flaschen füllen. Unverdünnt ist diese Mischung viele Jahre haltbar.

ANWENDUNG

Mundspülung Vorbeugend zur Desinfektion des Mundraums oder bei Entzündungen im Mund- und Rachenraum bis zu dreimal täglich 2 EL Essig in ein Glas Wasser geben und den Mund damit spülen.

Gurgellösung 1 EL Essig mit 1 TL Imker- oder Biohonig auf ein halbes Glas warmes Wasser geben. Mehrmals täglich gurgeln.

Einreibungen Bei Erkältungen damit die Brust und/oder den oberen Rücken einreiben, gut zudecken und mindestens 30 Minuten ruhen.

Der Essig kann auch ganz einfach als Kräuteressig in der Küche verwendet werden.

Harnwegsinfekte

Rosmarintee

Dringen Bakterien in Harnröhre und -blase ein und vermehren sich dort, kann es zu einer Harnblaseninfektion kommen. Eine Unterkühlung der Blasenregion, Schmierinfektionen vom After, aber auch übertriebene Intimhygiene, Synthetikunterwäsche und häufiger Geschlechtsverkehr können eine Infektion begünstigen oder die Anfälligkeit dafür erhöhen. Typische Beschwerden bei einer Blasenentzündung sind ein Brennen in der Harnröhre, ständiger Harndrang auch bei geleerter Blase und Schmerzen beim Wasserlassen. Die leicht antibakterielle Wirkung von Rosmarintee kann Sie gut beim Kampf gegen die Bakterien unterstützen.

ZUBEREITUNG Siehe Seite 208.

ANWENDUNG Täglich bis zu drei Tassen.

DAUER Bis zum Abklingen der Beschwerden.

Leichte Herzschwäche

Rosmarinwein

Eine Herzschwäche (Herzinsuffizienz) liegt vor, wenn die Pumpleistung des Herzens nicht mehr stark genug ist, den Körper sowie das Herz ausreichend mit Blut zu versorgen. Sie entwickelt sich in der Regel schleichend. Die wichtigsten Ursachen sind die koronare Herzerkrankung, ein überstandener Herzinfarkt, Herzklappenfehler und ein unbehandelter Bluthochdruck, aber auch eine Entzündung des Herzmuskels oder der Herzinnenhaut. Eine Überfunktion der Schilddrüse oder Alkoholmissbrauch sowie starkes Übergewicht kommen ebenfalls als Ursachen infrage.

Begleitend zur konventionellen Therapie können bei leichter Herzschwäche (Stadien I und II) Einreibungen mit Rosmarinsalbe das Herz unterstützen. Pfarrer Kneipp verdanken wir die Wiederentdeckung des Rosmarinweins als herzstärkendes Mittel.

ZUBEREITUNG Siehe Seite 212.

ANWENDUNG Trinken Sie tagsüber (spätestens bis zum frühen Abend) ein bis zwei Likörgläser täglich.

DAUER Als Kur über 3 Wochen, dann 1 Woche Pause und wiederholen. Machen Sie mehrmals im Jahr eine kleine Rosmarinweinkur.

Impotenz

Rosmarinbäder

Man spricht auch von erektiler Dysfunktion. Eine erektile Impotenz liegt dann vor, wenn ein Mann mindestens 6 Monate oder länger unfähig ist, eine Erektion zu bekommen oder aufrechtzuerhalten und ein befriedigender Geschlechtsverkehr nicht möglich ist. Äußerlich angewendet wirkt Rosmarin mit seinen Inhaltsstoffen Campher und Rosmarinsäure durchblutungsfördernd. Dafür eignen sich Rosmarinbäder.

ZUBEREITUNG Mischen Sie 15 Tropfen Rosmarinöl (oder 80 ml Ihres selbst hergestellten Ölauszugs) mit einem Becher Sahne und geben alles ins 37 °C warme Badewasser.

ANWENDUNG 20–30 Minuten baden.

DAUER Regelmäßig ein- bis zweimal in der Woche.

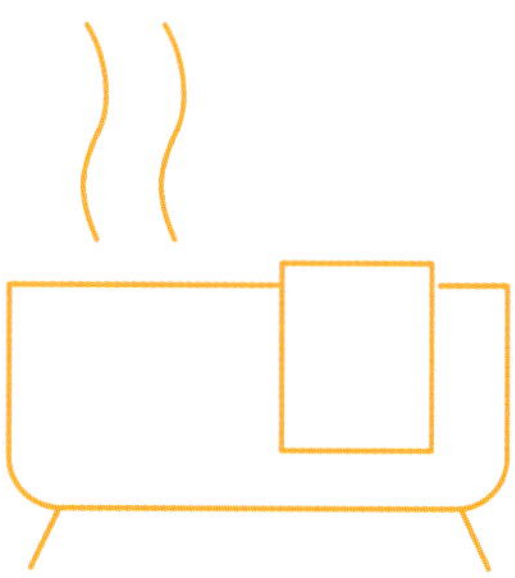

Rosmarin-Pfefferminzöl-Bäder

Auch Bäder mit Rosmarin- und zusätzlich Pfefferminzöl fördern die Durchblutung.

ZUBEREITUNG Mischen Sie 15 Tropfen Rosmarinöl sowie drei Tropfen Pfefferminzöl mit einem Becher Sahne und geben alles ins 37 °C warme Badewasser.

ANWENDUNG 20–30 Minuten baden.

DAUER Regelmäßig ein- bis zweimal in der Woche.

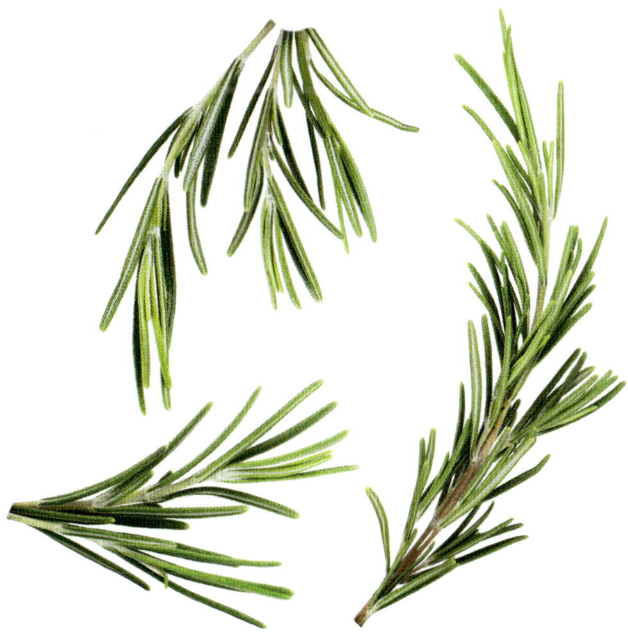

Schuppige **Kopfhaut**

Rosmarinshampoo

Trockene Kopfschuppen sind ein Zeichen für eine zu trockene Haut oder überstrapazierte Kopfhaut. Diese produziert zu viele Hornzellen, die wie feiner Schnee auf die Schultern rieseln. Im Gegensatz dazu sind fettige Kopfschuppen auf eine übermäßige Talgproduktion zurückzuführen. Häufig bereitet dann zusätzlich ein Hefepilz Probleme.

Kreieren Sie Ihr eigenes Rosmarinshampoo! Dieses einfache Hausmittel wirkt gegen Schuppen und kann gegen Juckreiz auf der Kopfhaut helfen. Eine anschließende Rosmarinspülung (siehe Tipp) mit einem Rosmarinaufguss unterstützt die Behandlung.

ZUBEREITUNG Geben Sie zehn Tropfen Rosmarinöl zu Ihrem Shampoo und schütteln es gut durch.

ANWENDUNG Die Haare mit dem Shampoo waschen, normal ausspülen und dann die Spülung auftragen, nicht auswaschen.

DAUER Regelmäßig, bis Besserung eintritt.

TIPP

Haarspülung mit Rosmarin

Mit einer Rosmarinspülung nach dem Waschen können Sie die Regeneration der Kopfhaut unterstützen. Köcheln Sie 3–4 EL Rosmarinblätter 10 Minuten in 500 ml Wasser, danach abkühlen lassen, bis die Mischung lauwarm ist, und abseihen (reicht für zwei bis drei Spülungen).

Massieren Sie die Spülung einmal täglich gut in Kopfhaut und Haare ein, Handtuch um den Kopf schlagen und 30 Minuten einwirken lassen.

DAUER Regelmäßig, bis Besserung eintritt.

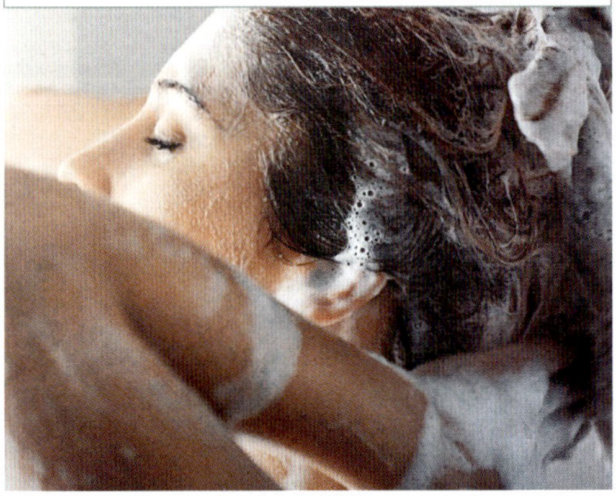

Leberbeschwerden

Leberwickel

Müdigkeit ist der Schmerz der Leber, heißt es oft. Die Leber als größtes Entgiftungsorgan hat jeden Tag Schwerstarbeit zu leisten. Wird sie zusätzlich durch Alkohol, zu fettes oder süßes Essen oder die Einnahme von Medikamenten belastet, kann sie Schaden nehmen. Häufig kommt es zur Ausbildung einer Fettleber.

Die gute Nachricht: Die Leber verfügt über eine große Regenerationsfähigkeit. Diese kann man durch die regelmäßige Anwendung von Leberwickeln unterstützen. Die durchblutungsfördernde Wirkung kann man durch den Zusatz von Rosmarin verstärken, denn er fördert die Gallensekretion der Leber und entgiftet diese.

ZUBEREITUNG 1 EL getrocknete Rosmarinblätter mit 250 ml heißem Wasser übergießen und 10 Minuten abgedeckt ziehen lassen. Anschließend abseihen.

ANWENDUNG Tauchen Sie ein mehrfach gefaltetes Baumwoll- oder Leintuch oder einen Waschlappen in den Sud. Träufeln Sie eventuell zusätzlich auf das Tuch noch fünf bis sieben Tropfen Rosmarinöl. Legen Sie das Tuch auf die Lebergegend am rechten Oberbauch, darüber ein trockenes Tuch und eine Wärmflasche (Vorsicht, nicht zu heiß!). Decken Sie sich mit einer Decke zu.

DAUER 30 Minuten, möglichst nachruhen. Gut geeignet für Entgiftungskuren, die man ein- bis zweimal im Jahr jeweils 1 Woche durchführen kann. Aber auch zwischendurch.

Der Wickel unterstützt nicht nur die Leber, sondern wirkt insgesamt entspannend.

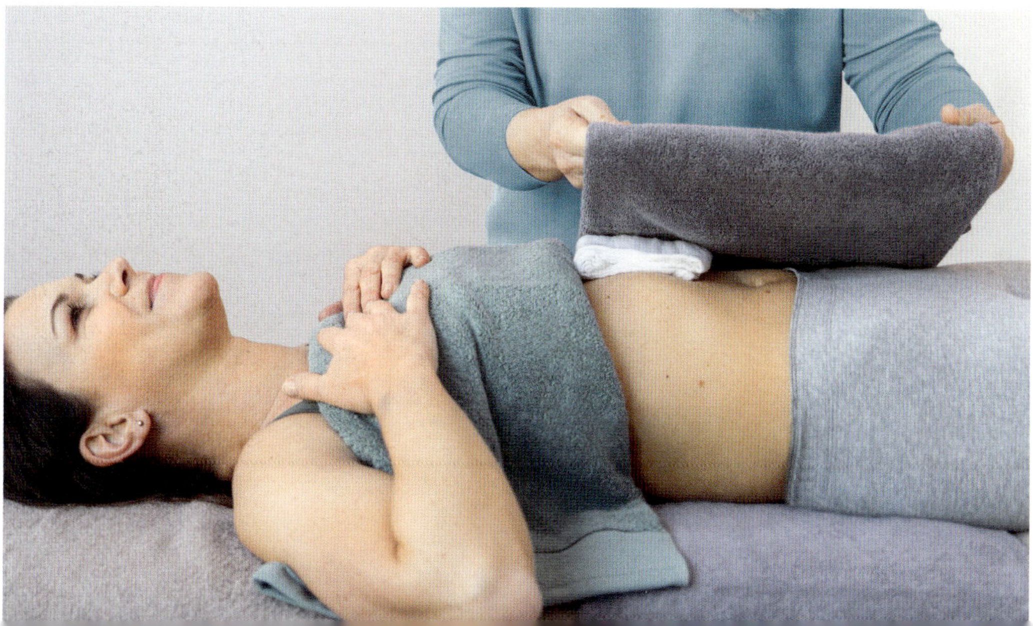

Menstruationsbeschwerden

Rosmarinfußbäder

Unregelmäßigkeiten beim monatlichen Zyklus können viele Ursachen haben und sollten ärztlich abgeklärt werden, wenn sie länger bestehen. Oft sind lebensstilbedingte Faktoren wie Stress, Bewegungsmangel, Über- oder Untergewicht die Ursache. Ebenso können chronische Krankheiten, hormonelle Störungen oder die Pille für Zyklusstörungen verantwortlich sein. Zu den häufigen Beschwerden gehören neben den Unregelmäßigkeiten das prämenstruelle Syndrom (PMS) und Regelschmerzen. Die unten stehenden Empfehlungen werden über einen Zeitraum von zwei bis drei Zyklen angewandt.

Bei unregelmäßiger Menstruation beginnen Sie 3 Tage vor dem erwarteten Menstruationstermin mit Rosmarinfußbädern.

ZUBEREITUNG Drei bis fünf Tropfen Rosmarinöl mit 1 EL Salz, Honig oder Sahne emulgieren und in eine Schüssel mit etwa 5 Liter warmem (38 °C) Wasser gießen.

ANWENDUNG Baden Sie darin die Füße 10–15 Minuten und gießen immer wieder etwas warmes Wasser nach.

DAUER Etwa 3 Tage, am besten abends.

Rosmarinvollbäder

Bei Beschwerden im Vorfeld der Regel, dem prämenstruellem Syndrom (PMS) können Vollbäder mit einem Rosmarinaufguss, dem ätherischen Öl oder Ihrem selbst hergestellten Ölauszug die unangenehmen Spannungen lindern (siehe Seite 207).

ZUBEREITUNG Für einen Badeaufguss 50 g getrockneten Rosmarin (Apotheke) in 1 Liter Wasser kurz aufkochen und 15–30 Minuten ziehen lassen. Danach die Blätter abseihen und den Sud dem 37 °C warmen Badewasser zugeben. Alternativ können Sie 15 Tropfen ätherisches Rosmarinöl in Sahne emulgiert ins Badewasser geben.

ANWENDUNG Baden Sie 15–20 Minuten und ruhen 20–30 Minuten nach.

DAUER Bis zum Abklingen des PMS.

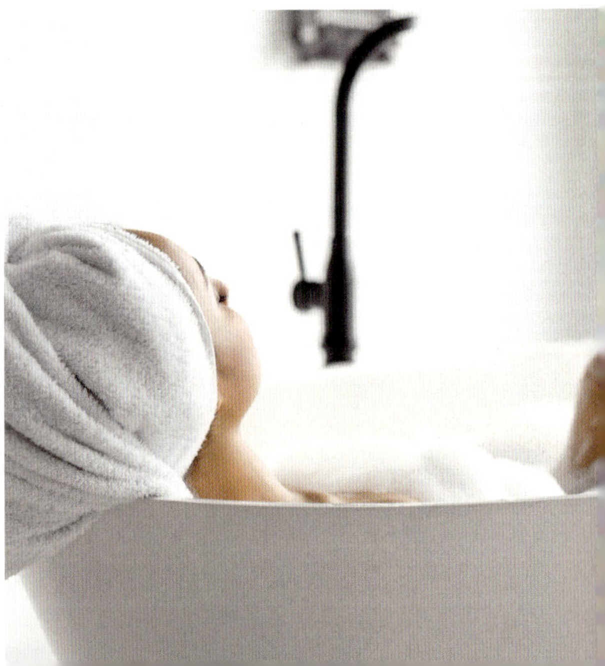

Vollbäder mit Teemischung

Bei ganz ausbleibender Menstruation empfiehlt sich eine Kombination aus Bädern mit Rosmarin (siehe links) und eine Teemischung.

ZUBEREITUNG Für die Teemischung zu gleichen Teilen Rosmarinnadeln, Schafgarbe und Ringelblumen in der Apotheke mischen lassen. 1 TL der Mischung mit 150 ml Wasser überbrühen und mindestens 10 Minuten ziehen lassen.

ANWENDUNG Morgens und mittags je eine Tasse schlückchenweise trinken.

DAUER Bis zum Eintritt der Regelblutung.

WICHTIG Aufgrund der anregenden Wirkung von Rosmarin nicht am Abend trinken, um Einschlafstörungen zu vermeiden.

TIPPS

Baden und Duschen mit dem Duft von Rosmarin

Nicht nur über die Nase entfalten Duftstoffe ihre Wirkung, sondern auch direkt über die Haut, wie Studien* zeigen.

Beleben Sie deshalb auch Ihr Badewasser mit Rosmarinöl. Dafür 15 Tropfen Rosmarinöl (oder 80 ml Ihres selbst hergestellten Ölauszugs) in einem Becher Sahne emulgiert ins Badewasser geben und darin etwa 20 Minuten baden.

Duschgel mit Rosmarin

Kreieren Sie Ihr eigenes anregendes Duschgel. Mischen Sie zehn Tropfen ätherisches Rosmarinöl mit 2 EL Mandelöl und geben dieses Gemisch zu Ihrem Duschgel. Gut durchschütteln und morgens damit duschen.

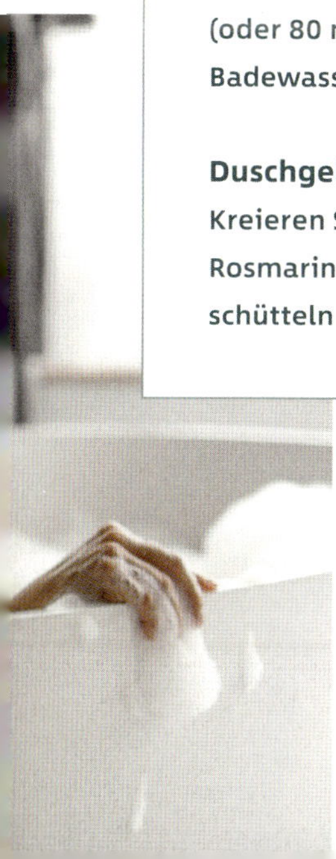

* Studien zu Rosmarin siehe Seite 310

Migräne

Rosmarintee

Zur Vorbeugung von Migräne und zur Linderung der Beschwerden können Rosmarinbäder (siehe vorherige Seite) sowie das Trinken von Rosmarintee unterstützend zu weiteren Maßnahmen helfen.

ZUBEREITUNG Für den Tee übergießen Sie 1 TL getrocknete oder 2 TL frische Rosmarinblätter mit 150 ml kochendem Wasser, abgedeckt 5–10 Minuten ziehen lassen.

ANWENDUNG Danach schlückchenweise trinken. Sie können davon bis zu drei Tassen täglich trinken.

DAUER Bis die Migräne vorbei ist.

TIPP

Ätherisches Öl inhalieren und damit die Schläfe massieren

Bei den ersten Migräneanzeichen ein bis zwei Tropfen ätherisches Rosmarinöl auf ein Taschentuch oder in die hohle Hand geben und inhalieren (tief einatmen). Zudem einen Tropfen Öl auf jede Schläfenseite und in den Nacken einmassieren. Wirkt nicht bei jeder Migräneart, kann aber bei manchen Migränetypen sehr starke Linderung bringen (ausprobieren).

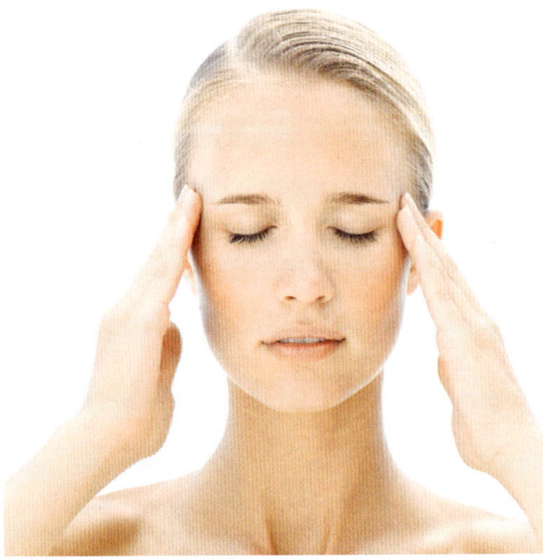

Muskelverspannungen

Auflegen von Öltüchern

Muskelschmerzen können sehr unterschiedliche Ursachen haben. Muskelkater, kleinste Muskelfaserrisse oder Verhärtungen der Muskulatur (Myogelosen) sind typische Beispiele für solche Schmerzen. Rosmarinblätter wirken bei äußerlicher Anwendung, indem sie die Haut und das darunterliegende Gewebe reizen und dadurch eine Durchblutungsförderung bewirken. Gleichzeitig wird Einfluss auf entzündungsauslösende Stoffe genommen, zum Beispiel Prostaglandine. Die Entstehung der schmerz- und entzündungsauslösenden Stoffe wird gehemmt. Gut gegen Muskelverspannungen eignen sich Rosmarineinreibungen oder das Auflegen von Öltüchern.

ZUBEREITUNG Entweder haben Sie einen selbst hergestellten Ölauszug zur Hand (siehe Seite 207) oder Sie geben auf 25 ml Öl (Sesam-, Mandel- oder Olivenöl) 30 Tropfen (gut 1,5 ml) ätherisches Rosmarinöl.

ANWENDUNG Reiben Sie die verspannte Muskelpartie mit dem Öl ein. Oder tränken Sie ein Stoff- oder Papiertuch mit der Ölmischung und legen es auf die verspannte Muskelpartie. Decken Sie das Tuch mit einem weiteren Tuch ab und fixieren sie beide beispielsweise mit einem Wolltuch. Das Tuch kann 1– 2 Stunden aufliegen. Wenn Sie ein Stofftuch verwenden, können Sie das Tuch nach der Behandlung in einem Behälter aufbewahren und wiederholt auflegen.

DAUER Bis zur Beschwerdefreiheit.

Die Auflage löst auch Verspannungen im Schulter-Nacken-Bereich.

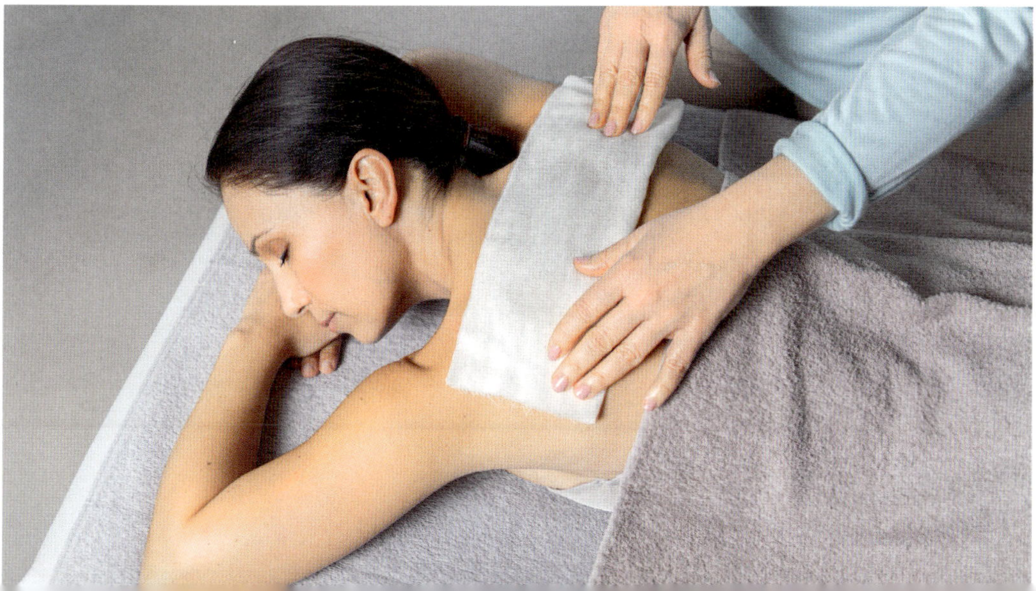

Rheuma — Verdauungsbeschwerden —

Bäder mit Rosmarinöl

Unter dem Begriff „Rheuma" werden alle Krankheiten im Bereich des Bewegungsapparats (zum Beispiel Gelenke, Knochen, Muskeln und Sehnen), die nicht durch eine Verletzung oder durch Tumoren verursacht worden sind, zusammengefasst. Rheuma ist somit ein Sammelbegriff für über 200 verschiedene Krankheiten. Zu den häufigsten gehören die rheumatoide Arthritis und die verschleißbedingte Arthrose. Rosmarin hemmt die Entstehung der schmerz- und entzündungsauslösenden Stoffe. Auch die durchblutungsfördernde Wirkung hat einen positiven Einfluss. Deshalb sind unter anderem Bäder mit Rosmarinöl hilfreich.

ZUBEREITUNG Mischen Sie 15 Tropfen Rosmarinöl mit einem Becher Sahne (oder mischen Sie 80 ml Ihres selbst gemachten Ölauszugs mit der Sahne) und geben alles in 36–38 °C warmes Badewasser.

ANWENDUNG Baden Sie 20–30 Minuten ein- bis zweimal wöchentlich.

DAUER Regelmäßig.

Rosmarintee

Rosmarin gehört zu den sogenannten karmetativen (blähungslindernden) Kräutern. Außerdem regen die enthaltenen Bitterstoffe die Verdauung an und die ätherischen Öle wirken entkrampfend. Mit Rosmarintee können Sie sich bei Völlegefühl und Blähungen Erleichterung verschaffen.

ZUBEREITUNG Siehe Seite 208.

ANWENDUNG Trinken Sie bei Bedarf täglich bis zu drei Tassen.

DAUER Bis zur Beschwerdefreiheit.

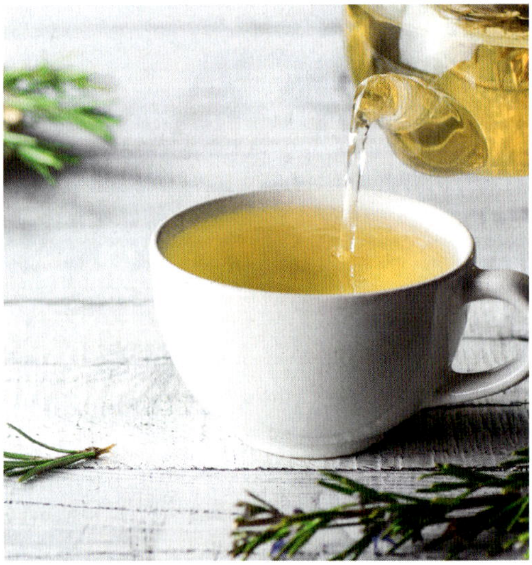

Weitere interessante medizinische Aspekte

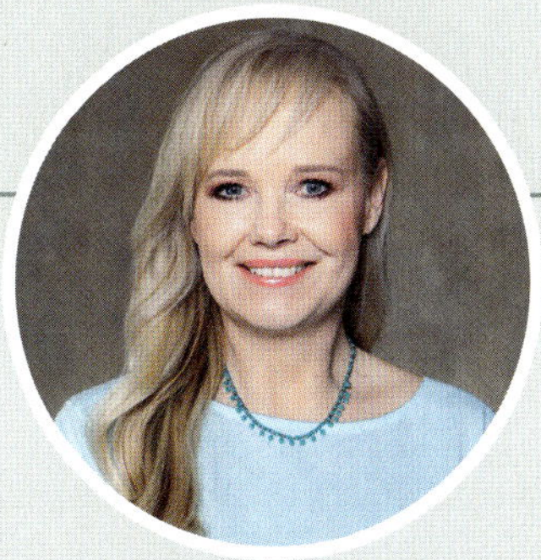

Rosmarin unterstützt Krebsprävention

Neben der kreislaufanregenden und verdauungsfördernden Wirkung konnten neuere Studien übrigens zeigen, dass die in Rosmarin enthaltenen Antioxidantien Carnosolsäure beziehungsweise Carnosol in Kombination mit Vitamin D eine krebspräventive Wirkung haben.

Mit Rosmarin für mehr Konzentration und ein besseres Gedächtnis

In der Aromatherapie gilt Rosmarin neben Basilikum, Lorbeer und Pfefferminze (siehe Seite 194) als geistiger Fitmacher. Etliche Studien* belegen unterdessen die Wirkung von Rosmarin auf die Gedächtnisleistung und das Konzentrationsvermögen. So konnten Studienteilnehmer unter dem Einfluss von ätherischem Rosmarinöl mathematische Aufgaben besser lösen und auch das Langzeitgedächtnis wurde offensichtlich positiv beeinflusst. Eine Studie aus dem Jahr 2018 geht davon aus, dass der tägliche Genuss von Rosmarin als Gewürz gedächtnisfördernd und angstlösend wirkt. Gute Gründe, viel Rosmarin in der Küche zu verwenden (siehe Seite 208 ff.).

Rosmarin in der Pflege

Der Einsatz ätherischer Öle in der Pflege kann sehr wohltuende Wirkungen erzielen. Lavendel wirkt beruhigend und Rosmarin mobilisierend. So kann man an Tagen, wo der Angehörige/Patient schwer zu mobilisieren ist, ein bis zwei Tropfen Rosmarinöl mit 1 EL Sahne emulgieren, in 1 Liter warmes Wasser geben und für eine Teil- oder Ganzkörperwaschung nutzen. Waschungen immer herzfern (also rechts) beginnen und das Tuch von außen nach innen führen. Dafür ein mehrfach gefaltetes Tuch in die warme Wassermischung tauchen und die Waschung zügig durchführen. Zur Verstärkung der belebenden Wirkung erfolgt die Waschung gegen die Haarwuchsrichtung, sodass sich die feinen Körperhaare aufrichten. Abschließend nur leicht trocken tupfen. Das Tuch je nach Umfang der Waschung wenden beziehungsweise erneut in die Lotion tauchen. Der Angehörige/Patient wird in einen sehr wachen, aktiven und aufnahmefähigen Zustand versetzt. Die Anspannung der Muskulatur steigt, der Kreislauf wird angeregt und der Angehörige/Patient kann im Anschluss besser mobilisiert werden.

* Studien zu Rosmarin siehe Seite 310

Medizin aus der Küche

Rosmarin ist ein wunderbares Kraut aus der grünen Apotheke, das vielen Speisen ein unvergleichliches Aroma verleiht. Es ist nicht nur charakteristisch für die italienische und französische Küche, sondern wird auch im östlichen Mittelmeerraum viel verwendet. Rosmarin harmoniert mit Fleisch, Geflügel, Fisch, Gemüse, Kartoffeln und Teigwaren. Er ist fast immer Bestandteil der klassischen Gewürzsträußchen, die man bei der Zubereitung von Braten verwendet, und man findet ihn in Kräutermischungen wie Kräuter der Provence oder im Pizzagewürz. Sehr schmackhaft sind in Öl geröstete Rosmarinzweige – eine gesunde Knabberei. Sogar zum Würzen von Süßspeisen wie Gelees, Konfitüren, Biskuits und Kuchen findet das Kraut Anwendung und Rosmarinhonig aus dem Nektar von Rosmarinblüten schmeckt vorzüglich. Sie können den selbst hergestellten Rosmarinölauszug (siehe Seite 208) auch für die Zubereitung von Speisen verwenden.

Rosmarinstiele eignen sich übrigens sehr gut als Veggie-Spieße beim Grillen. Zucchini, Tomaten und Auberginen aufspießen – und ab auf den Grill!

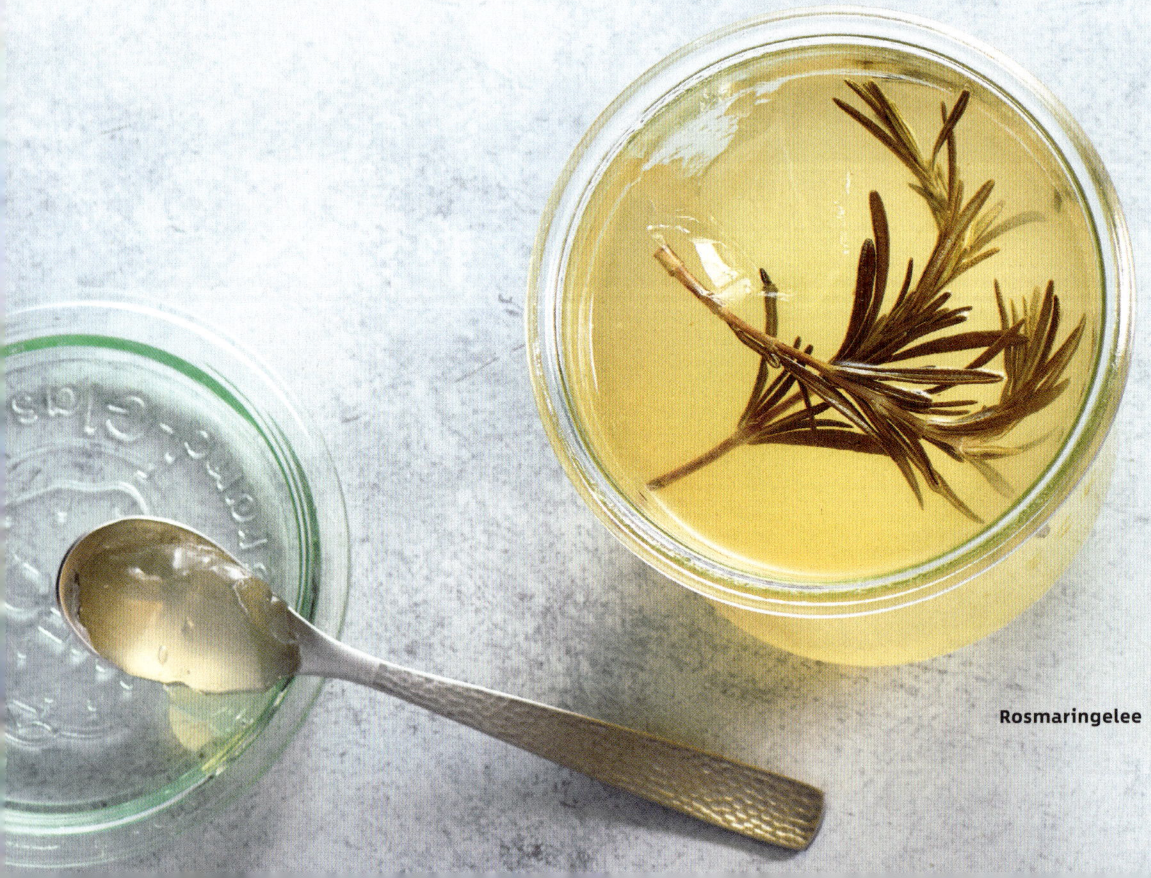

Rosmaringelee

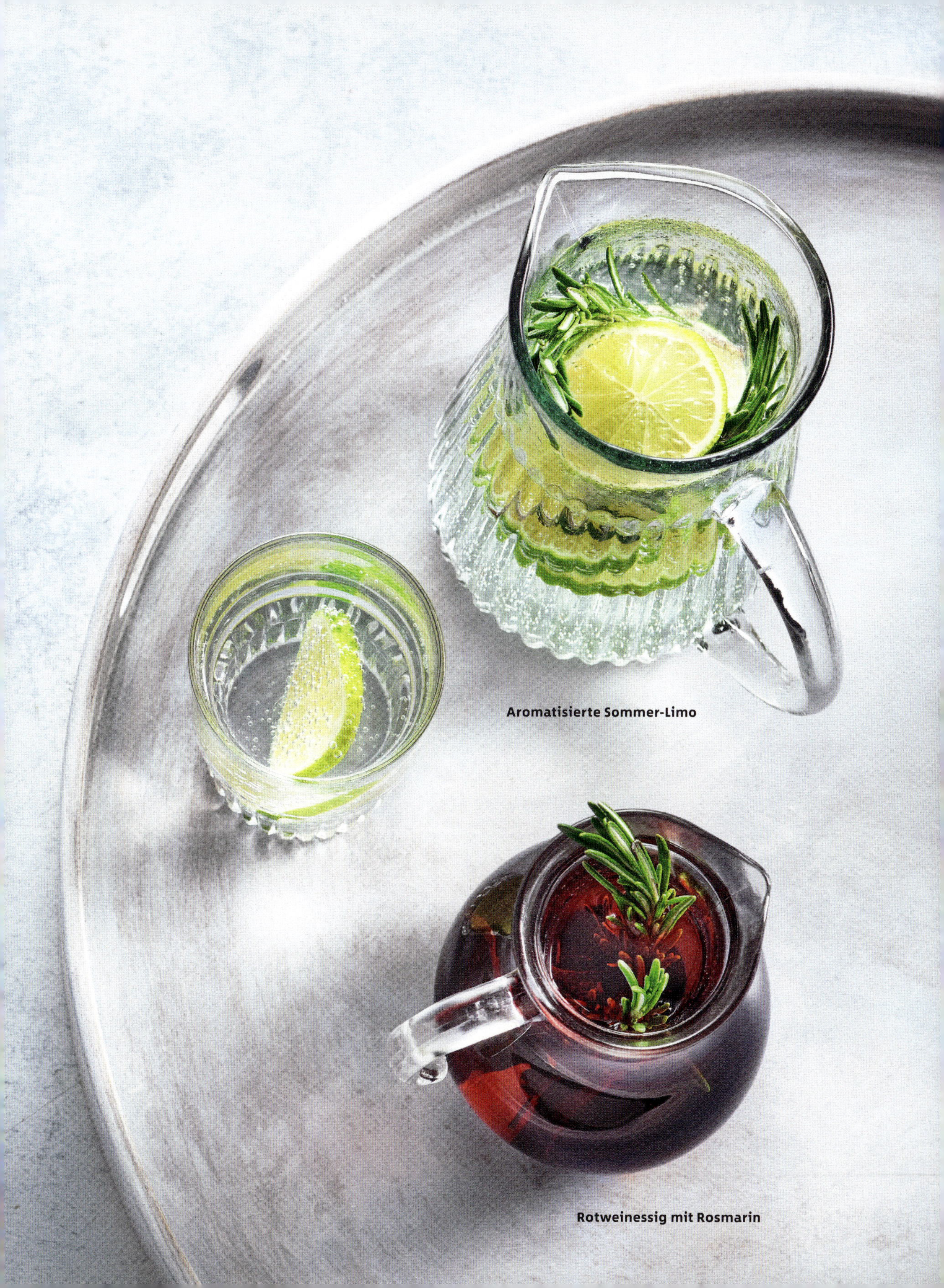

Aromatisierte Sommer-Limo

Rotweinessig mit Rosmarin

Rosmaringelee

In diesem Gelee vereinen sich süße, saure und würzig-bittere Rosmarinaromen auf raffinierte Weise. Außerdem ist es ausgesprochen gesund.

Zubereitungszeit 15 Minuten plus 15 Minuten Kochzeit und 5–10 Minuten Ruhezeit
Ergibt 4 Gläser (à ca. 350 g)

50 g Rosmarinzweige plus nach Belieben 4 kleine Rosmarinzweige
500 g Gelierzucker 3:1 (eventuell etwas mehr)
Saft von 1 Zitrone

TIPP Sie können Rosmarin auch mit Früchten kombinieren, zum Beispiel mit Erdbeeren, Äpfeln, Pfirsichen oder Aprikosen, und Konfitüre kochen (siehe auch Birnenkonfitüre mit Thymian auf Seite 278). Für eine klassische Gelierprobe einen dicken Tropfen auf einen Teller geben, abkühlen lassen und dann mit dem Finger die Festigkeit des Gelees prüfen.

Rosmarinzweige abbrausen, mit 1 Liter Wasser in einen Topf geben, aufkochen und 15 Minuten abgedeckt köcheln lassen. Inzwischen, falls verwendet, die vier kleinen Rosmarinzweige abbrausen, gut trocken schütteln und beiseitelegen. Den Rosmarinsud durch ein Sieb in einen Topf abseihen und etwas abkühlen lassen – es sollten etwa 950 ml sein (Sie brauchen 900 ml für ein festes Gelee, 1 Liter für ein sehr weiches). Die Siebrückstände entsorgen. Den Gelierzucker in die warme Flüssigkeit rühren und den Zitronensaft dazugeben. Zum Kochen bringen und unter gelegentlichem Rühren so lange köcheln, bis die Mischung sprudelnd Bläschen bildet – das dauert etwa 4 Minuten. Eine Gelierprobe (siehe Tipp) machen und je nach Konsistenz noch etwas Gelierzucker hinzufügen. Das heiße Gelee in Schraubgläser füllen, nach Belieben die kleinen Rosmarinzweige in die Gläser geben, fest verschließen, umdrehen und 5–10 Minuten ruhen lassen. Die Gläser wieder umdrehen und das Gelee auskühlen lassen.

vegan, laktosefrei, glutenfrei

Aromatisierte Sommer-Limo

Die gesündeste Limo, viel Geschmack und null Kalorien. Dazu Vitamin C und die belebende Wirkung von Rosmarin.

Zubereitungszeit 5 Minuten plus ca. 30 Minuten Ruhezeit
Für 4 Personen

1 Zweig Rosmarin
einige Biolimetten- oder Bioorangenscheiben
700 ml kohlensäurehaltiges Mineralwasser, gekühlt
Eiswürfel (nach Belieben)

Rosmarin abbrausen, mit Limetten- oder Orangenscheiben in eine Karaffe geben, mit 500 ml Mineralwasser auffüllen und etwa 30 Minuten ziehen lassen. Zum Servieren restliches Mineralwasser hinzufügen und nach Belieben einige Eiswürfel in die Karaffe oder in die Gläser geben.

vegan, laktosefrei, glutenfrei, frei von raffiniertem Zucker

Rotweinessig mit Rosmarin

Rotweinessig eignet sich besonders gut, um kräftige Aromen wie die von Rosmarin aufzunehmen. Würzen Sie damit Salate und Saucen.

Zubereitungszeit 8 Minuten plus 1–2 Wochen Ruhezeit
Ergibt ca. 700 ml

2 Zweige Rosmarin
1–2 Knoblauchzehen (nach Belieben)
1 kleine frische rote Chilischote
750 ml Rotweinessig

Den Rosmarin abbrausen, gut trocken schleudern und an der Luft noch etwas trocknen lassen. Falls verwendet, die Knoblauchzehe(n) schälen, die Chili waschen und trocken tupfen. Rosmarinzweige mit Knoblauch und Chili in eine Flasche mit genügend breitem Hals geben und den Essig einfüllen – die Zweige sollen vollständig bedeckt sein. Die Flasche verschließen und an einem hellen Ort 1–2 Wochen ziehen lassen. Den Essig durch ein feines Sieb abseihen und in eine heiß ausgespülte Flasche füllen. Die Siebrückstände entsorgen. – Gut verschlossen ist der Essig sehr lange haltbar, eine angebrochene Flasche etwa 8 Monate.

vegan, laktosefrei, glutenfrei, frei von raffiniertem Zucker

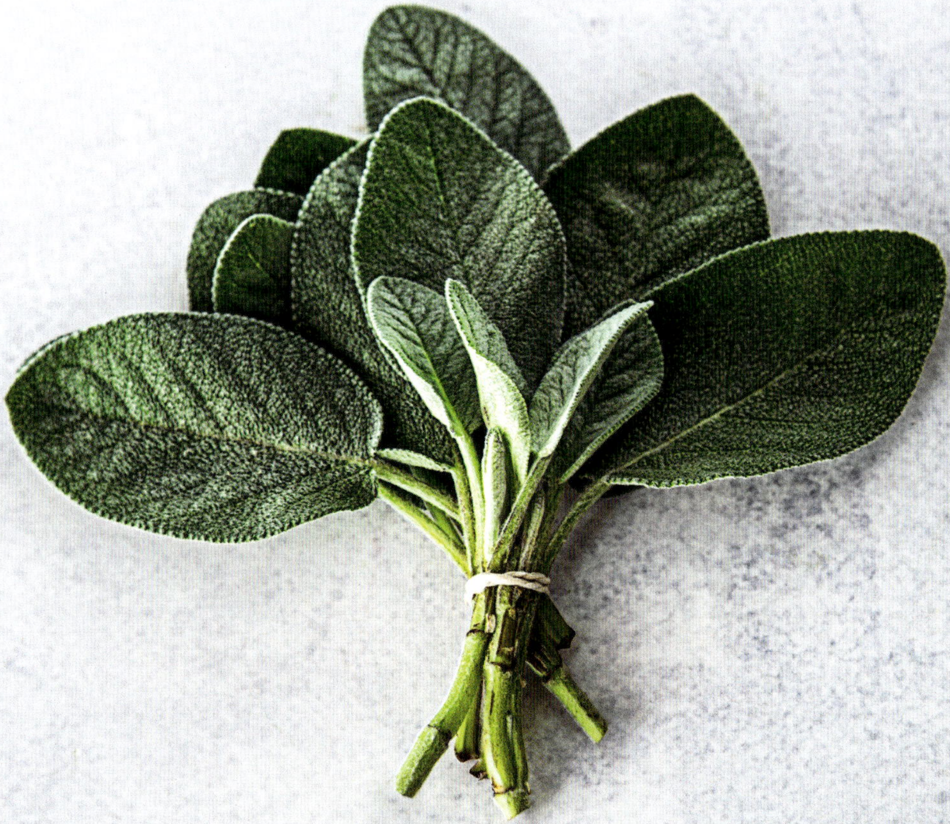

Salbei

BOTANISCHER NAME *Salvia officinalis*

BEINAMEN Echter Salbei, Küchensalbei, Salver, Sabikraut, Königssalbe

FAMILIE Lippenblütler (*Lamiaceae*)

Indikationen

INNERLICH
Verdauungsbeschwerden
Atemwegserkrankungen
Übermäßiges Schwitzen

ÄUSSERLICH
Entzündungen im Mund-Rachen-Raum
Halsschmerzen
Mundgeruch
Leichte Hautprobleme

Wirkstoffe
ätherische Öle (Thujon, Campher, 1,8-Cineol), verschiedene Gerbstoffe (unter anderem die für Lippenblütler typische Rosmarinsäure), bittere Diterpenphenole, Flavonoide

Wirkung
antibakteriell, antimykotisch, antiviral, antioxidativ, zusammenziehend, entzündungshemmend, schweißhemmend

Verwendete Teile
Blätter (frisch und getrocknet)

Anwendungsformen und Dosierung
getrocknete Blätter (Tee), ätherisches Öl, Tinktur, Fertigpräparate
Tagesdosis für Blätter 4–6 g (entspricht zwei bis drei Tassen Tee), ätherisches Öl äußerlich 0,1–0,3 g, Tinktur 2,5–7,5 g.
Für Tee zur inneren Anwendung gilt eine Ziehzeit von maximal 3 Minuten.
WICHTIG Die Tagesdosis für die innere Einnahme darf nicht überschritten werden, um mögliche Risiken durch zu viel Aufnahme von Thujon, einem Hauptwirkstoff im Salbei, auszuschließen.

Gegenanzeigen
Allergien gegen Lippenblütler, Konzentrate und ätherisches Öl nicht bei Kleinkindern anwenden, zur Unbedenklichkeit von Salbei während der Schwangerschaft und Stillzeit liegen noch keine Untersuchungen vor, also lieber meiden.
WICHTIG Aufguss für die äußere Anwendung nach dem Abseihen etwa 10 Minuten stehen lassen, damit alle eventuell vorhandenen Bakterien abgetötet sind.

Salbei

WISSENSWERTES

Herkunft und Historisches

Diese typische Mittelmeerpflanze gehört wie Rosmarin, Lavendel und Thymian zu den Lippenblütlern. Es gibt mehr als 900 verschiedene Arten.

Salvia lässt sich vom lateinischen Wort „salvare" (retten, heilen) ableiten. Das verweist darauf, dass die Gattung *Salvia* bereits in der Antike für ihre medizinische Wirkung berühmt war. So wurde sie zum Blutstillen, bei Epilepsie, Verdauungsstörungen und Schwindel angewendet. Und Philosophieschüler sollen zur Erfrischung des Geistes, zur Erlangung von Weisheit und Erkenntnis Salbeiblätter gekaut haben.

Heutige Forschungen deuten darauf hin, dass die im Salbei enthaltene Rosmarinsäure möglicherweise einen Schutz vor Alzheimer gewähren kann. Aus dem 14. Jahrhundert stammt die euphorische Lobeshymne der berühmten medizinischen Schule in Salerno: „Warum sollte ein Mensch sterben, in dessen Garten Salbei wächst?" In vielen Gegenden heißt es heute noch: „Salbei im Garten, der Tod kann warten."

Vor der Erfindung der Zahnbürste rubbelten sich die Menschen übrigens mit Salbeiblättern die Zähne und das Zahnfleisch ab. Clever, denn damit haben sie intuitiv Bakterien und Entzündungen im Mund bekämpft.

Anbau und Anbautipps

Salbei ist ein genügsamer Halbstrauch, der bis zu 60 cm Höhe erreicht. Er mag einen sonnigen Standort und verträgt keine Staunässe.

Übrigens: Schneiden Sie die Pflanze nach der Blüte zurück, um ein üppiges Wachstum zu fördern. Im Frühjahr die Pflanze großzügig ausholzen.

> Den betörenden Duft soll der Salbei angeblich von der Göttin Aphrodite persönlich als Dank erhalten haben. Diese versteckte sich vor Zeus unter dem Salbei. Als dieser davon erfuhr, ließ er die Sonne auf den Salbei herunterbrennen und Aphrodite schützte den Salbei mit samtig dicken Blättern vor dem Verbrennen.

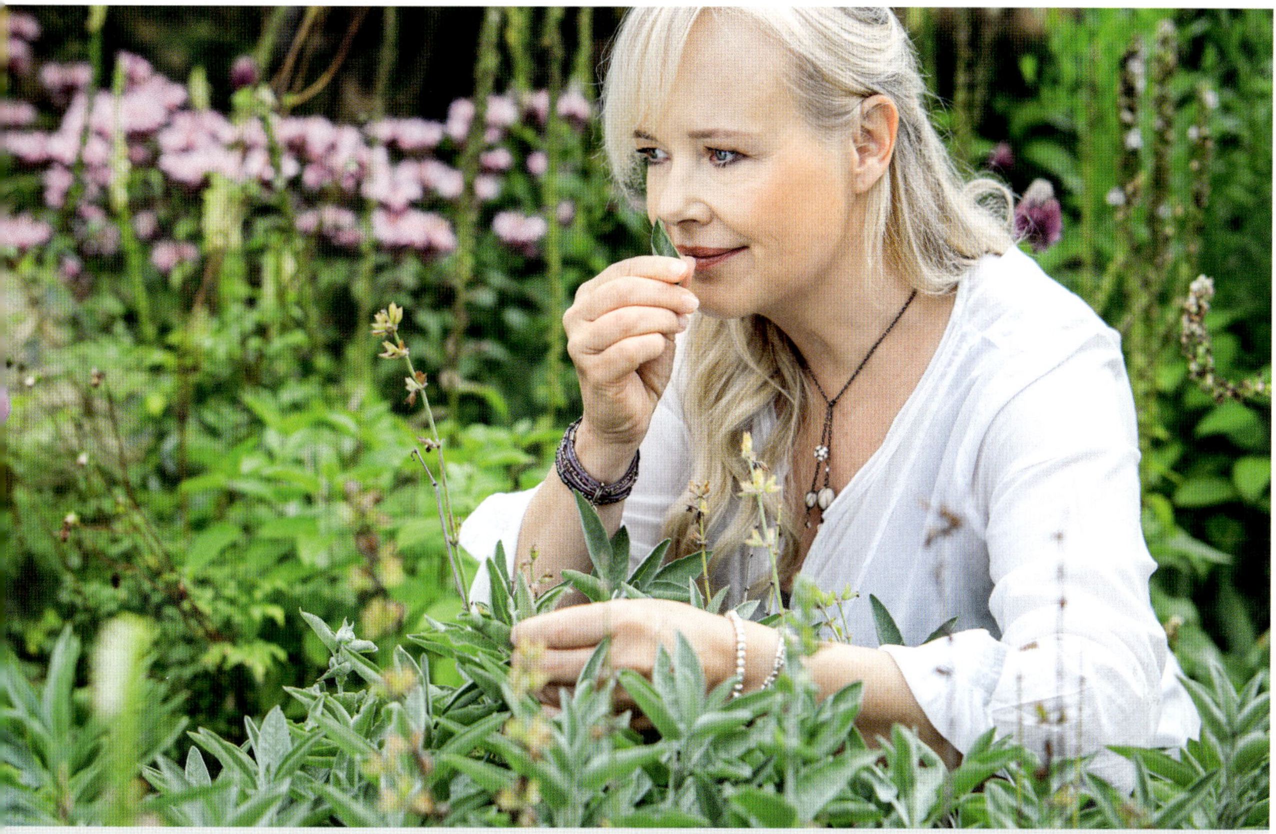

In Sizilien sagt ein Sprichwort: „Salvia sana." Auf Deutsch: Salbei hält gesund.

Neue Empfehlungen der HMPC

Der Ausschuss für pflanzliche Arzneimittel (Herbal Medicinal Products Committee, kurz HMPC) der Europäischen Arzneimittel-Agentur EMA hat die Anwendungsdauer von Salbei überarbeitet und die Monografie aktualisiert. Dabei stehen nicht die möglichen toxikologischen Risiken durch ein Zuviel an Thujon im Mittelpunkt, sondern die neue Richtlinie soll eine unkontrollierte Selbstmedikation ausschließen. Unter Berücksichtigung der Tagesdosis werden folgende Empfehlungen für die Anwendungsdauer gegeben:

- Entzündungen im Mund- und Rachenraum: 1 Woche
- Dyspeptische Beschwerden: 2 Wochen
- Leichte Entzündungen der Haut: 2 Wochen
- Hyperhidrose (übermäßiges Schwitzen): 6 Wochen

Bindehautentzündung

Salbei-Augenkompressen

Bindehautentzündungen können von Bakterien oder Viren verursacht werden. Dann sind sie hochansteckend. Aber auch mechanische Reize, Zugluft und Allergien können zu Reizungen der Bindehaut führen. Die keim- und entzündungshemmenden Eigenschaften des Salbeis können in leichten Fällen als alleiniges Hausmittel hilfreich sein und in schweren eine antibiotische Behandlung unterstützen. Dafür eignen sich Salbei-Augenkompressen.

ZUBEREITUNG Übergießen Sie 1 TL getrockneten Salbei mit 150 ml kochendem Wasser und lassen den Aufguss 10 Minuten abgedeckt ziehen. Danach durch einen Kaffeefilter abgießen, um alle Teereste zu entfernen, im Kühlschrank abkühlen lassen.
ANWENDUNG Tauchen Sie ein sauberes Wattepad in den Salbei-Aufguss und legen es etwa 15 Minuten aufs Auge; alle 5 Minuten die Kompresse erneuern. Die Prozedur zwei- bis dreimal täglich wiederholen.
DAUER 2–3 Tage.

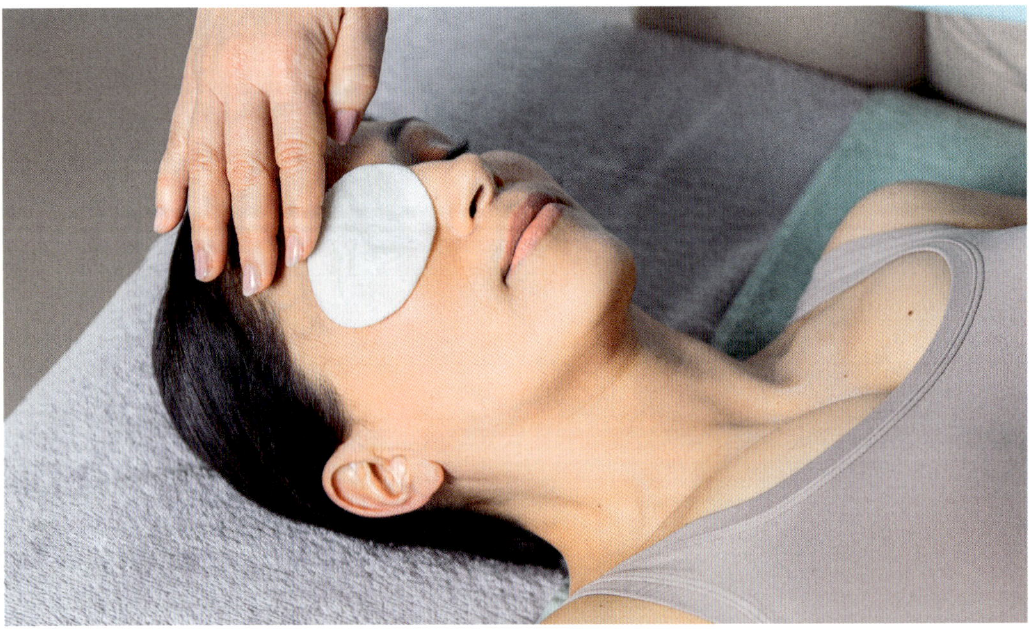

Bei diesem Hausmittel kommen vor allem die antibakteriellen und antiviralen Inhaltsstoffe des Salbeis zum Tragen.

Salbei-Inhalationen

Inhalationen mit Salbei sorgen bei unterschiedlichen Symptomen von Erkältungen für Erleichterung. Sie lindern Entzündungen im Hals- und Rachenraum, unterstützen die Verflüssigung von Bronchial- oder Nasensekret und die enthaltene Rosmarinsäure wirkt antiviral und antibakteriell.

ZUBEREITUNG Geben Sie 1–2 gut gehäufte EL getrockneten Salbei oder die doppelte Menge frisches Kraut in eine Schüssel oder einen Topf, gießen mit etwa 2 Liter kochendem Wasser auf und lassen das Ganze 10 Minuten ziehen.

ANWENDUNG Den Kopf über den Topf oder die Schüssel halten und mit einem Handtuch bedecken. 10 Minuten inhalieren. Anschließend 15 Minuten in einem warmen Raum bleiben, damit sich die Atemwege langsam wieder an die kühlere Luft gewöhnen und das Nasensekret abfließen kann. Am besten den Kopf für einige Zeit mit einer Mütze oder einem Handtuch bedecken. Alternativ können Sie ein bis zwei Tropfen ätherisches Öl mit 1 TL Honig, Salz oder etwas Sahne emulgieren und ins heiße Wasser geben.

DAUER Zwei- bis dreimal täglich über 1 Woche.

TIPP

Erkältung mit Salbeiwein vorbeugen

Mit Salbei im Garten, auf dem Balkon oder auf der Fensterbank kann man schon im Spätsommer einen Salbeiwein ansetzen, den man dann im Herbst prophylaktisch einnimmt, um Erkältungsviren das Leben schwer zu machen. Der Salbeiwein lässt sich ganz einfach herstellen:

Geben Sie 20 g frische Salbeiblätter in ein Glas und gießen mit 1 Liter halbtrockenem Weißwein auf. Wer lieber Rotwein mag, kann auch diesen verwenden. Diesen Ansatz dann 10–14 Tage an einem hellen Ort ziehen lassen und immer mal wieder zwischendurch schütteln. Nach der Ziehzeit abseihen und in eine Flasche füllen. Im Kühlschrank aufbewahren und in der Grippezeit als Kur täglich ein Likörglas davon trinken.

Da Salbei winterhart ist, können Sie in Abständen immer wieder diesen Medizinalwein ansetzen und die Kur wiederholen.

Halsschmerzen

Salbei-Gurgellösung

Schmerzen im Hals sind ein typisches Symptom bei einer Entzündung der Schleimhaut im Rachen (Pharyngitis) oder der Mandeln (Angina tonsillaris).

Atemwegsinfekte sind die häufigste Ursache solcher Entzündungen und die Übeltäter in der Regel die typischen Erkältungsviren. Eine Gurgellösung gegen die Entzündung im Rachen verschafft Erleichterung. Dafür einen Salbei-Aufguss zubereiten.

ZUBEREITUNG Übergießen Sie 1 gehäuften TL getrockneten Salbei (2,5 g) mit 150 ml kochendem Wasser. 10 Minuten abgedeckt ziehen lassen, danach abseihen.

ANWENDUNG Mehrmals täglich so warm wie möglich gurgeln. Danach ausspucken.

DAUER Mehrere Tage, maximal 1 Woche.

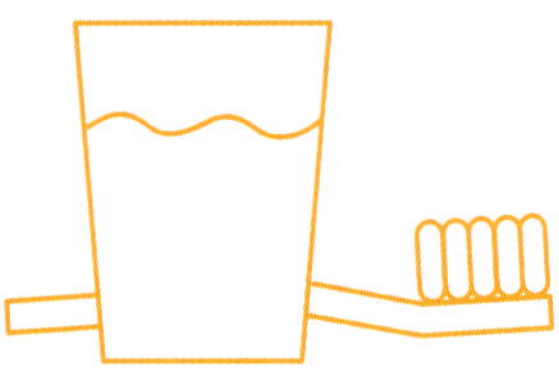

Salbei-Ringelblumen-Gurgellösung

Auch Bakterien können die Ursache sein, sie befallen häufig die Mandeln, es kommt zu einer Angina. Bei akuter Angina ist eine Gurgellösung aus Ringelblume und Salbei sinnvoll. Salbei bekämpft lokal Keime und wirkt zusammenziehend. Da die Gerbstoffe im Salbei selbst eine Reizwirkung ausüben, wirkt die Ringelblume durch ihre Schleimstoffe wiederum reizlindernd. Lassen Sie sich dafür 30 g Ringelblumenblüten mit 20 g Salbeiblättern in der Apotheke mischen.

ZUBEREITUNG Übergießen Sie 2 TL der Mischung mit 150 ml kochendem Wasser. Abgedeckt 5 Minuten ziehen lassen, anschließend abseihen und auf Trinktemperatur abkühlen lassen.

ANWENDUNG Gurgeln Sie mehrmals täglich mit dieser Lösung.

DAUER Bis zum Abklingen der Entzündung, maximal 1 Woche.

Übrigens: Für Sänger oder Menschen mit empfindlicher Kehle ist es sehr empfehlenswert, mit Salbei zu gurgeln. Auch in der Kombination mit Ringelblume.

Salbeikompresse

Menschen mit fettiger Haut haben es häufiger mit Pickeln zu tun. Ausdrücken ist in der Regel keine gute Idee, da Keime eindringen können und sich die Haut entzünden kann. Eine Salbeikompresse ist ein einfaches Mittel, den lästigen Pickeln zu Leibe zu rücken. Die Blätter enthalten Spuren von Salicylsäure, die einen leichten Peelingeffekt hat. Die Gerbstoffe drosseln den Talgfluss und das ätherische Öl Thujon hemmt Keime.

ZUBEREITUNG Zerkleinern Sie grob zwei bis drei frisch gezupfte Blätter, geben Sie sie in einen Topf. Mit 200 ml kochendem Wasser übergießen, abgedeckt 10 Minuten ziehen lassen und dann abseihen.

ANWENDUNG Ein dünnes Baumwolltuch mit dem Sud tränken und 10 Minuten auf das Gesicht legen. Zwischendurch das Tuch immer mal wieder neu tränken. Am Schluss das Gesicht nur leicht abtupfen oder an der Luft trocknen lassen.

DAUER Als Kur über 2 Wochen mehrmals pro Woche durchführen.

TIPP

Kräuterbad mit Salbei, Thymian und Rosmarin

Binden Sie frischen Salbei, Rosmarin und Thymian zu einem Bündel zusammen. Der Bindfaden sollte ausreichend lang sein, damit Sie den Kräuterstrauß an der Badewannenarmatur befestigen können. Er sollte gut in die Wanne hineinreichen. Lassen Sie nun das Badewasser einlaufen, damit sich die ätherischen Öle lösen können. Während des Bades können Sie die Haut mit dem Bündel abreiben. Neben dem Massageeffekt wirken die entzündungshemmenden Wirkstoffe der Kräuter wohltuend auf die Haut. Dafür die Wassertemperatur nicht allzu heiß wählen.

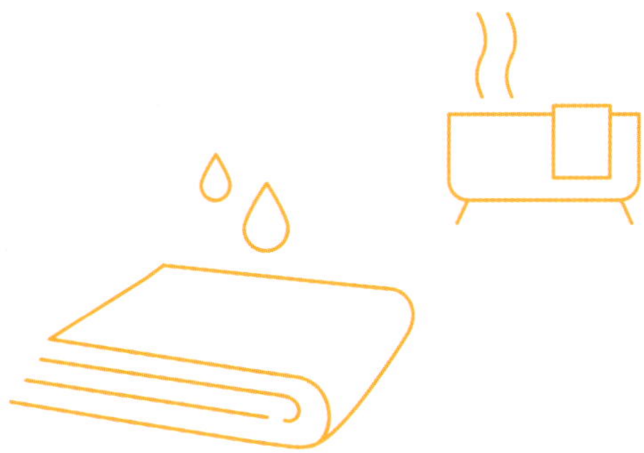

Hitzewallungen

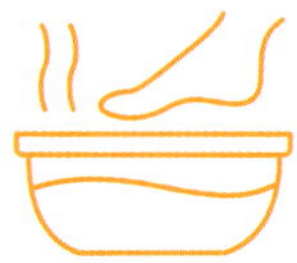

Salbeitee

Sie sind typische Begleiterscheinungen der Wechseljahre. Die Fruchtbarkeit der Frau nimmt ab und endet nach einer längeren Übergangszeit ganz. Begleitet wird diese Phase im Leben von Frauen durch etliche sogenannte Wechseljahresbeschwerden. Besonders belastend sind Hitzewallungen. Hier kann das regelmäßige Trinken von Salbeitee die Hitzewallungen reduzieren (siehe Seite 248).

ZUBEREITUNG Übergießen Sie 1 TL getrocknete Salbeiblätter mit 150 ml kochendem Wasser. 3 Minuten abgedeckt ziehen lassen, danach abseihen und gut abkühlen lassen, um keine Schweißproduktion auszulösen.

ANWENDUNG Trinken Sie ein bis zwei Tassen täglich. Empfehlenswert ist, eine Tasse vor dem Schlafengehen zu trinken, um nächtliche Schweißausbrüche zu reduzieren.

Alternativ können Sie ein bis zwei Tropfen des ätherischen Öls auf ein Stück Würfelzucker geben, das Sie dann essen.

DAUER Maximal 6 Wochen hintereinander, dann eine Pause einlegen.

TIPP

Erfrischendes Salbeibad bei Hitzewallungen und geschwollenen Beinen

Es wirkt erfrischend und insgesamt wohltuend. Dafür zwei Handvoll klein geschnittene frische Salbeiblätter und 1 kg Salz in ein Vollbad geben. Auch ein Fußbad mit Salbei und Salz wirkt Wunder, besonders bei schweren und geschwollenen Beinen. Dafür 50 g Salz in 5 Liter Wasser einrühren und drei bis fünf klein geschnittene frische Salbeiblätter dazugeben.

Die Wassertemperatur der Bäder sollte nicht zu warm sein, um unnötiges Schwitzen zu verhindern.

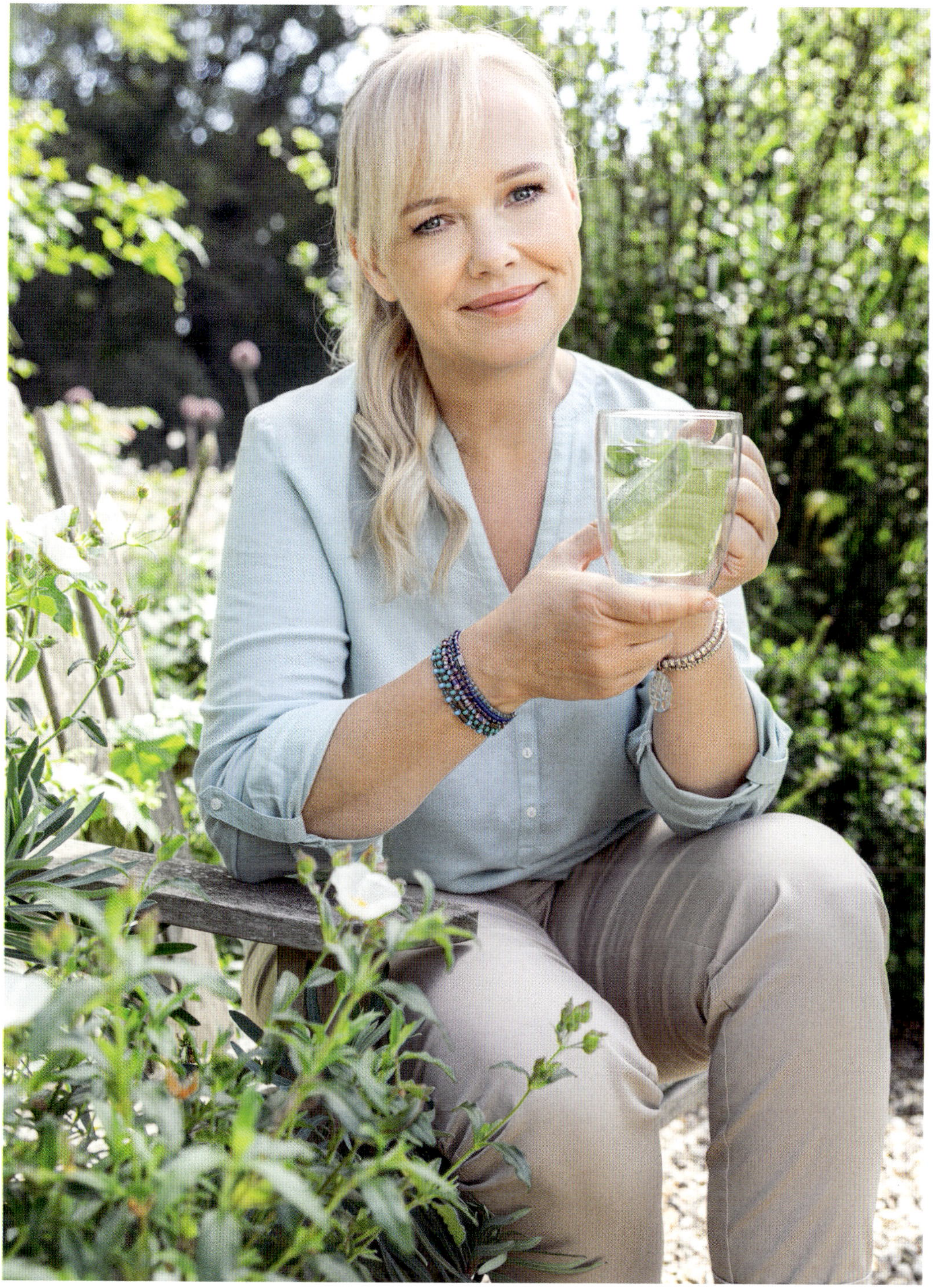

Trinken Sie den Salbeitee lauwarm oder kalt, um unnötiges Schwitzen zu vermeiden.

Husten

Salbei-Thymian-Hustensaft

Salbei erleichtert das Abhusten, indem er den Schleim verflüssigt und krampflösend wirkt. Dafür können Sie einen Tee zubereiten (siehe Seite 243). Ebenfalls hustenlösend wirkt ein Salbei-Thymian-Hustensaft.

ZUBEREITUNG Übergießen Sie 10 g frischen Thymian und 6 g frische Salbeiblätter (am besten beide Kräuter zu einem Sträußchen binden) mit 200 ml kochendem Wasser. Lassen Sie den Aufguss 15 Minuten abgedeckt ziehen. Danach abseihen, abkühlen lassen, den Saft von ½ Zitrone und 5-6 EL Honig dazugeben. Den Saft in eine saubere Flasche geben.

ANWENDUNG Nach Bedarf bis zu fünfmal am Tag 1 EL einnehmen. Den Saft im Kühlschrank aufbewahren.

DAUER Nicht länger als 1 Woche.

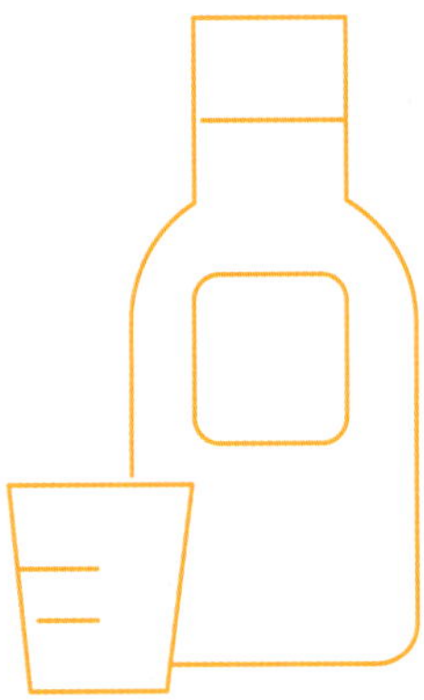

TIPP

Salbeibonbons zum Lutschen selbst herstellen

Legen Sie auf einer Unterlage Backpapier aus. Hacken Sie 10 g frische Salbeiblätter sehr fein. Erwärmen Sie 100 g Zucker bei mittlerer Hitze, sodass er langsam schmilzt und allmählich leicht karamellisiert (nicht zu braun werden lassen, sonst schmeckt er bitter). Geben Sie den klein geschnittenen Salbei hinzu und rühren ihn kurz unter. Nehmen Sie den Topf vom Herd und lassen die Masse von einem Löffel auf das Backpapier tropfen. Sie können die Bonbons in dieser etwas unförmigen Form erkalten lassen oder sie zwischen den Händen formen, wenn sie schon etwas abgekühlt, jedoch noch nicht ausgehärtet sind. Für die Wirkung ist die Form unerheblich.

Salbeitee

Die im Salbei enthaltenen Bitterstoffe entlasten bei Blähungen, regen die Verdauung an und schwächen Krämpfe ab. Auch bei Reizmagen, Appetitlosigkeit oder Völlegefühl kann Salbeitee als „Magenbitter" helfen. Gegen Magen-Darm-Beschwerden 1 TL (etwa 2 g) Tee mit 150 ml kochendem Wasser übergießen, abgedeckt 3 Minuten ziehen lassen, danach abseihen.

ANWENDUNG Trinken Sie eine Tasse täglich nach den Mahlzeiten, aber nicht mehr als drei Tassen insgesamt.

DAUER 2 Wochen.

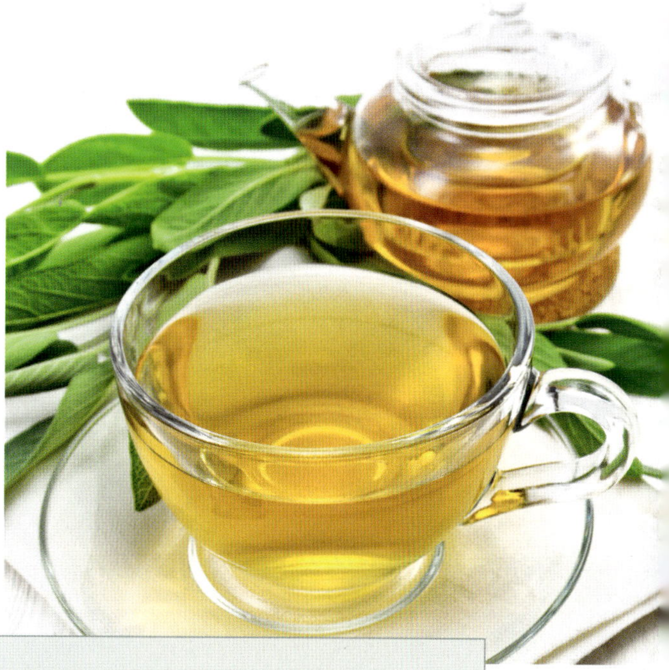

INFO

Bei längerer Einnahme sind Fertigpräparate ratsam

Das im Salbei enthaltene Thujon kann bei längerer Anwendung von Salbeiblättern sowie bei Überdosierungen (mehr als 15 g täglich) Hitzegefühle, rasenden Herzschlag, Schwindelgefühl und Krämpfe (ähnlich wie bei epileptischen Anfällen) verursachen. Für die Langzeiteinnahme ist es ratsam, auf Fertigpräparate zurückzugreifen, bei denen der Thujongehalt reduziert wurde (zum Beispiel Menosan®), sodass eine Langzeiteinnahme möglich ist. Lassen Sie sich in der Apotheke beraten.

Entzündete **Mundschleimhaut**

Kauen auf frischen Salbeiblättern

Ist die Schleimhaut im Mundraum entzündet, sprechen Mediziner auch von einer oralen Stomatitis. Ganz unterschiedliche Ursachen können dazu führen: Verletzungen, Druckstellen, Viren (Herpes) oder Bakterien bis zu Nebenwirkungen von Therapien oder Medikamenteneinnahmen. Bei Kindern auch im Zusammenhang mit der Hand-Mund-Fuß-Krankheit.

Hilfreich ist das Kauen auf frischen Salbeiblättern. Dazu kann man mehrmals täglich Salbeispülungen anwenden. Auch bei Entzündungen infolge von Chemotherapie ein bewährtes Mittel. Sie wirken entzündungshemmend, abschwellend und bekämpfen eventuelle Erreger im Mund. Dafür benötigen Sie einen starken Aufguss.

ZUBEREITUNG Übergießen Sie 2 TL getrocknete Salbeiblätter mit 100 ml kochendem Wasser. 15 Minuten abgedeckt ziehen lassen, danach abseihen und auf Trinktemperatur abkühlen lassen.

ANWENDUNG Spülen Sie den Mund mit dem Sud etwa 1 Minute nach jeder Mahlzeit. Zwischendurch immer wieder ausspucken und mit frischem Tee weiterspülen. Wiederholen Sie die Spülung täglich dreimal. Sie können mit diesem kräftigen Aufguss auch betroffene Stellen im Mund mit einem Wattetupfer einpinseln.

DAUER 1 Woche.

TIPP

Salbei-Eis-Bonbons für Kinder

Kochen Sie einen etwas weniger starken Salbeitee. Dafür 1 TL Tee mit 200 ml kochendem Wasser übergießen, 10 Minuten abgedeckt ziehen lassen, danach abseihen. Wenn der Tee auf Trinktemperatur abgekühlt ist, 1 TL Honig dazugeben. Er wirkt zusätzlich entzündungshemmend und wundheilend. In einen Eiswürfelbehälter umfüllen und im Gefrierfach deponieren. Geben Sie Ihrem Kind mehrfach täglich einen Salbei-Eis-Bonbon zum Lutschen.

Nasennebenhöhlenentzündung

Salbei-Inhalation

Die entzündungshemmende und antimikrobielle Wirkung einerseits und die Verflüssigung von Nasensekret andererseits macht Inhalationen mit Salbei bei etlichen Erkältungssymptomen wertvoll.

ZUBEREITUNG Siehe Seite 237.

ANWENDUNG Den Kopf über den Topf oder die Schüssel halten und mit einem Handtuch bedecken. 10 Minuten inhalieren. Anschließend 15 Minuten in einem warmen Raum bleiben, damit sich die Atemwege langsam wieder an die kühlere Luft gewöhnen und das Nasensekret abfließen kann. Am besten den Kopf für einige Zeit mit einer Mütze oder einem Handtuch bedecken.

DAUER Dreimal täglich über 1 Woche.

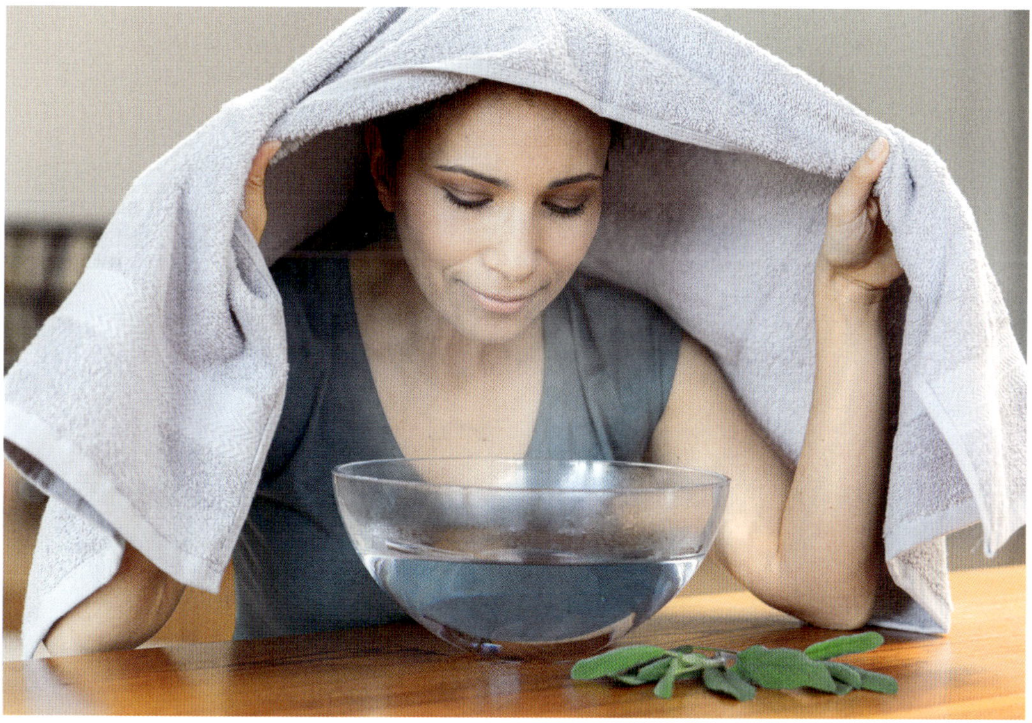

Zu den heilsamen Stoffen im Salbei zählt auch die Rosmarinsäure, ein Gerbstoff, der unter anderem entzündungshemmend wirkt.

Scheidenentzündung

Kombinierter Badezusatz

Wenn die körpereigene Abwehr geschwächt ist, kann es zu Entzündungen im Vaginalbereich kommen. Gut geeignet im Kampf gegen Keime sind pflanzliche Zubereitungen wie ein kombinierter Badezusatz von jeweils 30 g Salbeiblättern, Taubnesselblüten, Frauenmantel sowie Brombeerblättern. Lassen Sie sich die Kräuter in der Apotheke mischen.

ZUBEREITUNG Übergießen Sie 4 EL der Mischung mit 1 Liter heißem Wasser und lassen sie 10 Minuten abgedeckt ziehen. Den Sud abgießen und zu 9 Liter lauwarmem Wasser in einer Sitzbadewanne geben. Wenn Sie das Baden in der Wanne vorziehen, lassen Sie nur etwa ein Viertel der üblichen Wassermenge ein (etwa 50 Liter). Für den Sud benötigen Sie dann 20 EL Kräutermischung auf 5 Liter heißes Wasser.

ANWENDUNG Baden Sie mehrmals täglich 10–15 Minuten in der Kräutermischung.

DAUER Bis zum Abklingen der Entzündung

WICHTIG Lassen Sie eine erstmalige Scheidenentzündung immer genau abklären, um andere gesundheitliche Probleme wie Diabetes oder Eisenmangel auszuschließen.

TIPP

Muskatellersalbei bei Scheidenentzündung

Diese Salbeisorte ist eng mit dem Gartensalbei verwandt und stammt ebenfalls aus dem Mittelmeerraum. Diese Pflanze hat einen besonders hohen Gehalt an den charakteristischen ätherischen Ölen des Salbeis. Das ätherische Öl ist sehr stark keimhemmend, dabei sehr gut hautverträglich. Besonders in den Wechseljahren kommt es häufig zu Entzündungen der Schleimhaut im Vaginalbereich. Oft sind Pilze der Auslöser, aber auch Viren oder Bakterien. Zusätzlich zu anderen Therapieoptionen (Darmmikrobiom stabilisieren, richtige Kleidung und Hygiene) können Sie den Keimbefall mit Muskatellersalbei (*Salvia sclarea*) reduzieren. Hierzu geben Sie zwei bis vier Tropfen des ätherischen Öls auf eine Slipeinlage. Die Dosierung unbedingt einhalten, da ätherische Öle starke Vielstoffgemische sind.

Salbeifußbäder

Mediziner sprechen bei übermäßigem Schwitzen am Tag von Hyperhidrose. Schwitzen ist zunächst ein natürlicher Schutzmechanismus des Körpers vor Überwärmung. Es gibt jedoch Menschen, die generell und übermäßig stark schwitzen, aber ansonsten gesund sind. Diese sogenannte primäre fokale Hyperhidrose wird durch eine Fehlregulation des vegetativen Nervensystems hervorgerufen, bei der aus ungeklärten Gründen der Sympathikus (ein Teil des Nervensystems) überaktiv ist. Diese Form ist am häufigsten und betrifft vor allem Achseln, Füße, Hände oder das Gesicht. Der sekundären Hyperhidrose liegt eine Krankheit zugrunde, die behandelt werden muss. Trinken Sie kurmäßig Salbeitee (siehe Seite 240). Wer besonders von Fußschweiß betroffen ist, kann mit Salbeifußbädern und Salbeiwaschungen Linderung erreichen.

ZUBEREITUNG Für ein Salbeifußbad kochen Sie 3 EL getrocknete Salbeiblätter mit 500 ml heißem Wasser auf. 5 Minuten ziehen lassen, abseihen und abkühlen lassen.

ANWENDUNG Den Sud einem Fußbad beifügen und dann die Füße 10–20 Minuten darin baden.

DAUER Täglich, über 6 Wochen mindestens dreimal wöchentlich, dann 1 Woche Pause.

Salbeilotion

Zwischendurch können Sie entweder den ganzen Körper oder besonders stark betroffene Körperpartien wie Füße oder Achselhöhlen mit einer Salbeilotion waschen.

ZUBEREITUNG Vermischen Sie drei bis fünf Tropfen ätherisches Salbeiöl mit 1 TL Meersalz und geben die Mischung in eine kleine Schüssel, dann mit einem Glas Wasser aufgießen und gut umrühren.

ANWENDUNG Falten Sie ein dünnes Baumwolltuch mehrfach, tauchen es in die Lösung und waschen sich damit zügig. Das Tuch zwischendurch wenden.

DAUER Nach Bedarf.

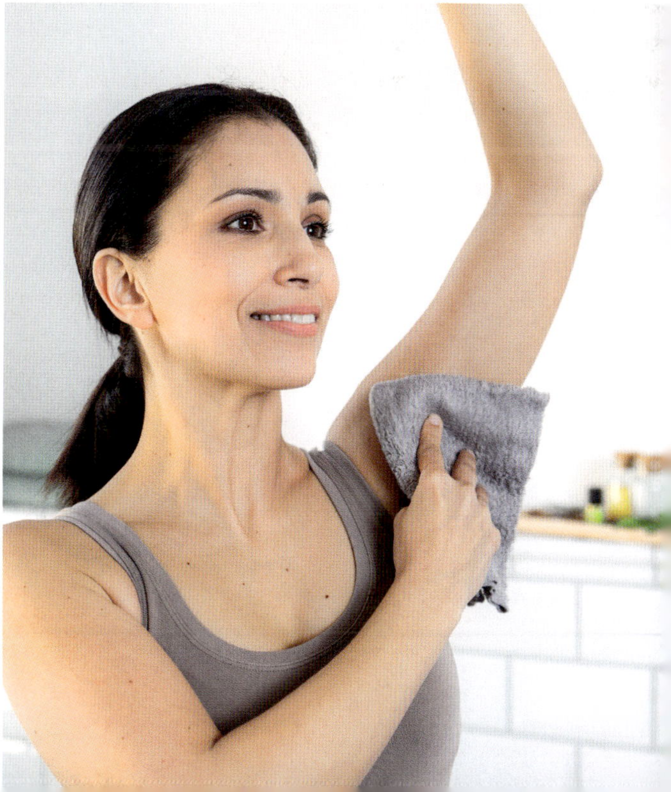

Wechseljahre

Salbei-Teemischungen

In den europäischen Ländern leiden vier von fünf Frauen in den Wechseljahren an unterschiedlichen Beschwerden. Zu den häufigsten zählen Hitzewallungen und Schweißausbrüche, aber auch depressive Verstimmungen sowie nervöse Spannungen. Verschiedene Pflanzen haben einen festen Platz in der Behandlung. So gibt es hormonausgleichende Phytotherapeutika wie Traubensilberkerze, Rotklee oder den sibirischen (Rhapontik-)Rhabarber. Gegen die häufigsten Beschwerden gibt es verschiedene Teemischungen:

Tee 1

Wirkt gegen Hitzewallungen und nervöse Unruhe und hat mit dem Rotklee eine hormonausgleichende Komponente. Lassen Sie sich in der Apotheke folgende Mischung zusammenstellen: 50 g Heidekrautblüten, 35 g Salbei, 25 g Rotkleeblüten und 10 g Zitronenverbeneblätter.

ZUBEREITUNG 1 EL der Teemischung mit 500 ml kochendem Wasser übergießen und 10 Minuten abgedeckt ziehen lassen. Danach abseihen und abkühlen lassen.

ANWENDUNG Trinken Sie den Tee täglich im Verlauf des Vormittags. Um keine Schweißbildung zu provozieren, sollten Sie den Tee kalt trinken.

DAUER 4 Wochen.

Tee 2

Wirkt gegen Hitzewallungen, depressive Verstimmungen und nervöse Spannungszustände. Lassen Sie sich in der Apotheke folgende Mischung zusammenstellen: 40 g Löwenzahnwurzel, 30 g Johanniskraut, 20 g Rotkleeblüten, 20 g Hopfenzapfen und 20 g Salbeiblätter

ZUBEREITUNG 3 TL der Teemischung mit 450 ml kochendem Wasser übergießen, dann 7 Minuten abgedeckt ziehen lassen, abseihen und abkühlen lassen.

ANWENDUNG Dreimal täglich eine Tasse (150 ml) trinken.

DAUER 4 Wochen.

HINWEIS Da Rotklee eine östrogenartige Wirkung hat, sollte die Einnahme bei Brustkrebs oder familiärer (genetischer) Veranlagung mit dem Arzt/der Ärztin abgesprochen werden.

Zahnfleischentzündungen

Salbeispülung

Bevor die Zahnbürste erfunden wurde, dienten Salbeiblätter zur Reinigung des Mundraums. Zur Desinfektion des Zahnfleisches können Sie die Kraft der Salbeiblätter auch neben der täglichen Zahnpflege nutzen. Wickeln Sie einfach ein frisches Blatt um den Zeigefinger und massieren mit kreisenden Bewegungen das Zahnfleisch. So bekämpfen Sie nicht nur mögliche Keime und reduzieren das Risiko von Zahnfleischbluten, sondern kräftigen das Zahnfleisch gleichzeitig.

Zum Spülen des Mundraums stellen Sie einen Salbei-Aufguss her.

ZUBEREITUNG Siehe Seite 244.

ANWENDUNG Spülen Sie den Mund mehrmals täglich, vor allem nach den Mahlzeiten und vor dem Schlafengehen.

DAUER Bis zum Abklingen der Entzündung.

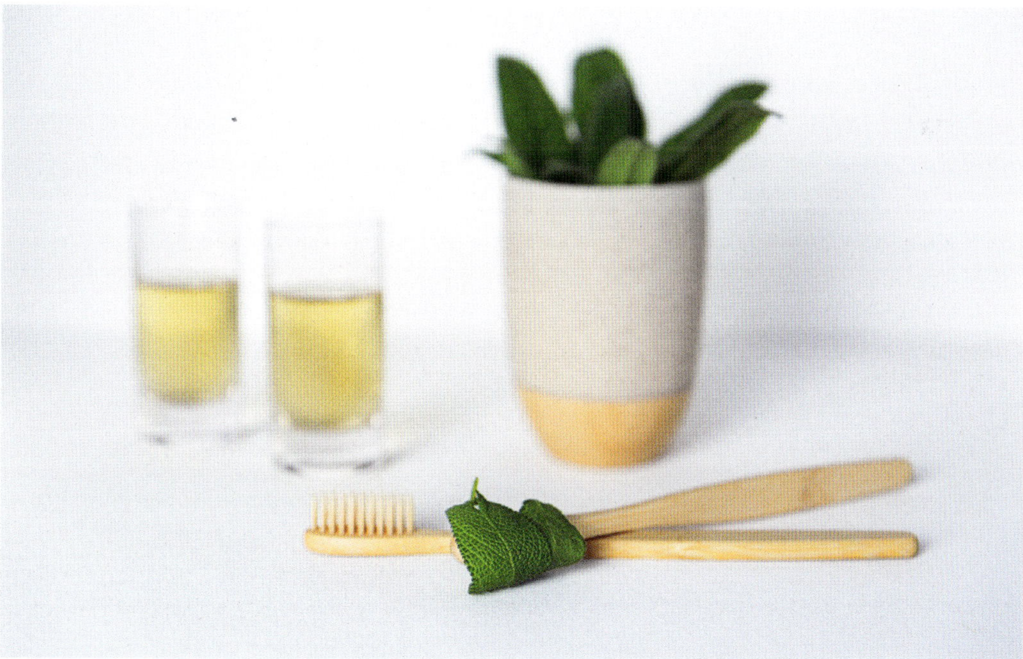

Spülungen mit Salbei und das Kauen auf Salbeiblättern sorgen für einen angenehmen Mundgeruch.

Weitere interessante medizinische Aspekte

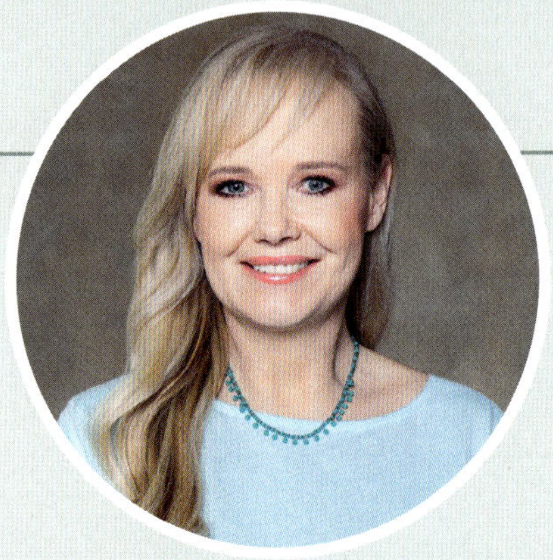

Salbei unter der wissenschaftlichen Lupe

In den vergangenen 20 Jahren wurden immer mehr der heilsamen Wirkungen von Salbei entschlüsselt. 2003 fanden Wissenschaftler heraus, dass mehr als 75 unterschiedliche Komponenten die Eigenschaften des ätherischen Öls von Salbei bestimmen. Die sieben wichtigsten Bestandteile sind Thujon, Pinene, Limonene, Cineole, Champher, Camphene und Manoo. Man entdeckte die wirksamsten Bestandteile gegen Pilzinfektionen und fand heraus, welche Inhaltsstoffe für die antibakterielle Wirkung verantwortlich sind. Genauer wurde auch die Ursolsäure untersucht, die starke entzündungshemmende Eigenschaften hat.

TIPP Schweißhemmendes Salbei-Deo

Salbei ist in vielen Kosmetikprodukten enthalten. Er wird Zahnpflegemitteln und Deos zugesetzt, aber auch Seifen und Hautpflegeprodukten. Zudem soll er Bestandteil von Kölnisch Wasser (4711) sein, dessen Rezeptur allerdings bis heute geheim gehalten wird.

Gegen unangenehme Schweißausbrüche können Sie Ihr eigenes Deo kreieren: Kombinieren Sie Aloe vera mit Salbei. Aloe-vera-Gel wirkt kühlend und ebenso wie Salbei entzündungshemmend und antiseptisch. Gepaart mit der schweißhemmenden Wirkung von Salbei haben Sie ein Deo, das nur mit pflanzlichen Wirkstoffen auskommt. Füllen Sie 100 ml Aloe-vera-Gel (Drogerie, Reformhaus) in ein sauberes Glas und geben zehn Tropfen ätherisches Salbeiöl dazu. Mit einem sauberen Löffel sehr gut verrühren. Täglich nach dem Duschen die Achselhöhlen damit einreiben. Für unterwegs können Sie eine kleine Menge in eine Cremedose füllen.

* Studien zu Salbei siehe Seite 310

Mit Salbei Alzheimer vorbeugen

Zwei Salbeiarten, *Salvia officinals* (Echter Salbei) und *Salvia officinalis* subsp. *lavandulifolia* (Spanischer Salbei), haben möglicherweise eine vielversprechende Wirkung auf die geistige Leistungsfähigkeit, bei der Vorbeugung von Alzheimer und bei bereits schwach ausgeprägter Demenz. Eine systematische Auswertung von acht Studien, die sowohl mit gesunden Probanden als auch mit Alzheimer-Patienten beziehungsweise Patienten mit moderater Demenz durchgeführt worden waren, bestätigt eine Verbesserung der Gedächtnisleistung sowohl bei den gesunden Probanden als auch bei Patienten mit neurodegenerativen Erkrankungen. In den Studien wurden allerdings verschiedene Salbeizubereitungen (zum Beispiel Extrakte oder auch ätherisches Öl) verwendet, was einen direkten Vergleich der Resultate erschwert. Die pharmakologisch wirksame Zusammensetzung der Präparate bleibt somit unklar. In sieben ausgewerteten Studien wurde Salbei oral verabreicht und in einer Studie in Form einer Aromatherapie mit dem ätherischen Öl, das über die Atemwege inhaliert wurde.

Wissenschaftler vermuten, dass die im Salbei enthaltene Rosmarin- beziehungsweise Kaffeesäure dafür verantwortlich ist. Nicht nur in der Antike hat man auf die gedächtnisfördernde Wirkung des Salbeis gesetzt (siehe Historisches), auch im Mittelalter wurde Salbei verordnet, um das Gedächtnis zu verbessern.

Medizin aus der Küche

In der deutschen Küche ist Salbei nicht sehr verbreitet. Eigentlich schade, denn das Kraut mit dem leicht bitteren Geschmack passt zu vielen Fleisch- sowie Fischgerichten, gibt Spaghetti ein tolles Aroma und sollte in keinem Gewürzstrauß fehlen. In Butter gebratene Salbeiblätter passen perfekt zu Gnocchi oder Nudeln und schmecken einfach auch pur umwerfend gut.

Die folgenden Rezepte zeigen Ihnen, wie vielfältig frischer Salbei, dessen ätherischen Ölen und Gerbstoffen eine heilende Wirkung nachgesagt wird, verwendet werden kann. Als allgemeine Faustregel gilt: Dunkles Fleisch und herzhafte Gerichte vertragen den aromatischen Salbei sehr gut, bei hellem Fleisch und leichten Gerichten sollte man das Kraut sparsamer verwenden.

Saltimbocca

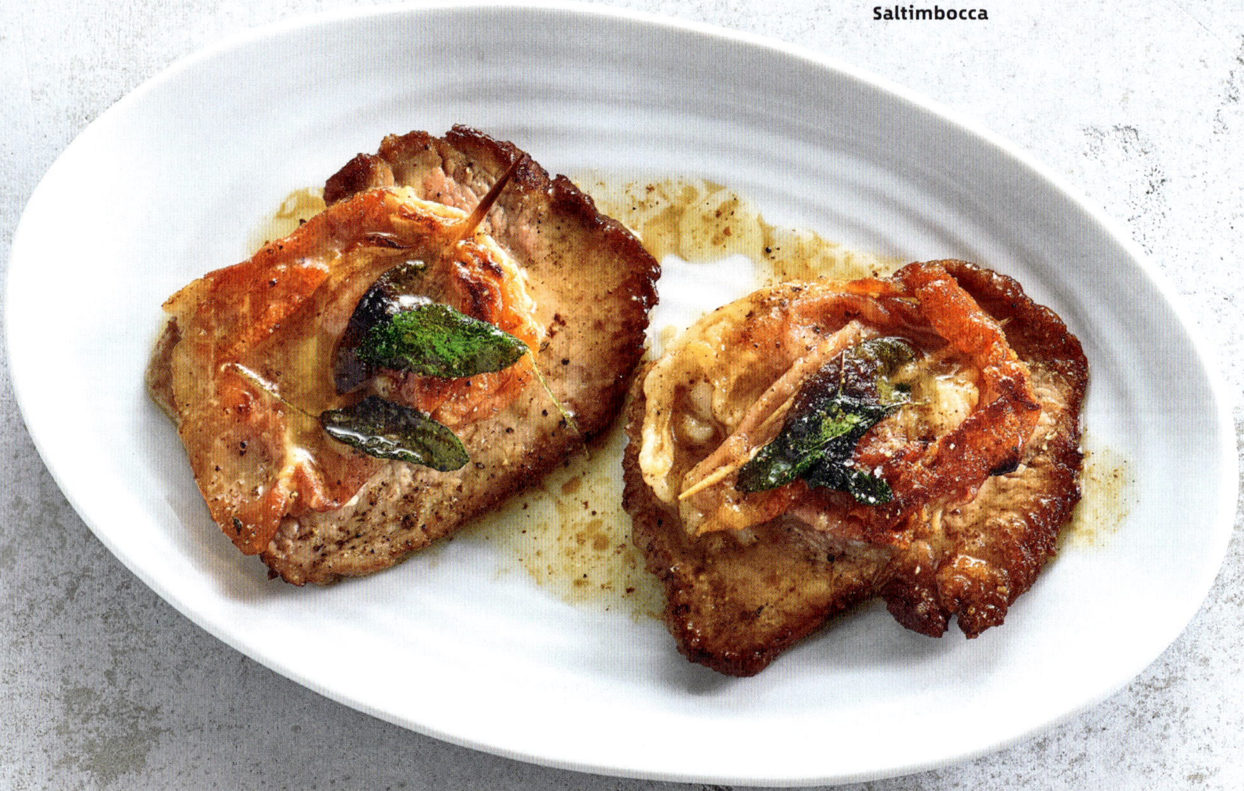

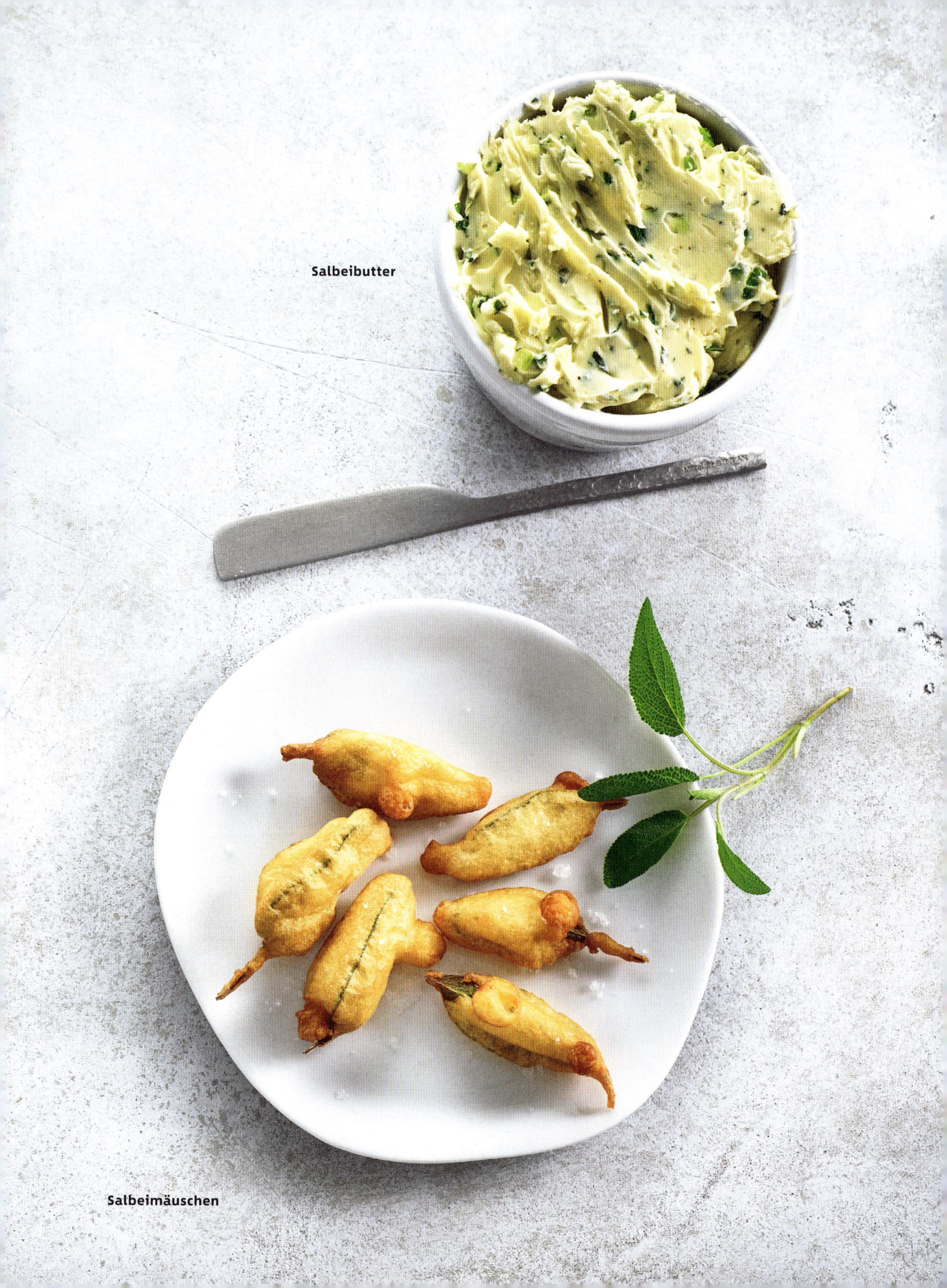

Salbeibutter

Salbeimäuschen

Saltimbocca

Dieses typisch italienische Gericht ist leicht zuzubereiten.

Zubereitungszeit 15 Minuten
Für 2 Personen

1 Zweig Salbei
1 kleine Knoblauchzehe (nach Belieben)
2 Kalbsschnitzel (à 100 g)
Salz
frisch gemahlener schwarzer Pfeffer
2 Scheiben luftgetrockneter Schinken
1 EL Olivenöl
4 EL Weißwein
30 g Butter

Den Salbeizweig abbrausen, trocken schütteln und zwei größere Blätter abzupfen. Falls verwendet, die Knoblauchzehe schälen. Die Schnitzel ganz leicht flach klopfen und von beiden Seiten mit Salz und Pfeffer würzen. Je eine Schinkenscheibe um die Schnitzel legen, je ein abgezupftes Salbeiblatt darauflegen und mit einem kleinen Holzspieß befestigen, dabei durch das Fleisch bis auf die Rückseite durchstechen (siehe Tipp). Das Olivenöl in der Pfanne erhitzen, Salbeizweig und nach Belieben Knoblauch hineingeben und die Schnitzel bei mittlerer Hitze von jeder Seite etwa 3 Minuten braten. Das Fleisch aus der Pfanne nehmen und warm halten. Den Weißwein in die Pfanne gießen und den Bratensatz lösen. Die Butter hinzugeben und etwas aufschlagen. Die Schnitzel auf Teller legen, die Sauce darüberträufeln und genießen.

glutenfrei, frei von raffiniertem Zucker

TIPP Alternativ je nur eine Schnitzelseite mit Schinken und Salbeiblatt belegen, zusammenklappen (die Schinkenseite außen) und mit Holzstäbchen fixieren. Von beiden Seiten bei mittlerer Hitze 4–5 Minuten braten.

INFO Chiasamen

Was die wenigsten wissen: Chiasamen sind die Früchte zweier Salbeiarten aus Mittelamerika. Sie enthalten viele wichtige Eiweiße, leicht verdauliche Fettsäuren und verschiedene Vitamine, Mineralien und Spurenelemente. Die winzigen nussartigen kleinen Früchte werden von den in Mittelamerika verbreiteten Salbeiarten *Salvia hispanica* und *Salvia columbariae,* also der Mexikanischen Chia und der Kalifornischen Chia, gewonnen.

Salbeibutter

Salbeibutter lässt sich einfach zubereiten, ist beim Grillen beliebt und passt gut zu Baguette, Nudeln oder Ofenkartoffeln.

Zubereitungszeit 15 Minuten
Für ca. 12 Portionen
1 kleine Zwiebel (alternativ 2 Frühlingszwiebeln)
1 Knoblauchzehe
1 Zweig Salbei
250 g weiche Butter
Salz
frisch gemahlener schwarzer Pfeffer

Zwiebel und Knoblauchzehe schälen und sehr fein hacken. Salbei abbrausen, trocken schütteln und die Blätter ebenfalls sehr fein hacken. 1 EL Butter in einer Pfanne zerlassen, dann Zwiebeln, Knoblauch und Salbei darin bei mittlerer Hitze leicht anrösten – die Butter darf nicht zu heiß werden, sonst verbrennt sie. Mit Salz und Pfeffer würzen. Restliche Butter in eine Schüssel geben, die Salbeimischung aus der Pfanne hinzugeben und gut vermengen. Die Salbeibutter in eine Schale geben und bis zur Verwendung kalt stellen.

vegetarisch, glutenfrei, frei von raffiniertem Zucker

TIPP Falls Sie gleichzeitig Leber zubereiten möchten: In Butter geröstete Salbeiblätter sind eine köstliche und zudem viel bekömmlichere Alternative zu gebratenen Zwiebeln. Braten Sie also gleich mehr Salbei.

Salbeimäuschen

Eine sehr gesunde und ausgesprochen schmackhafte Knabberei! Reichen Sie Ihren Gästen die Salbeimäuschen zum Aperitif oder servieren Sie diese als Vorspeise zu Saltimbocca.

Zubereitungszeit 20 Minuten
Für 4 Personen (Vorspeise)
16 Salbeiblätter (mit Blattstielen)
1 Ei (Größe M)
125 ml Weißwein
ca. 100 g Weizenmehl (Type 405)
Frittieröl
Salz

Die Salbeiblätter abbrausen und trocken tupfen. Das Ei trennen und das Eiweiß steif schlagen. Eigelb und Wein vorsichtig unter das Eiweiß ziehen und dann so viel Mehl unterheben, bis ein dickflüssiger Ausbackteig entsteht. Reichlich Öl in einem Frittiertopf oder einer Fritteuse auf etwa 170 °C erhitzen. Die Salbeiblätter portionsweise durch den Teig ziehen und im heißen Öl goldgelb frittieren. Dann auf Küchenpapier abtropfen lassen und mit Salz bestreuen. – Frisch schmecken die Salbeimäuse am besten.

vegetarisch, laktosefrei, frei von raffiniertem Zucker

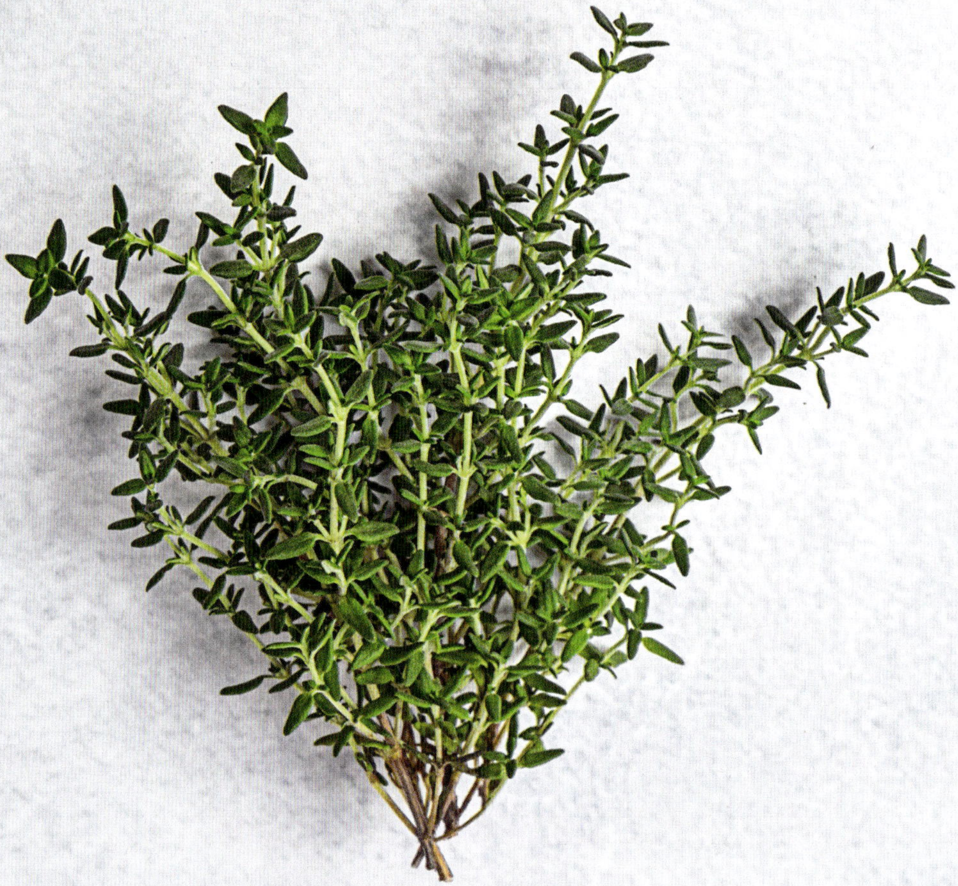

Thymian

BOTANISCHER NAME *Thymus vulgaris*
BEINAMEN Römischer Quendel, Immenkraut, Kunerle, Karwendel
FAMILIE Lippenblütler (*Lamiaceae*)

Indikationen

INNERLICH
Atemwegsinfekte
Bronchitis
Erkältungen
Keuchhusten
Verdauungsprobleme
Anti-Aging

ÄUSSERLICH
Rheumatische Beschwerden
Entzündliche Erkrankungen im Mund-Rachen-Raum
Mundsoor
Hautprobleme

Wirkstoffe
ätherische Öle (hauptsächlich Thymol und Carvacrol), Flavonoide (unter anderem Apigenin und Luteolin), Bitterstoffe, Gerbstoffe (unter anderem Rosmarinsäure)

Wirkung
antiviral, antibakteriell, antimykotisch, antioxidativ, antiseptisch, immunstimulierend, schmerzlindernd, schleim- und krampflösend sowie entzündungshemmend

Verwendete Teile
Kraut (Blätter und Blüten), frisch und getrocknet

Anwendungsformen und Dosierung
frische Blätter und Blüten, getrocknete Blätter und Blüten, ätherisches Öl, Hustensaft, Tinktur/Flüssigextrakt, Salben
Die Tagesdosis beträgt 10 g, das entspricht etwa vier bis fünf Tassen Tee am Tag.

Gegenanzeigen
Nicht in der Schwangerschaft und während der Stillzeit verwenden.

Menschen mit Bluthochdruck sollten auf längerfristige Anwendungen mit Thymianöl verzichten, da dieses Öl den Blutdruck zusätzlich erhöhen kann.

Thymian

WISSENSWERTES

Herkunft und Historisches

Thymian ist eine typische Mittelmeerpflanze. Im frühen Mittelalter gelangte das Kraut über die Alpen nach Zentraleuropa, wo es heute ebenfalls beheimatet ist.

Im alten Ägypten wurden Thymianzubereitungen wegen der Wirkungen gegen Bakterien und Pilze und zur Konservierung von Mumien verwendet. Die Griechen benutzten Thymian vor allem als Räucherpflanze. Bereits der antike Arzt Dioskurides (1. Jahrhundert nach Christus) empfahl in seinem mehrbändigen Werk „Materia medica" die Anwendung von Thymian unter anderem bei Asthma, Ödemen oder Ischias, ebenso zur Förderung der Menstruation sowie gegen Krämpfe.

Hildegard von Bingen pries die Wirkung von Thymian vor allem bei der Behandlung von Keuchhusten. Im Mittelalter wurde Thymian zudem gegen Würmer und bei Vergiftungen empfohlen.

Das medizinische Interesse an der Heilpflanze stieg mit der Entdeckung des wichtigsten Wirkstoffes, des Thymols. Die kristalline Substanz wurde 1719 vom Chemiker und Apotheker Caspar Neumann (1683–1737) entdeckt. Die Kristallstrukturanalyse mit der genauen Bestimmung der Atompositionen wurde erst 1980 beschrieben.

Anbau und Anbautipps

Die Pflanze ist anspruchslos. Sie gedeiht besonders gut auf kalkhaltigen Böden. Die Vermehrung erfolgt im Frühjahr entweder durch Aussaat oder Wurzelteilung.

Übrigens: Das Rückschneiden nach der Blüte fördert ein üppiges Wachstum über das ganze Jahr. Staunässe bei Thymian unbedingt vermeiden.

Der Name

Der Begriff „Thymus" kommt aus dem Griechischen. Allerdings ist man sich nicht einig, ob er vom Begriff „thymos" (Lebenskraft) oder von „thymiama" (Räucherwerk/Rauchopfer bringen) abgeleitet wurde.

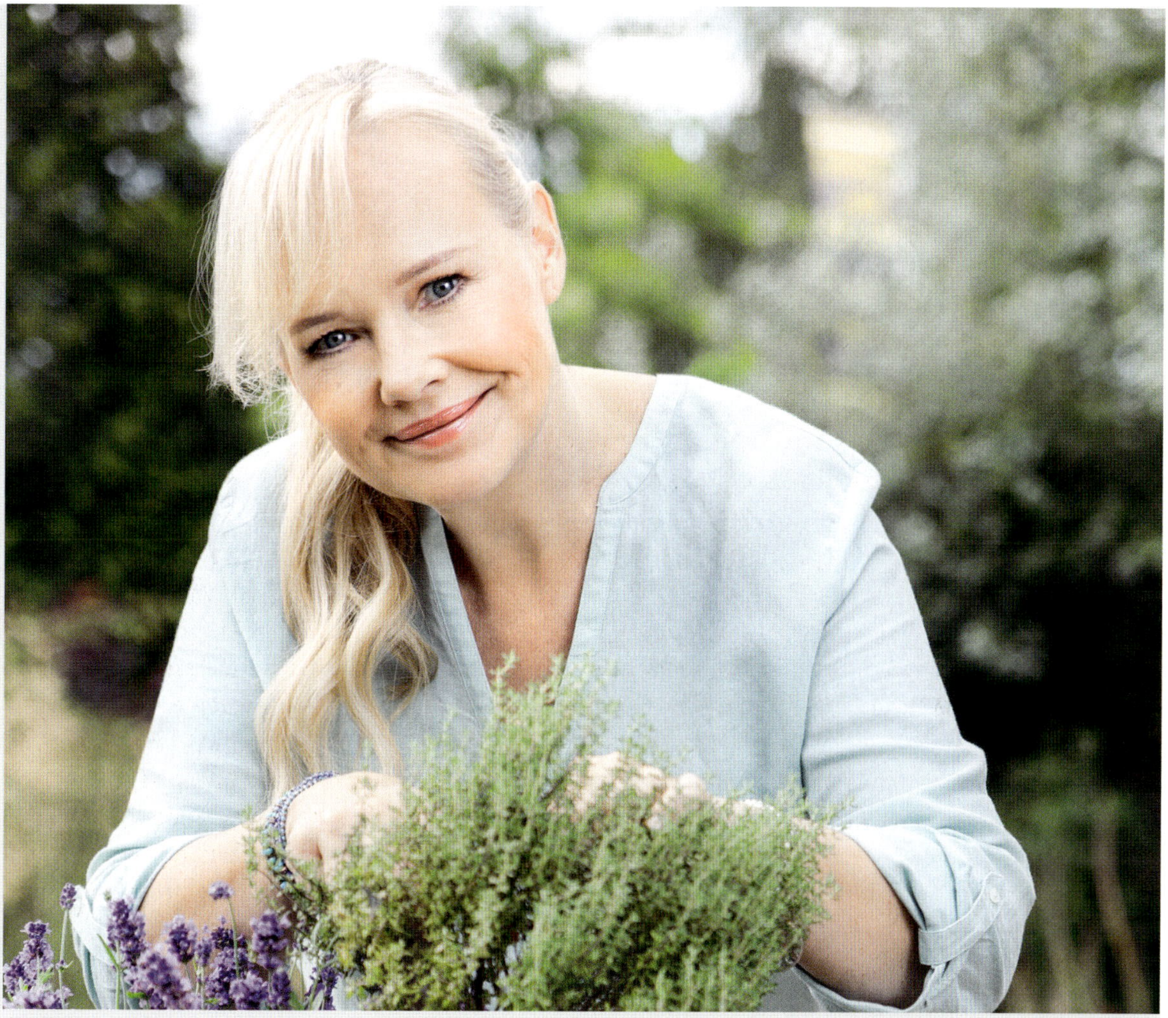

Frauenkraut und Marienkraut

Medizin und Mythologie waren über viele Jahrhunderte eng miteinander verknüpft. Damit in Verbindung steht wohl auch die mythologische Bedeutung von Thymian als Frauenkraut: So wurde Thymian in vorchristlicher Zeit Freya, der germanischen Göttin der Ehe und der Liebe, zugeordnet. Später wurde der Thymian in die christliche Mystik eingebaut und zum Symbol der Jungfrau Maria erhoben. Im Alpenraum hält sich die Legende, Maria habe das Jesuskind auf Thymian („Karwendelkissen") gebettet.

Akne

Thymianöl-Gesichtswasser

Akne ist in den westlichen Industrienationen die häufigste Hauterkrankung. Die typischen eitrigen Pickel entstehen durch die Besiedlung mit Bakterien. Thymian wirkt stark keimhemmend und entzieht den Bakterien, die bei Akne eine große Rolle spielen, den Boden für gute Lebensbedingungen. Etliche Studien haben sich auch mit der positiven Wirkung von Thymian gegen die spezifischen Akne-Bakterien beschäftigt. Die wirksamkeitbestimmenden Inhaltsstoffe sind das Thymol und das Carvacrol.

Stellen Sie ein Thymianöl-Gesichtswasser her, mit dem Sie die Haut reinigen und leicht entfetten können.

ZUBEREITUNG Mischen Sie im Verhältnis 1:10, also 1 ml (etwa 20 Tropfen) Thymianöl mit 10 ml Alkohol (maximal 40 Prozent). Höhere Alkoholprozente regen die unerwünschte Talgproduktion an.

ANWENDUNG Die Lösung zweimal täglich mit einem Wattebausch oder einem Ohrtupfer auf die betroffenen Stellen auftragen.

DAUER Über einen längeren Zeitraum, da Akne eine langwierige Behandlung erforderlich machen kann (siehe Seite 265).

Thymianspray

Ein weiteres Mittel zur Verbesserung des Hautbilds ist ein Thymianspray zur Hautpflege und Desinfektion der Haut.

ZUBEREITUNG Kochen Sie 500 ml Liter Wasser auf und geben eine Handvoll frischen oder die Hälfte getrockneten Thymian hinzu. Alles 20 Minuten abgedeckt ziehen lassen und dann abseihen. Füllen Sie den Sud in eine Sprayflasche (am besten Glas).

ANWENDUNG Besprühen Sie morgens und abends nach dem Reinigen das Gesicht und weitere betroffene Stellen. Nicht abtrocknen. Den Sud im Kühlschrank aufbewahren.

DAUER Bis das Spray aufgebraucht ist, bei Bedarf wiederholen.

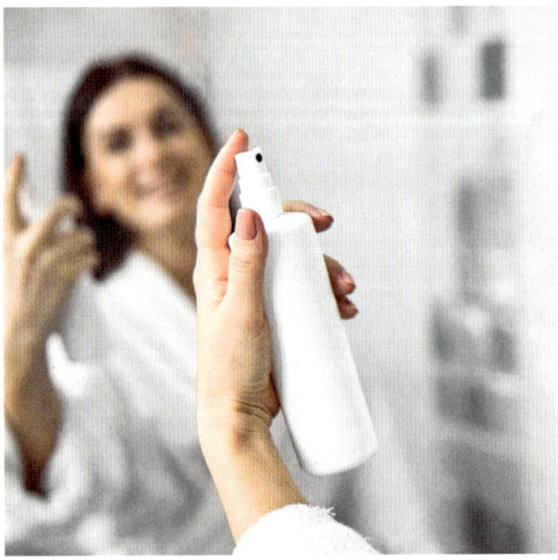

Thymianöl

Aphthen sind grundsätzlich nicht ansteckend und heilen auch ohne Behandlung nach 1–2 Wochen wieder ab. Diese kleinen Verletzungen der Mundschleimhaut sind allerdings lästig und oft auch schmerzhaft. Man kann den Selbstheilungsprozess unterstützen, indem man die Stellen mit dem stark desinfizierenden und entzündungshemmenden Thymianöl behandelt.

ZUBEREITUNG Mischen Sie einen Tropfen ätherisches Öl mit 1 TL Öl, das Sie zur Hand haben (beispielsweise Olivenöl).

ANWENDUNG Tauchen Sie ein Wattestäbchen in die Mischung und bestreichen die betroffenen Stellen im Mundraum zwei- bis dreimal täglich damit. Oder Sie zischeln den Löffel Öl für 1–2 Minuten im Mund hin und her und spucken es dann wieder aus.

DAUER Wiederholen Sie die Behandlung, bis die Aphthen abgeheilt sind.

Alternativ können Sie einen starken Aufguss kochen und damit den Mund spülen (siehe Seite 271).

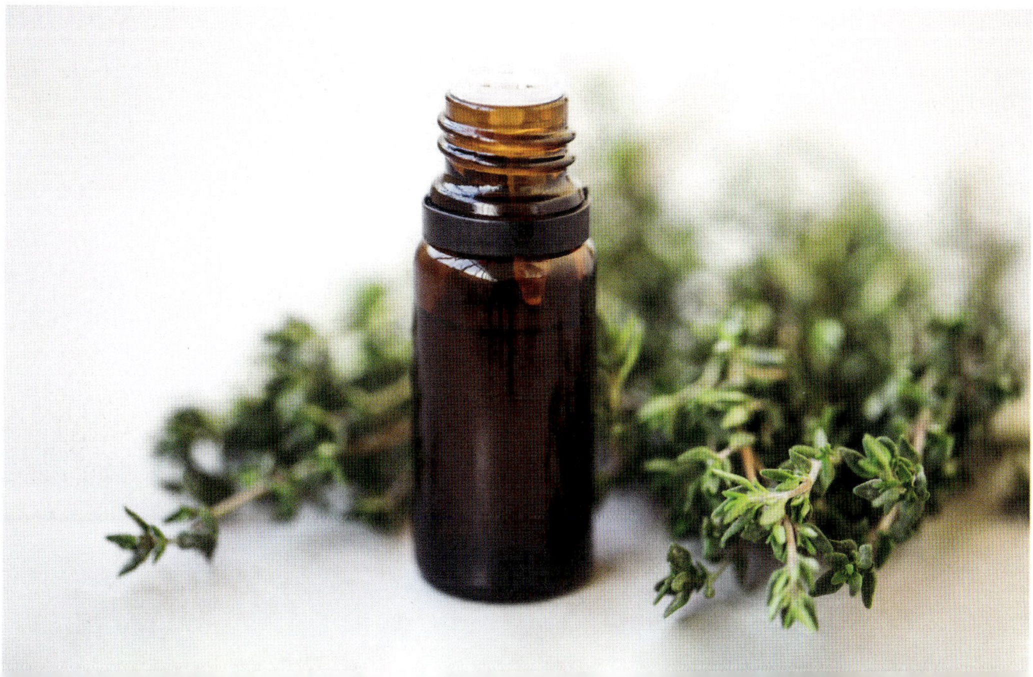

Niedriger Blutdruck

Aromabäder

Er ist nicht gefährlich, aber beeinträchtigt oft den Alltag, vor allem durch häufige Müdigkeit und dadurch bedingte Leistungseinbußen. Hin und wieder kann es auch zu Schwindelanfällen kommen.

Der Müdigkeit kann man mit Aromabädern und Massagen etwas entgegensetzen. Wie das ätherische Öl des Rosmarins (siehe Seite 208) wirken auch Thymian, Salbei und Pfefferminze anregend.

ZUBEREITUNG Geben Sie 15 bis 20 Tropfen Thymianöl oder einen Mix verschiedener hier aufgezählter Öle in einen Becher Sahne (mindestens 10-prozentig) und geben diese Mixtur in das einlaufende Badewasser. Durch die Sahne entsteht auch noch ein hautpflegender Effekt.

ANWENDUNG Baden Sie 15–20 Minuten nicht zu heiß.

DAUER Zwei- bis dreimal wöchentlich.

Sie können sich auch ein Riechfläschchen anfertigen, indem Sie die oben genannten Kräuteröle mischen und sie in einem kleinen Fläschchen für schwache Momente bei sich tragen. Wenn der Blutdruck sinkt, einfach daran schnuppern.

Massagen

Belebend wirken auch Massagen. Für ein Massageöl geben Sie entweder ein einzelnes Öl oder ähnlich wie beim Badezusatz einen Mix nach Wahl der genannten belebenden Öle in ein Basisöl.

ZUBEREITUNG Geben Sie 20 Tropfen ätherisches Öl in 50 ml Basisöl, beispielsweise Mandel- oder Olivenöl. Schütteln Sie die Mischung kräftig.

ANWENDUNG Vor jeder Anwendung erneut gut durchschütteln. Reiben Sie nach Belieben den ganzen Körper damit ein. Aber auch eine Teilmassage hat belebende Wirkung.

DAUER Regelmäßig nach Bedarf.

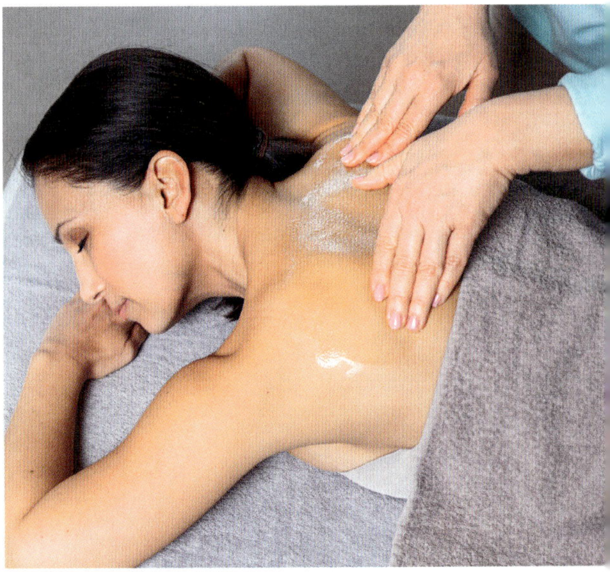

Thymiantee

Bei einer Bronchitis mit starkem Hustenreiz verschafft Thymian auf vielfache Weise Linderung. Die ätherischen Öle Thymol und Carvacrol im Thymian wirken entkrampfend auf die Bronchien und fördern den Auswurf. Als Tee oder Thymianölwickel entfaltet er seine heilsame Wirkung. Auch Inhalationen (siehe Seite 272) und Bäder unterstützen den Heilungsprozess.

Bei Husten sollte viel Flüssigkeit getrunken werden, da so der Schleim in den Atemwegen flüssiger wird und leichter abgehustet werden kann. Wenn der trockene Husten zu Beginn der Infektion in den produktiven übergeht (Auswurfphase), kann Thymiantee auch das Abhusten unterstützen.

ZUBEREITUNG 1–2 (1,4 g) TL getrocknetes Thymiankraut mit 150 ml kochendem Wasser übergießen. Abgedeckt 5–10 Minuten ziehen lassen und abseihen.

ANWENDUNG Zwei bis drei Tassen pro Tag trinken.

DAUER Nicht länger als 1 Woche.

Thymianölwickel

Ein warmer Thymianölwickel ist eine Wohltat für Hustengeplagte. Das Öl bildet einen angenehmen Wärmemantel und verstärkt die Wirkung des Thymians.

ZUBEREITUNG Bereiten Sie eine Wärmflasche oder ein Wärmekissen vor und legen im Bett auf Brusthöhe ein Baumwolltuch als Innentuch und ein Wolltuch beziehungsweise einen Wollschal als Außentuch für den Wickel bereit, in die Sie sich dann einschlagen können.

Mischen Sie 20 Tropfen (für Kinder ab 4 Jahren fünf bis zehn Tropfen) ätherisches Thymianöl mit 50 ml Öl (zum Beispiel Olivenöl). Falten Sie ein dünnes Baumwolltuch, das den Brustbereich bedecken muss, einmal. Träufeln Sie das Öl auf die Mitte vom Tuch (Achtung vor Ölflecken).

ANWENDUNG Legen Sie sich auf die Tücher. Das Öltuch wird auf der Brust platziert. Zuerst das Innen-, dann das Außentuch um die Brust schlagen und das Wärmekissen oder die Wärmflasche darauflegen. Den Wickel 20–30 Minuten einmal täglich einwirken lassen. Das Öltuch kann bis zu 4 Wochen verwendet werden, vor jeder Anwendung erneut mit etwas Öl beträufeln.

DAUER 5 Tage hintereinander, dann 2 Tage Pause und eventuell nochmals wiederholen.

WICHTIG Bei Kindern unter 4 Jahren werden Thymianölauflagen nicht empfohlen.

Bronchitis

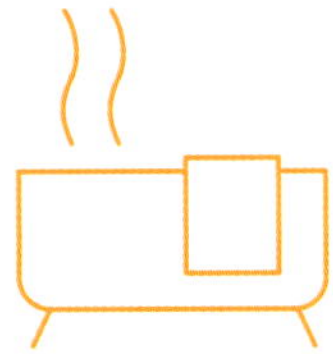

Thymianbad

Das Thymianbad wirkt auswurffördernd bei Husten, chronischer Bronchitis und anderen Erkrankungen der Atemwege wie Keuchhusten und Krampfhusten. Die ätherischen Öle wirken direkt über die Haut und über die Atemwege. Außerdem hat es eine stärkende Funktion auf das Immunsystem.

ZUBEREITUNG Emulgieren Sie 15 Tropfen ätherisches Thymianöl mit einem Becher Sahne (mindestens 10-prozentig) oder verwenden Sie jeweils 1–2 EL Honig oder Salz als Emulgator. Geben Sie das emulgierte Thymianöl in das einlaufende Badewasser.
ANWENDUNG Baden Sie 10–20 Minuten.
DAUER Über 1 Woche drei- bis viermal.

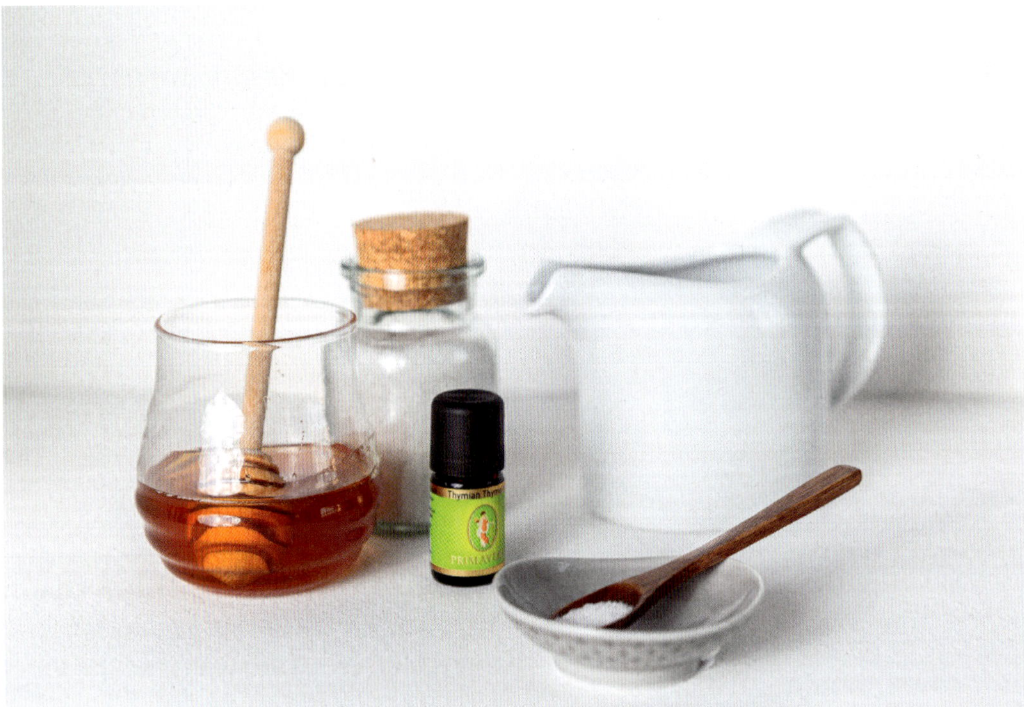

Mit seinen ätherischen Ölen, den Gerb- und Bitterstoffen sowie den Saponinen hat Thymian eine sehr komplexe Wirkung bei bronchialen Erkrankungen.

Thymianöl-Gesichtswasser

Ursache sind Entzündungen, die durch Bakterien (zum Beispiel Staphylokokken) verursacht werden. Die ätherischen Öle von Thymian wirken wie Rosmarin und Lavendel keimhemmend. Eine keimhemmende Auflage mit Thymianöl-Gesichtswasser hilft bei der Eindämmung der Entzündung. Außerdem unterstützen die Inhaltsstoffe die Hautregeneration.

ZUBEREITUNG Siehe Seite 260.

ANWENDUNG Tränken Sie einen großen Wattebausch mit der Lösung und lassen ihn 15–30 Minuten auf der eitrigen Stelle liegen. Eventuell fixieren. Achten Sie darauf, dass der Wattebausch mindestens 5 cm über den Rand des Furunkels hinausragt.

DAUER Ein- bis zweimal täglich, bis Besserung eintritt.

TIPP

Gesichtstonikum für unreine Haut

Wer zu unreiner und fettiger Haut neigt, kann mit folgendem Kräuter-Gesichtstonikum die Haut reinigen und pflegen: Gießen Sie 200 ml Alkohol (mindestens 45 Prozent) auf folgende Kräutermischung: 1 EL Weidenrinde (Apotheke), 1 TL Beinwellwurzel (Apotheke), 1 TL Thymian, 1 TL Rosmarin (jeweils getrocknet).

Lassen Sie alles in einem Glas gut verschlossen 2 Wochen ziehen, anschließend abseihen und in einer dunklen Flasche kühl aufbewahren. Unreine Haut täglich mehrfach mit dem Tonikum betupfen.

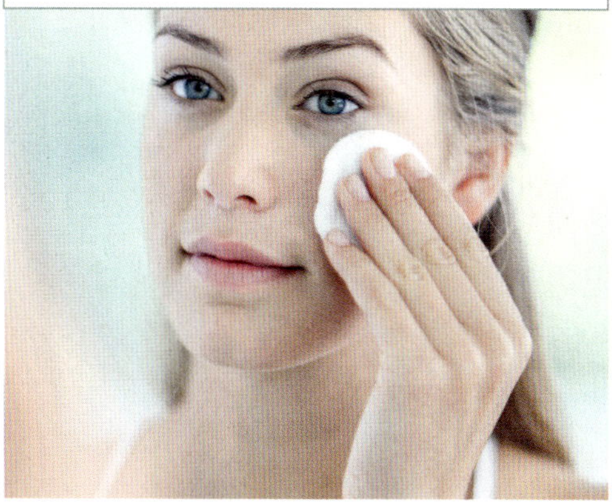

Fußpilz

Thymianöl

Pilzinfektionen treten besonders häufig an den Füßen und dort vor allem in den Zehenzwischenräumen auf. Auch Pflanzen müssen sich gegen Pilzbefall wehren. Deshalb haben sie Waffen in Form von pilzhemmenden (antifungiziden, antimykotischen) Stoffen entwickelt.

Das Thymol gehört zu den stark pilzhemmenden Pflanzenstoffen. Mit einer alkoholischen Lösung von Thymianöl können Sie daher gut den Pilzen zu Leibe rücken.

ZUBEREITUNG Setzen Sie ätherisches Thymianöl im Verhältnis 1:10 in 40-prozentigem Alkohol an (siehe Seite 260).

ANWENDUNG Tragen Sie die Lösung zweimal täglich mit einem Wattestäbchen auf die betroffenen Stellen auf.

DAUER Mindestens 3 Wochen. Auch wenn sich das Hautbild verbessert hat, sollten Sie die Behandlung fortführen, da Pilze sehr gute Überlebenskünstler sind.

Thymianöl-Fußbäder

Unterstützen Sie die Behandlung zusätzlich durch regelmäßige Thymianöl-Fußbäder.

ZUBEREITUNG Verrühren Sie fünf Tropfen Thymianöl mit 50 ml Sahne oder 1 TL Honig oder Salz als Emulgator.

ANWENDUNG Geben Sie die Emulsion in 5 Liter warmes Wasser und baden die Füße etwa 15 Minuten darin.

DAUER Mehrmals die Woche über mindestens 3 Wochen. Prophylaktisch auch nach dem Verschwinden des Fußpilzes.

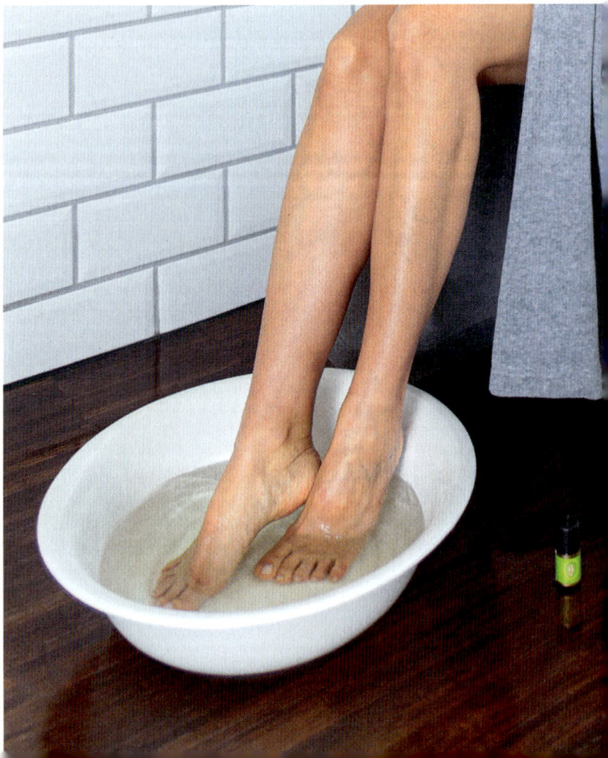

Trocknen Sie die Füße nach dem Bad gut ab, am besten noch etwas an der Luft trocknen lassen, bevor Sie wieder Socken oder Strümpfe anziehen.

Grippaler Infekt

Küchenkräutertee-Mix

Nicht nur die typischen Erkältungssymptome sind oft viel stärker ausgeprägt, sondern es gesellt sich auch noch Fieber hinzu.

Mit einem Küchenkräutertee-Mix können Sie die Einzelwirkung des jeweiligen Krauts potenzieren: einen Teil Thymian, einen Teil Rosmarin und einen Teil Salbei gut vermischen. Es können frische oder getrocknete Kräuter verwendet werden.

ZUBEREITUNG 1 TL der Mischung mit 150 ml kochendem Wasser überbrühen und abgedeckt 15 Minuten ziehen lassen.

ANWENDUNG Bis zu vier Tassen täglich, zur Vorbeugung von Infekten eine Tasse am Tag.

DAUER Bis zur Besserung der Beschwerden.

WICHTIG Wegen der belebenden Wirkung von Rosmarin und Thymian den Tee nicht abends trinken.

TIPP

Thymian-Honig-Knobi-Brot gegen Grippe

Drei Schwergewichte im Kampf gegen grippale Infekte sind bei diesem alten Hausmittel auf sehr schmackhafte Weise vereint: Honig, Thymian und Knoblauch. Bestreichen Sie ein Stück Brot erst mit etwas Butter. Dann den Honig darauf verteilen. Darauf streuen Sie dick frische (oder getrocknete) Thymianblätter. Als Abschluss kommt eine halbe Knoblauchzehe auf das Brot, die Sie am besten in dünne Scheiben schneiden oder vorher klein hacken. Guten Appetit und gute Besserung!

4-Diebe-Essig

siehe Seite 217

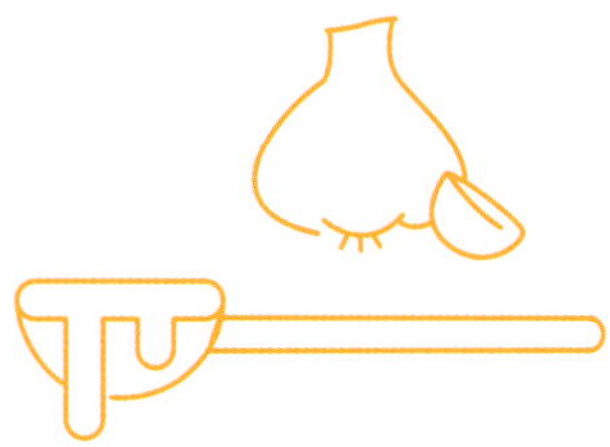

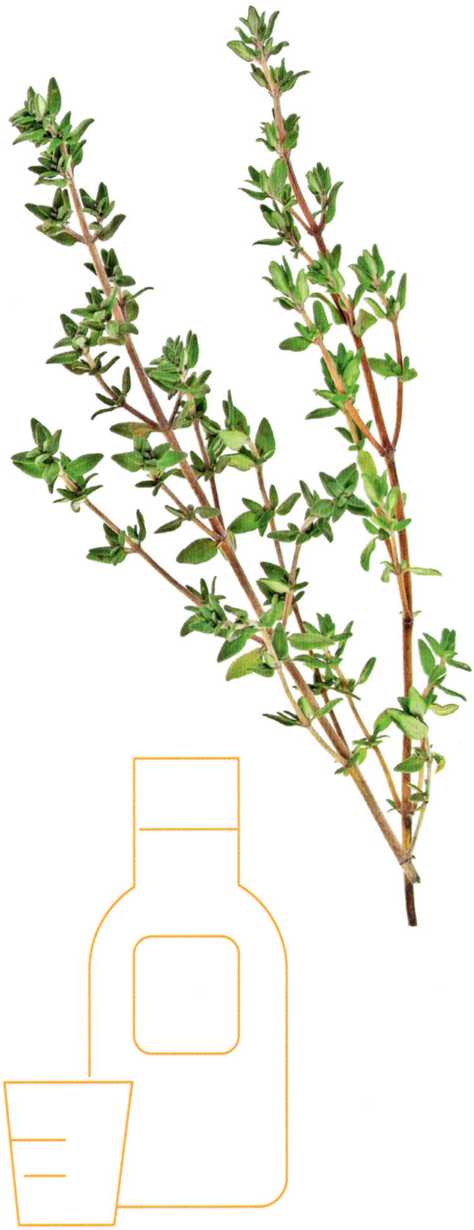

TIPP

Thymian als bewährter Helfer bei Keuchhusten

Keuchhusten (Pertussis) ist eine schwere bakterielle Infektion, die unbedingt ärztlich behandelt werden muss. Der beste Schutz ist natürlich eine Impfung. Das Problem bei Keuchhusten: In seltenen Fällen kann es trotz der Impfung zu einer Infektion kommen.

Die wichtigste unterstützende Heilpflanze bei der Behandlung von Keuchhusten ist Thymian mit seinen auswurffördernden und schleimlösenden Eigenschaften. Um eine optimale Wirkung bei diesen teils schweren Hustenanfällen zu erzielen, ist es ratsam, auf standardisierte Fertigpräparate aus der Apotheke (Saft, Tropfen) zurückzugreifen.

Hustensaft

Thymian ist Bestandteil vieler Hustenmittel, ob in Salben, Teemischungen, Tropfen oder Hustensäften. Seine auswurffördernde Wirkung beruht vermutlich auf der Anregung der feinen Härchen der Bronchien zu schnelleren Bewegungen. Zusätzlich werden Zellen der Lunge stimuliert, vermehrt dünnflüssigeres Sekret auszuscheiden. Thymian kommt übrigens auch als Begleittherapie bei Keuchhusten zum Einsatz.

Trinken Sie bei Husten Thymiantee wie bei Bronchitis beschrieben. Im Sommer können Sie bereits einen Thymian-Hustensirup auf Vorrat zubereiten. Auch eine Kombination von Salbei und Thymian als Hustensaft ist sehr hilfreich (siehe Seite 242).

ZUBEREITUNG Füllen Sie 40 g frischen und etwas zerkleinerten oder 30 g getrockneten Thymian in ein Schraubglas und gießen 100 ml 70-prozentigen Alkohol (Weingeist; Apotheke) sowie 250 ml Wasser darauf. Das Glas schließen und gut durchschütteln. Lassen Sie das Kraut etwa 2 Wochen stehen, damit sich die Inhaltsstoffe gut im Alkohol lösen können, zwischendurch immer wieder schütteln. Seihen Sie den alkoholischen Auszug durch ein Sieb in einen Topf ab. Geben Sie 250 g Zucker dazu und kochen den Saft, bis sich der Zucker aufgelöst hat. Füllen Sie den noch heißen Hustensaft in eine oder mehrere saubere Flaschen ab. Verschließen Sie die Flaschen fest und bewahren Sie sie im Kühlschrank auf. Der Hustensaft hält sich mehrere Monate.

ANWENDUNG Täglich zwei- bis dreimal 1 TL pur oder in warmem Wasser einnehmen.

DAUER Über mehrere Tage, aber nicht länger als 1 Woche.

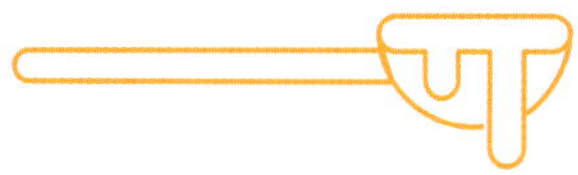

Alkoholfreier Thymiansirup

Für einen alkoholfreien Thymiansirup bereiten Sie 500 ml Aufguss zu. Übergießen Sie dafür 5 g Thymianblätter mit kochendem Wasser. Lassen Sie den Tee mindestens 15 Minuten abgedeckt ziehen, damit alle Wirkstoffe ins Wasser übergehen.

ZUBEREITUNG Geben Sie den Aufguss in einen Topf und füllen mit 500 g Zucker oder Rohrzucker auf. Erwärmen Sie die Flüssigkeit und rühren so lange, bis sich der Zucker aufgelöst hat und eine sirupartige Konsistenz erreicht ist. In dunkle Flaschen füllen und kühl lagern. Flaschen mit einem Korken verschließen, da Sirup zu gären anfangen kann.

ANWENDUNG Wie oben.

DAUER Wie oben.

Juckreiz

Thymianumschläge

Juckreiz verleitet zum Kratzen. Dadurch kommt es nur kurzfristig zu einer Erleichterung, aber vor allem zu Verletzungen der Haut. Sie sind Eintrittspforten für Keime. Thymianumschläge wirken juckreizstillend, beschleunigen das Abheilen von kleinen Wunden und verhindern Infektionen. Bereiten Sie dafür einen etwa 5-prozentigen Thymianaufguss zu.

ZUBEREITUNG Übergießen Sie 5 g Thymian mit 100 ml kochendem Wasser und lassen den Aufguss 5–10 Minuten abgedeckt ziehen, danach abseihen und abkühlen lassen.

ANWENDUNG Tauchen Sie ein dünnes Baumwolltuch (Taschentuch, Geschirrtuch) in den kühlen Aufguss, wringen es leicht aus und legen es auf die juckende Stelle, eventuell fixieren. Wenn die Kompresse warm wird, wenden beziehungsweise erneut in den kühlen Aufguss tauchen.

DAUER Bei Bedarf bis zum Abklingen des Juckreizes anwenden.

Magen-Darm-Beschwerden

Thymiantee

Bei Appetitlosigkeit, Blähungen, Völlegefühl und unangenehmen Gärungsprozessen im Magen-Darm-Trakt kann Thymiantee sowohl vorbeugend als auch heilend eine wertvolle Hilfe sein.

Der Tee wirkt krampflösend und regt die Produktion von Magensaft an. Hinzu kommt seine antibakterielle und antivirale Wirkung.

ZUBEREITUNG Siehe Bronchitis.

ANWENDUNG Trinken Sie vor jeder Hauptmahlzeit eine Tasse.

DAUER Nach Bedarf einige Tage, nicht länger als 1 Woche.

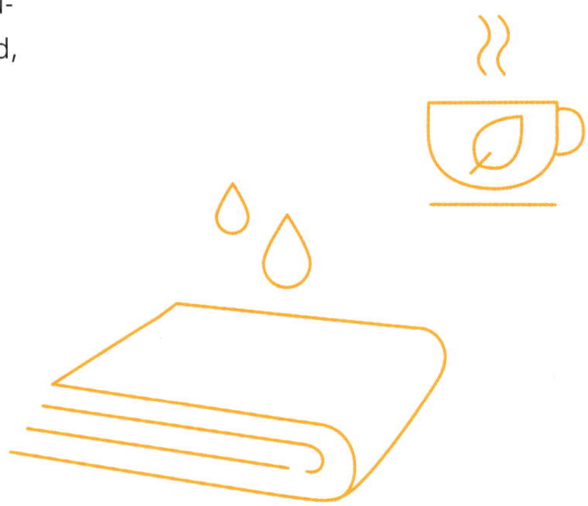

Mund-Rachenraum-Entzündungen

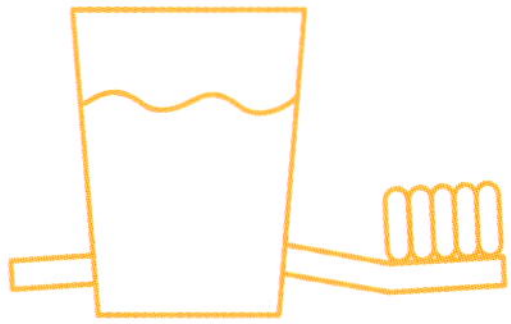

Gurgeln mit Thymianaufguss

Der Hauptwirkstoff im Thymian, das Thymol, wird wegen seiner stark desinfizierenden und keimhemmenden Wirkung gegen Pilze, Bakterien und Viren vielen Mundwässern und Zahnpasten zugesetzt. Auch bei der lokalen Behandlung von Pilzbefall im Mund kommt er zum Einsatz. Deshalb lohnt es, bei Entzündungen im Mund- und Rachenraum, ob Halsschmerzen, offene Wunden im Mund, Mundsoor oder Zahnfleischentzündungen, mit einem etwa 5-prozentigen Thymianaufguss zu gurgeln. Gurgeln hält zudem den Mund- und Rachenraum feucht, sodass sich Viren und Bakterien weniger schnell ausbreiten können.

ZUBEREITUNG Siehe Seite 270.

ANWENDUNG Gurgeln Sie mehrmals täglich mit dem Aufguss.

DAUER Bis die Entzündung im Mund abgeklungen ist.

Sie können auch auf Vorrat eine größere Menge vom Aufguss zubereiten, in eine Thermoskanne füllen und nach Bedarf damit gurgeln.

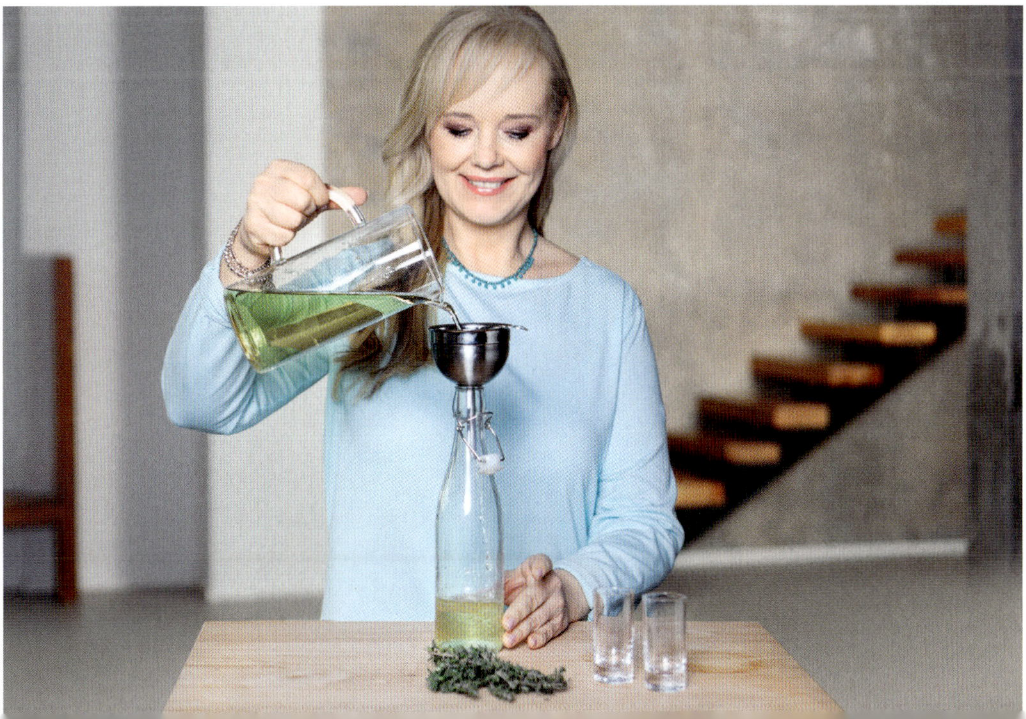

Nasennebenhöhlenentzündung

Inhalationen

Thymian hat die stärkste keimtötende Wirkung von allen ätherischen Ölpflanzen, doppelt so stark wie Salbei beispielsweise. Akute Nasennebenhöhlenentzündungen entstehen meist im Gefolge einer Entzündung der Nasenschleimhäute, also dem klassischen Schnupfen. Häufigste Auslöser sind Viren, manchmal auch Bakterien. Inhalationen mit Thymian bekämpfen die Erreger, wirken abschwellend und fördern den Abfluss von Nasensekret.

ZUBEREITUNG Bereiten Sie einen starken Aufguss zu. Dafür 1–2 EL getrockneten Thymian mit 2 Liter kochendem Wasser übergießen und 10 Minuten abgedeckt ziehen lassen. Oder Sie emulgieren fünf bis sieben Tropfen ätherisches Thymianöl mit 1 TL Salz oder Honig und geben die Emulsion dann in 2 Liter heißes Wasser.

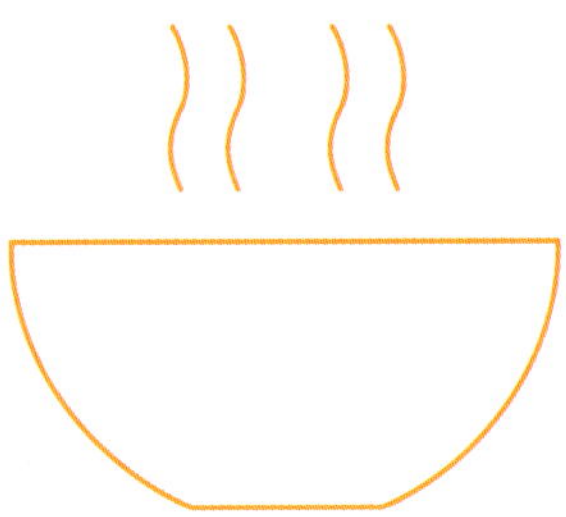

ANWENDUNG Den Kopf über den Topf oder die Schüssel halten und mit einem Handtuch bedecken. 10 Minuten inhalieren. Anschließend 15 Minuten in einem warmen Raum bleiben, damit sich die Atemwege langsam wieder an die kühlere Luft gewöhnen und das Nasensekret abfließen kann. Am besten den Kopf für einige Zeit mit einer Mütze oder einem Handtuch bedecken. Wer öfter inhaliert: Es gibt auch günstige Inhalatoren aus Plastik in der Apotheke.

DAUER Dreimal täglich über 1 Woche.

INFO

Superkeimkiller Thymol und Carvacrol

Die beiden Hauptinhaltsstoffe des ätherischen Öls von Thymian haben eine 20 Mal höhere keimhemmende Wirkung als die von Phenolen, einer Stoffgruppe, die zur Desinfektion von Haut, Schleimhäuten und Oberflächen verwendet wird.

Thymian-Massageöl

Schmerzende Gelenke sind das typische Symptom rheumatischer Erkrankungen wie Arthrose, Arthritis oder rheumatoide Arthritis. Das im Thymian enthaltene Thymol fördert nicht nur lokal die Durchblutung, sondern hat auch einen Einfluss auf das Schmerzgeschehen: Thymol unterdrückt die Freigabe des Schmerzbotenstoffs Noradrenalin.

Mit einem Thymian-Massageöl können Sie daher Gelenkbeschwerden lindern.

ZUBEREITUNG Geben Sie 5 ml (100 Tropfen) ätherisches Thymianöl in 95 ml Mandelöl (oder ein anderes Öl) und schütteln alles gut durch. Auf diese Weise erhalten Sie ein 5-prozentiges Massageöl.

ANWENDUNG Die schmerzenden Gelenke damit einreiben.

DAUER Bei Bedarf.

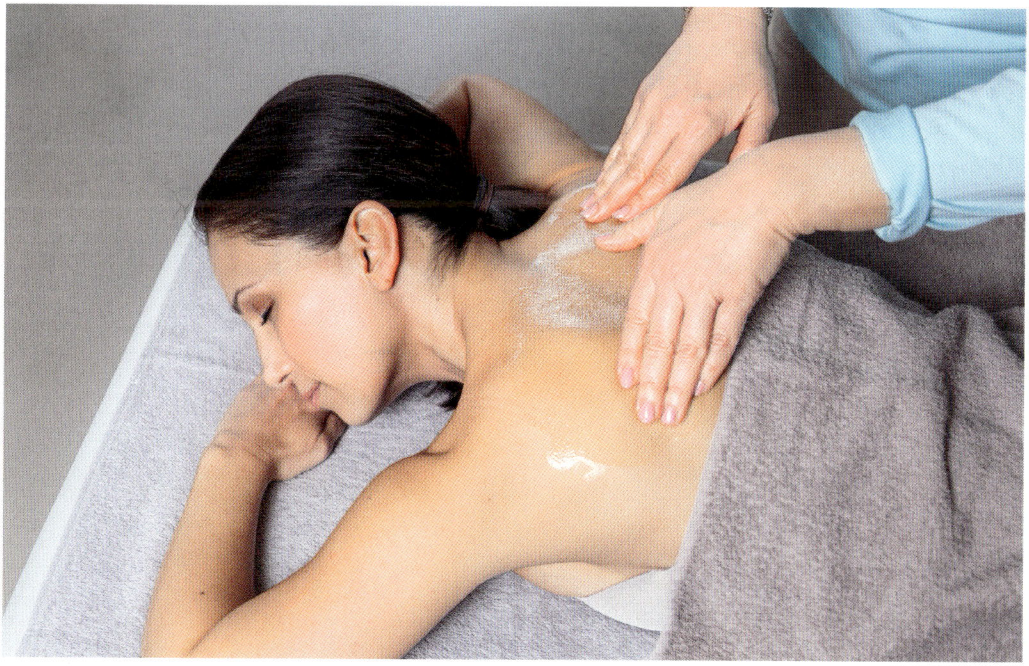

Einreibungen mit Thymian sind bei vielen Muskel-Skelett-Beschwerden sehr hilfreich. Sie unterstützen auch Heilungsprozesse nach Knochenbrüchen oder Zerrungen.

Schnupfen

Kamillen-Thymian-Tee

Wenn die Schnupfenviren die Schleimhautbarriere in der Nase geknackt haben, dann reagiert der Körper als Abwehrreaktion mit einer Entzündung. Im Ergebnis wird viel Nasensekret produziert und die Schleimhäute schwellen an. Außer den unangenehmen Beschwerden einer verstopften Nase kann diese Entzündung auf die Ohren oder die Nasennebenhöhlen übergehen. Bei der Bekämpfung der Viren und der Entzündung wirken ein Thymian-Kamillen-Tee und die Inhalation (siehe Nasennebenhöhlenentzündung) sehr effektiv.

ZUBEREITUNG Übergießen Sie 3 TL getrocknete Kamillenblüten und 1 TL Thymiankraut mit 500 ml kochendem Wasser. Lassen Sie die Kräuter 5–10 Minuten abgedeckt ziehen und seihen Sie den Tee danach ab. Wenn Sie den Tee in eine Thermoskanne füllen, reicht er für einen Tag.

ANWENDUNG Trinken Sie den Tee über den Tag verteilt.

DAUER 1 Woche.

Warzen

Thymianöl

Sie können in Form von Knötchen an den Händen als Stachelwarzen auftreten oder sich an den Fußsohlen nach innen bohren und sogenannte Dornwarzen bilden. Die gemeine Warze ist oft flach. Die meisten Warzen werden von Viren der Gattung Papilloma verursacht. Mit einer alkoholischen Lösung von Thymianöl kann man die Virenvermehrung stoppen.

ZUBEREITUNG Setzen Sie ätherisches Thymianöl 1:10 in 40-prozentigem Alkohol an (siehe Seite 260).

ANWENDUNG Tragen Sie die Lösung zweimal täglich mit einem Wattestäbchen auf die betroffenen Hautstellen auf.

DAUER Bis die Warzen verschwunden sind.

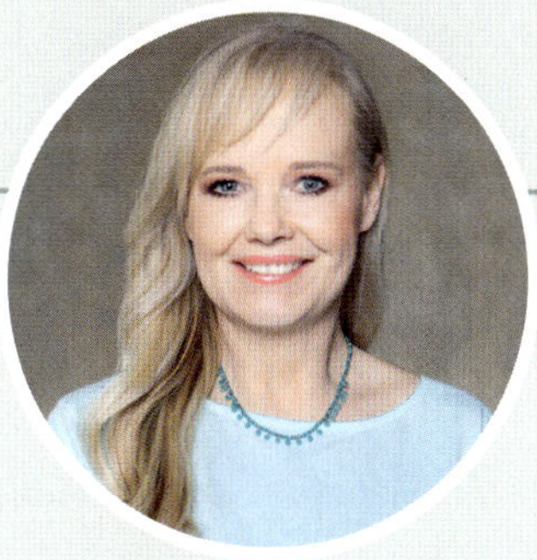

Weitere interessante medizinische Aspekte

Mit Thymian gegen Menstruationsbeschwerden

Ein übermäßig starkes Zusammenziehen der Gebärmuttermuskulatur während der Menstruation verursacht nicht nur Schmerzen im Unterleib, sondern kann ebenso Rücken- oder Kopfschmerzen verursachen, sogar einhergehend mit Übelkeit. Schmerzmittel wie Ibuprofen sind dann oft das Mittel der Wahl. In mehreren Studien* konnte gezeigt werden, dass die Einnahme von jeweils 25 Tropfen 2-prozentigem Thymianöl alle 6 Stunden die Schmerzen genauso gut und sogar besser bekämpfte als in Kontrollgruppen, die Ibuprofen bekamen. Zur innerlichen Einnahme gibt es Kapseln mit Thymianöl oder auch Tropfen als Tinktur; Einnahme nach Packungsbeilage.

Zahnfleischentzündungen

In einer Studie* der Universität Teheran wurde die Wirkung verschiedener Kräuter im Vergleich zu Chlorhexidin (Hauptwirkstoff in medizinischen Mundwässern) bei der Bekämpfung von Keimen im Mund wie dem Bakterium Streptococcus mutans untersucht. Dazu gehörte auch Thymian. Die Forscher fanden heraus, dass das ätherische Öl von Gewürznelken am besten wirkte. Aber auch Mundspülungen, die Thymian enthielten, verringerten die Zahl der schädlichen Bakterien, die Entzündungen der Mundschleimhaut und des Zahnfleisches verursachen.

Anti-Aging aus dem Kräuterbeet

Thymianöl und Thymol besitzen, wie verschiedene Studien* zeigen, ein außerordentlich hohes antioxidatives, also zellschützendes Potenzial. In einem In-vitro-Modell schnitt Thymol etwa vergleichbar gut ab wie Alpha-Tocopherol, eine Form von Vitamin E. Im Tierversuch schützte Thymianöl die mehrfach ungesättigten Fettsäuren der Zellmembran aller untersuchten Organe sehr effektiv vor Oxidation und wirkte dadurch Alterungsprozessen entgegen. Aufgrund seines hohen antioxidativen Potenzials zählt frischer Thymian zu den Kräutern mit dem höchsten sogenannten ORAC-Wert (Oxygen Radical Absorption Capacity), der die antioxidative Fähigkeit oder Kapazität von Naturstoffen misst. Nur Salbei hat unter den Küchenkräutern einen noch höheren Wert.

* Studien zu Thymian siehe Seite 311

Medizin aus der Küche

Französische Köche nennen ihn das „Herz der raffinierten Küche". Auch in Italien und Spanien kommt Thymian oft zum Einsatz. Wegen seiner heilenden Eigenschaften sollte man diesem Kraut, von dem es viele verschiedene Sorten gibt, einen festen Platz auf dem Speisezettel einräumen. Neben dem klassischen Gartenthymian bringt auch der Zitronenthymian eine sehr angenehme Note in so manches Gericht. Sein Aroma passt besonders gut zu Fisch, Eiern und Sahnesaucen sowie ganz hervorragend zu Lammgerichten.

Thymian ist fester Bestandteil der Kräutermischungen Fines herbes und Kräuter der Provence. Im Bouquet garni (Kräutersträußchen) verfeinert er Suppen sowie Fleisch- und Fischgerichte. Sein kräftiger Geschmack entwickelt sich vor allem bei hohen Temperaturen. Thymian wird den Speisen während des Garprozesses zugegeben, ganze Zweige werden vor dem Servieren wieder entfernt. Falls Sie nur getrockneten Thymian verfügbar haben, bedenken Sie, dass dieser die dreifache Würzkraft des frischen Krauts hat. Übrigens: Die alte Sitte, Thymian auf der Fensterbank heranzuziehen, vertreibt lästige Fliegen aus der Küche!

Hähnchenbrust mit knuspriger Thymiankruste

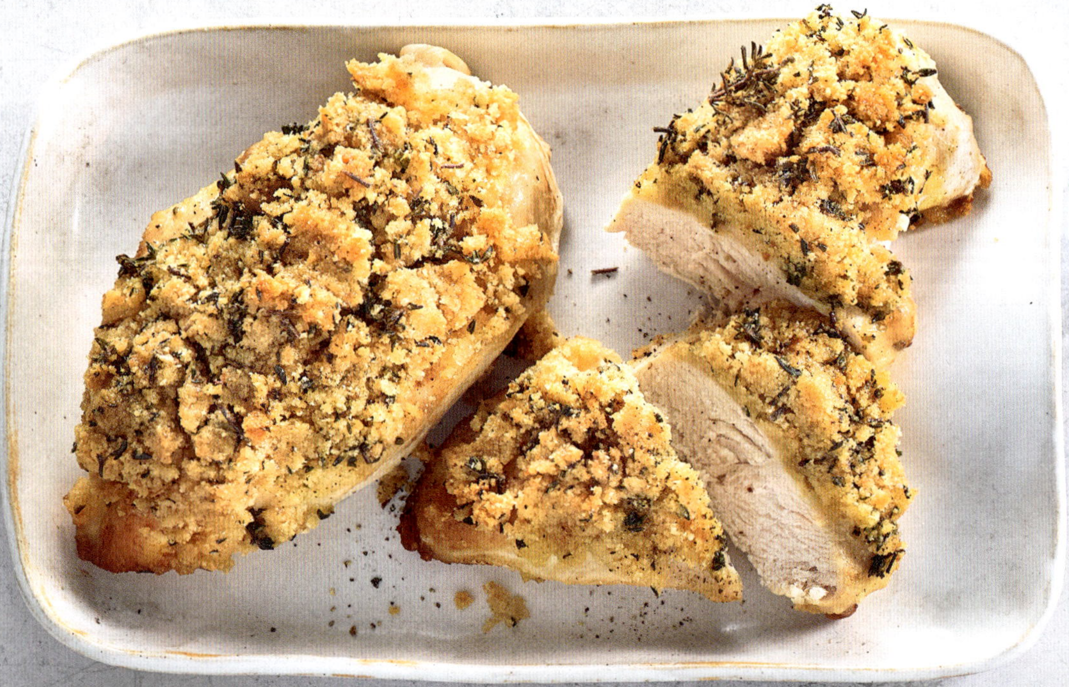

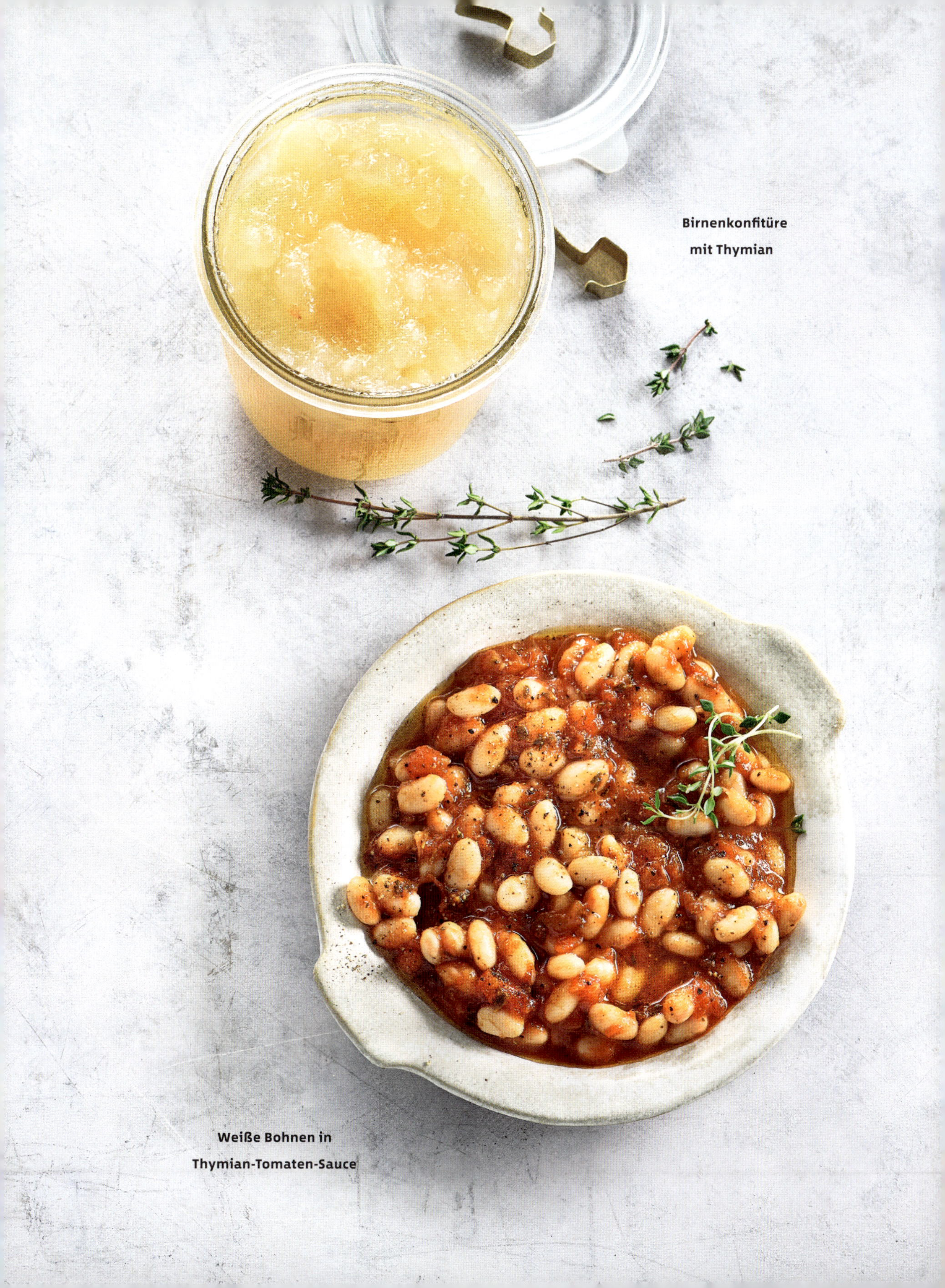

Birnenkonfitüre mit Thymian

Weiße Bohnen in Thymian-Tomaten-Sauce

Hähnchenbrust mit knuspriger Thymiankruste

Eine Alternative zu Chicken Nuggets mit einer supergesunden Knusperkruste! Dazu passt am besten ein frischer Salat.

Zubereitungszeit 15 Minuten plus 15–20 Minuten Backzeit
Für 4 Personen

10 Zweige Thymian
1 EL abgeriebene Biozitronenschale
100 g Semmelbrösel
80 g weiche Butter
Salz
frisch gemahlener schwarzer Pfeffer
4 Hähnchenbrustfilets (à 175 g)

Den Backofen auf 240 °C Ober-/Unterhitze vorheizen. Thymian abbrausen, trocken schütteln, die Blätter abzupfen und einige davon beiseitelegen. Restliche Blätter in eine Schüssel geben und die Zitronenschale unterrühren. Semmelbrösel, Butter und etwas Salz und Pfeffer hinzufügen und gut vermischen, bis alles gleichmäßig verbunden ist. Die Hähnchenbrustfilets waschen, trocken tupfen und auf ein Backblech legen. Mit der Thymianmischung bedecken, leicht andrücken und im vorgeheizten Ofen 15–20 Minuten backen. Aus dem Ofen nehmen, auf Teller verteilen, mit Thymian garnieren und servieren.

frei von raffiniertem Zucker

Birnenkonfitüre mit Thymian

Medizin im Marmeladenglas. Diese Konfitüre schmeckt nicht nur gut, sondern schützt auch vor Atemwegsinfekten.

Zubereitungszeit 20 Minuten plus ca. 15 Minuten Kochzeit
Ergibt 3 Gläser (à ca. 350 g)

1 großes Bund Thymian (ca. 20 g)
1 kg Birnen
500 g Gelierzucker 1:2
Saft von 2 Zitronen

Außerdem

Küchengarn
Salz

TIPP Thymian passt auch zu anderen Früchten, aus denen Sie Konfitüre oder Marmelade kochen wollen, zum Beispiel zu Aprikosen, Pflaumen oder Orangen.

Thymian abbrausen und mit Küchengarn zu einem Sträußchen binden. Die Birnen schälen, vierteln, entkernen, klein schneiden und in einen großen Topf geben. Gelierzucker und Zitronensaft hinzufügen, auf mittlerer Stufe erhitzen und rühren, bis sich der Zucker aufgelöst hat. Das Thymiansträußchen zu den Birnen geben und die Hitze reduzieren, sodass die Mischung nur noch leicht köchelt. Den Deckel aufsetzen und 10 Minuten sanft ziehen lassen, damit sich die Aromen des Thymians entfalten und seine wertvollen heilsamen Stoffe wie Thymol in die Konfitüre übergehen können. Das Sträußchen herausnehmen und weitere 4–5 Minuten köcheln lassen. Dann mit dem Stabmixer fein pürieren, in Schraubgläser füllen, verschließen und erkalten lassen.

vegan, laktosefrei, glutenfrei

Weiße Bohnen in Thymian-Tomaten-Sauce

Zubereitungszeit 15 Minuten plus ca. 12 Minuten Kochzeit
Für 4 Personen

½ kleine Zwiebel
4–5 EL Olivenöl
1 TL Tomatenmark
200 g stückige Tomaten aus der Dose
1 Prise Vollrohrzucker
Salz
frisch gemahlener schwarzer Pfeffer
1 Dose weiße Bohnen (250 g Abtropfgewicht)
3–4 Zweige Thymian

Die Zwiebel schälen und fein hacken. 2 EL Olivenöl in einer Pfanne erhitzen. Die Zwiebeln darin bei mittlerer Hitze andünsten. Tomatenmark dazugeben und kurz mit anschwitzen. Stückige Tomaten, Zucker und 5–6 EL Wasser einrühren, mit Salz und Pfeffer würzen, aufkochen und ohne Deckel etwa 10 Minuten köcheln lassen. Inzwischen die Bohnen in ein Sieb abgießen, gut abbrausen und abtropfen lassen. Den Thymian abbrausen, trocken schütteln und die Blätter abzupfen. Bohnen und Thymian in die Tomatensauce geben, aufkochen und etwa 2 Minuten mitköcheln lassen. Zum Schluss nochmals abschmecken. Warm als Eintopf oder kalt als Salat genießen, dabei vor dem Servieren mit dem restlichen Olivenöl beträufeln.

vegan, laktosefrei, glutenfrei, frei von raffiniertem Zucker

TIPP Bouquet garni

Stellen Sie Ihr eigenes Kräutersträußchen zusammen. Traditionelle Bestandteile sind zum Beispiel Thymian, Rosmarin, Lavendel, Oregano und Bohnenkraut. Sie können aber auch Petersilie, Minze, Lorbeer oder Salbei verwenden. Nutzen Sie alles, was Sie als Kräuter auf der Fensterbank haben! Für das Bouquet garni die Kräuter zu einem Sträußchen zusammenbinden oder in ein Mullsäckchen füllen und mit in den Topf oder Bräter geben.

03

Heilpflanzen selbst anbauen

Eine kleine Apotheke im Garten, auf dem Balkon oder der Fensterbank ist gar nicht so schwer einzurichten. Alles, was man dazu braucht, ist ein geeigneter, meist sonniger Standort. Selbst eine kleine Fensterbank in der Wohnung oder im Freien kann Platz für einige Lieblingskräuter bieten. Viele Heilpflanzen, vor allem Küchenkräuter, lassen sich leicht ziehen und sehen oft noch dekorativ aus. Außerdem verströmen ihre Blüten herrliche Düfte und im Freien sind sie gleichzeitig Nahrungsquelle für Insekten. Auch als Topfpflanze im Haus gedeihen manche Kräuter gut, wenn man ein paar Dinge beachtet.

Pflanztipps für die grüne Hausapotheke

Pflanzen im Garten

Frisch auf den Tisch: Das ist durch nichts zu toppen, der Anbau von Obst, Gemüse und Kräutern erlebt eine Renaissance. In unserem gemäßigten Klima gedeihen viele Pflanzen, auch Küchenkräuter aus dem mediterranen Raum. Bei der Planung des Anbaus sind neben persönlichen Vorlieben die natürlichen Gegebenheiten wie Bodenbeschaffenheit, Lage oder klimatische Besonderheiten zu berücksichtigen. Ziemlich robust sind Rosmarin, Salbei und Thymian, aber auch Mädesüß, Fenchel oder Zitronenmelisse. Kräuter sollten regelmäßig gepflückt werden, damit sie sich üppig entwickeln können.

Topf- und Kübelpflanzen

Viele Kräuter gedeihen problemlos in Töpfen, Balkonkästen oder Kübeln. Pfefferminze macht sich gut in Töpfen, Lorbeer in Kübeln und Hängerosmarin in Ampeln. Achten Sie darauf, dass sie nicht austrocknen. Beim Kauf von Jungpflanzen muss das Pflanzgefäß doppelt so groß sein wie der Topf, in dem Sie die Pflanze gekauft haben. Achten Sie unbedingt auf Abflusslöcher, damit es nicht zu Staunässe kommt.

Kälteempfindliche Kräuter müssen vor Frost geschützt werden. Pflanzen in kleineren Töpfen am besten in Innenräumen überwintern lassen.

Robuste Kräuter wie Rosmarin oder Thymian in Kübeln können bei milden Wintern zum Beispiel in der Nähe der Hauswand platziert werden oder die Pflanzen werden mit Abdeckungen geschützt. Der ziemlich empfindliche Lorbeer macht sich auch äußerst dekorativ in der Küche, bevor er nach den Eisheiligen wieder ins Freie darf. Pflanzen, die in Kübeln draußen bleiben, auch im Winter hin und wieder gießen, damit der Wurzelballen nicht vertrocknet.

TIPP Richtiger Standort für Hängeampeln

Viele Kräuter gedeihen gut in Hängeampeln. Gerade wenn der Platz beengt ist, sind sie eine zusätzliche Möglichkeit für Lieblingskräuter. Kriechender Thymian, niedrig wachsender Rosmarin, Bohnenkraut, Majoran oder Ananasminze eignen sich gut für Ampeln.

Der richtige Standort ist wichtig für ein gutes Wachstum. Die Ampel sollte nicht an einer windigen Stelle aufgehängt werden. Auch pralle Sonne den ganzen Tag bekommt den Pflanzen nicht, dann trocknet der Topf zu schnell aus. An heißen Tagen mindestens morgens und abends gießen. Und auch bei Kräutern in Hängeampeln daran denken, dass sie regelmäßig gepflückt oder geschnitten werden können und sollten.

Pflanzen in der Wohnung

Etliche Küchenkräuter wie Rosmarin, Minze und Thymian gedeihen auch gut auf dem Fensterbrett, und zwar ganzjährig. Wer sich eine *Aloe vera* als Zimmerpflanze zulegt, hat gleich noch ein frisches Wundgel bei kleineren Verletzungen oder Verbrennungen der Haut zur Hand. Außerdem zählt *Aloe vera* zu den Luftverbesserern.

Den meisten Kräutern mangelt es in unseren Wohnungen jedoch an Luftfeuchtigkeit, vor allem in der winterlichen Heizsaison. Stellen Sie darum eine Schale mit Wasser neben die Kräuter oder besprühen Sie sie ab und zu mit Wasser.

TIPP Platzsparend und ökologisch: Pflanzen im Beutel

Ein neuer Trend erobert gerade die Gartenwelt: Pflanzen im Beutel („plants in a bag"). Platzsparend und sehr dekorativ werden Kräuter, Blumen und Minigemüse in unterschiedlich großen Stoff- oder Papierbeuteln („bags"), Kork- oder Glasbehältnissen angeboten. Sie passen nicht nur auf die Fensterbank, sondern wirken auch sehr dekorativ auf dem Schreibtisch oder der Anrichte.

Auf Einkaufstour

Kräutertöpfe gibt es in jedem Supermarkt. Das Problem: Die Pflanzen gehen häufig schnell ein. Das kann man verhindern, wenn man die Gewächse zu Hause teilt (jede Pflanze kann man drei- bis viermal teilen) und neu eintopft oder ins Beet pflanzt. So bekommt jedes einzelne Teil nicht nur mehr Platz zum Wachsen, sondern auch mehr Nährstoffe und Licht zum Gedeihen.

Besser als im Supermarkt ist es, Jungpflanzen in einer Gärtnerei zu kaufen. Dort sind Qualität und Auswahl in der Regel besser und man kann auch Exoten wie beispielsweise Zitronengras oder Koreanischen Koriander erwerben.

Etwas mühsamer, aber preiswerter ist es, Kräuter selbst aus Samen zu ziehen.

Für ein gutes Ergebnis ist die Qualität der Saat entscheidend. Achten Sie auf das Ablaufdatum, das auf der Verpackung vermerkt ist. Je älter die Samen sind, desto schlechter keimen sie. Auf den Samentüten finden Sie die wichtigsten Anbauempfehlungen wie Saattiefe und -abstände.

TIPP Bei der Gefäßwahl ebenfalls auf die unterschiedlichen Ansprüche achten: Tiefwurzler wie Dill benötigen eher tiefe Kübel, Flachwurzler wie Liebstöckel können in Schalen wachsen und gedeihen.

TIPP Mit Stecklingen prächtige Tochterpflanzen ziehen

Von fast allen mehrjährigen Kräutern wie Salbei, Rosmarin, Oregano, Minze, Estragon, Bohnenkraut, Thymian und Lavendel können Stecklinge geschnitten werden. Der Vorteil bei dieser Art der Vermehrung ist, dass Tochterpflanzen entstehen, die exakt der Mutterpflanze entsprechen.

Den Steckling sollte man mit einem sauberen, scharfen Messer kurz unterhalb eines Stängelknotens abschneiden und die unteren Blätter entfernen und das Stecklingsende in Anzuchterde, ein Substrat aus Kokosfasern oder alte Blumenerde geben. Für kräftiges Wachstum kann Bewurzelungspulver zum Einsatz kommen. Kann der Steckling nicht sofort gepflanzt werden, diesen zwischenzeitlich in ein Glas mit Wasser stellen.

Hier eine kleine Auswahl von Arzneipflanzen für die grüne Hausapotheke.
Je nach Witterung können die saisonalen Ernte- und Wachstumszeiten variieren.

Name, Saison	Pflanzzeit	Anbau, Pflege	Medizinische Verwendung	
Echte Aloe *Aloe vera* Im Innenbereich ganzjährig	Frühjahr/Herbst, als Ableger	Sonniger Standort im Haus, hin und wieder umtopfen, wenig gießen	Bei kleinen Verletzungen oder Verbrennungen der Haut hilft das frische Pflanzengel	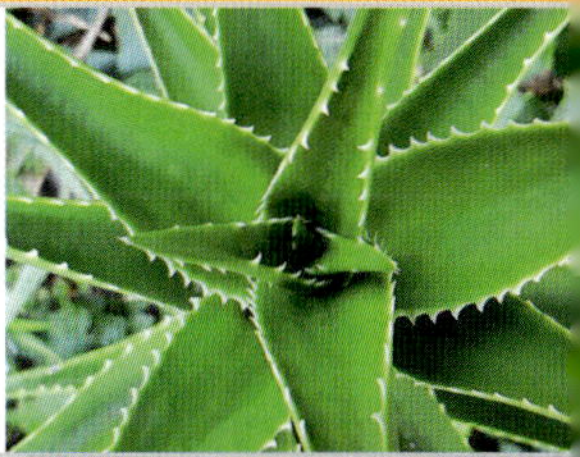
Echtes Mädesüß *Filipendula ulmaria* Blüten erntet man im Sommer, die Wurzeln in Herbst/Frühling, das Kraut die ganze Saison, mehrjährig	Frühjahr/Herbst Aussaat im zeitigen oder Wurzelteilung im Frühjahr bzw. Herbst	Halbschattiger, feuchter Standort	Bei Kurzatmigkeit und keuchendem Atem, senkt Fieber, lindert Sodbrennen und Verdauungsschwäche (Medizinisch relevant sind besonders die getrockneten Blüten.)	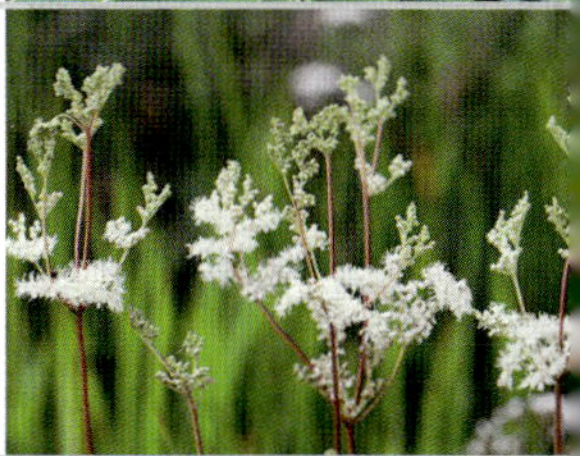
Echte Pfefferminze *Mentha × piperita* Frühjahr bis zum späten Herbst, mehrjährig	Frühjahr/Herbst, Steckling oder Teilung	Sonniger, kühler, feuchter Standort	Verdauungsstörungen, Kopfschmerzen, Juckreiz, Konzentrationsfähigkeit	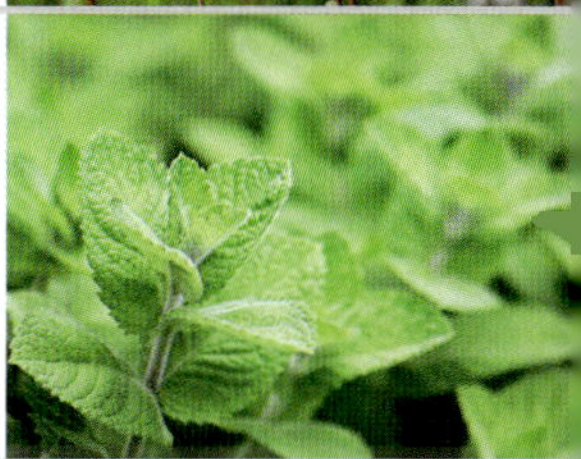
Fenchel *Foeniculum vulgare* Juni bis Oktober, einjährig	Aussaat in Frühjahr/Herbst oder Teilung im Herbst	Trockener, sonniger Standort	Fördert die Verdauung, lindert Bauchweh und Blähungen	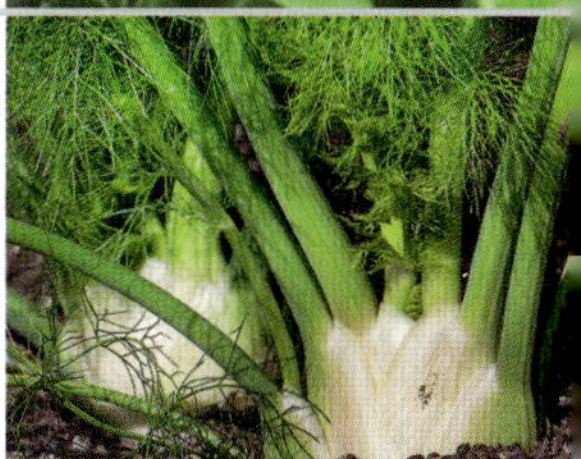
Gartensalbei *Salvia officinalis* ganzjährig, mehrjährig	Aussaat im Frühjahr, Steckling oder Ableger	Vollsonniger Platz, in leichten, trockenen Böden, nach der Blüte zurückschneiden	Mund- und Racheninfektionen, Atemwegserkrankungen, hemmt Schweißproduktion	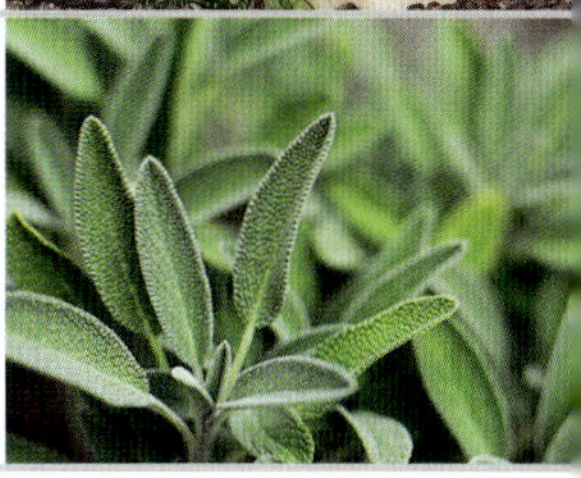

	Name, Saison	Pflanz-zeit	Anbau, Pflege	Medizinische Verwendung
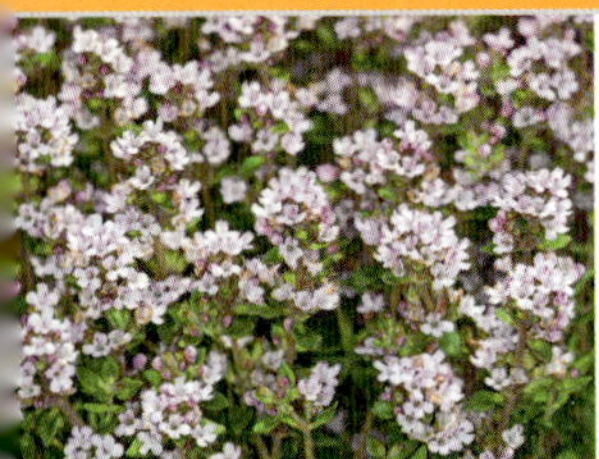	**Gartenthymian** *Thymus vulgaris* ganzjährig	Frühjahr/Herbst, Samen, Steck-ling, Teilung	Sonniger Standort, trockener Boden	Hilfreich bei Atemwegsinfektionen, Pilzinfektionen
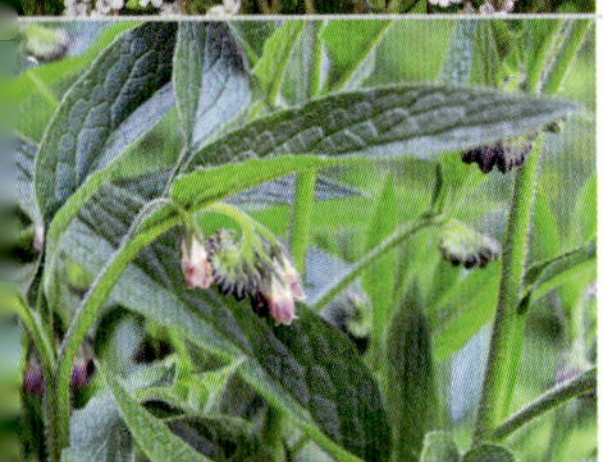	**Gemeiner Beinwell** *Symphytum officinale* April bis August	Frühjahr/Herbst, Aussaat oder Teilung	Warmer, sonniger Standort, feuchter Boden	Salbe oder Umschlag bei Verstauchungen und Prellungen
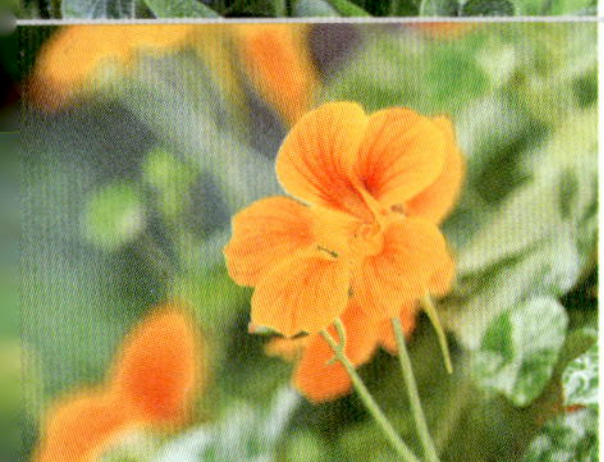	**Kapuzinerkresse** *Tropaeolum majus* Blüten und Blätter von Mai bis November	Frühjahr, Samen	Sonniger bis halb-schattiger Stand-ort, durchlässiger Boden, bei Hitze täglich gießen	Harnwegsinfekte, Verstopfung, Hautirritationen
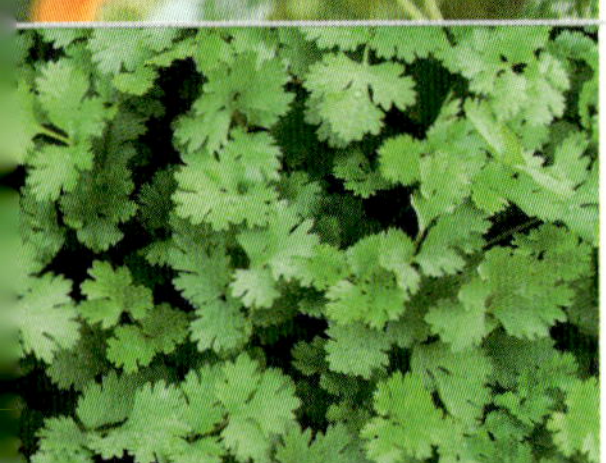	**Koriander** *Coriandrum sativum* Kraut Juni und Juli, evt. zweite Saat; Samen von August bis September	Frühjahr, Samen	Sonniger Standort, trockener Boden	Dyspeptische Beschwer-den, Appetitlosigkeit, Reizdarm, Hautpflege
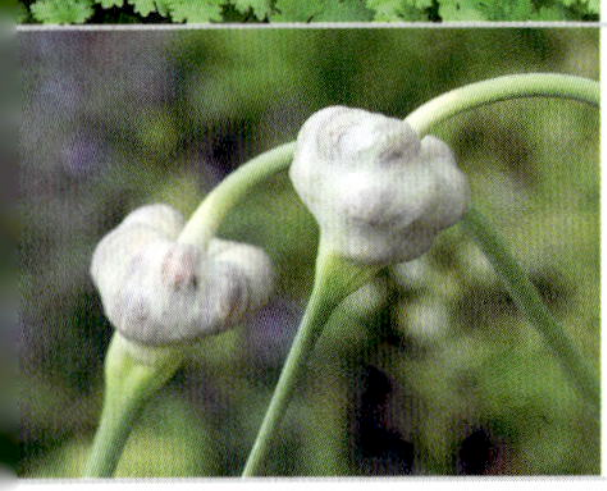	**Knoblauch** *Allium sativum* Ernte, sobald das Laub zu zwei Dritteln vergilbt ist, einjährig	Frühjahr, Steckzehen	Gedeiht am besten in fetten, kalkhalti-gen Böden	Positiv für Fettstoff-wechsel, Fließeigen-schaften des Blutes, senkt Blutdruck, bekämpft Keime

Name, Saison	Pflanzzeit	Anbau, Pflege	Medizinische Verwendung	
Lavendel *Lavandula angustifolia* Blätter ganzjährig, Blüten je nach Sorte Mai bis August, mehrjährig	Aussaat im Herbst oder im Sommer Stecklinge ziehen	Sonniger Standort, gut durchlässiger Boden, nicht zu viel gießen, im Frühjahr leichter Rückschnitt	Beruhigung der Nerven, schlaffördernd, Hautirritationen, Verdauungsstörungen, Kopfschmerzen	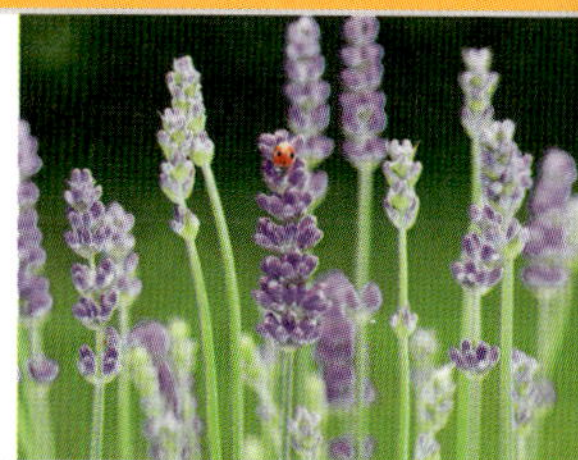
Petersilie *Petroselinum crispum* Ganzes Jahr, einjährig	Frühjahr, Samen	Sonniger bis halbschattiger Standort, feuchter Boden	Harnwege, Nierenbeschwerden	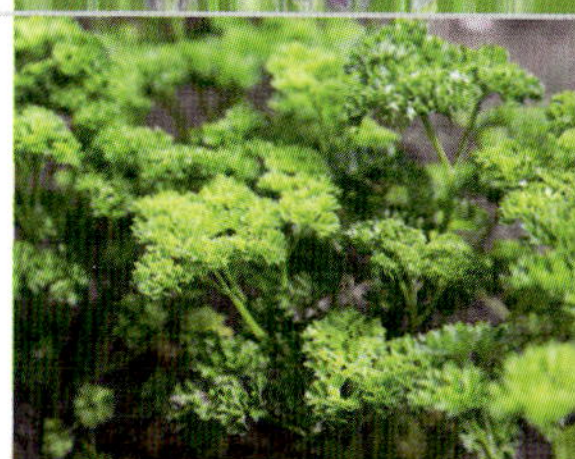
Ringelblume *Calendula officinalis* Mai bis Oktober, einjährig	Frühjahr/Herbst, Samen	Sonniger Standort, trockener Boden, Verblühtes regelmäßig entfernen	Hautverletzungen, Hautprobleme	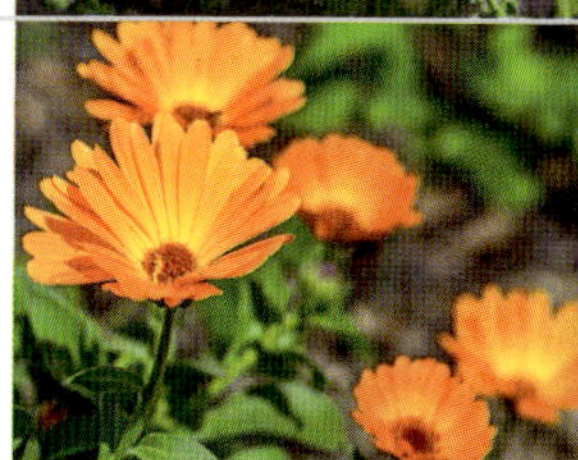
Rosmarin *Salvia rosmarinus* ganzjährig, mehrjährig	Frühjahr/Herbst, Samen, Stecklinge	Sonniger, geschützter Standort, zu viel Nässe vermeiden, nur bedingt winterhart	Niedriger Blutdruck, funktionelle Herzbeschwerden, Migräne, Gedächtnisleistung/Demenz, Verdauungsbeschwerden, äußerlich bei Muskel- und Gelenkbeschwerden	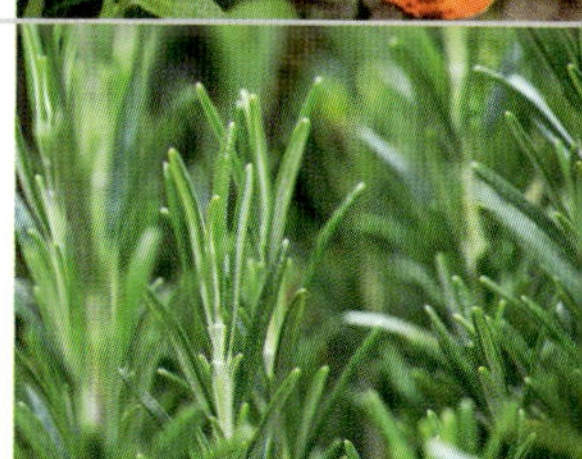
(Zitronen-)Melisse *Melissa officinalis* April bis Oktober, mehrjährig	Frühjahr, Samen, Stecklinge	Entfaltet stärkeren Duft an sonnigem Standort, gedeiht auch im Halbschatten, humoser lockerer Boden	Nervös bedingte Einschlafstörungen, funktionelle Magen-Darm-Störungen, äußerlich Herpes simplex	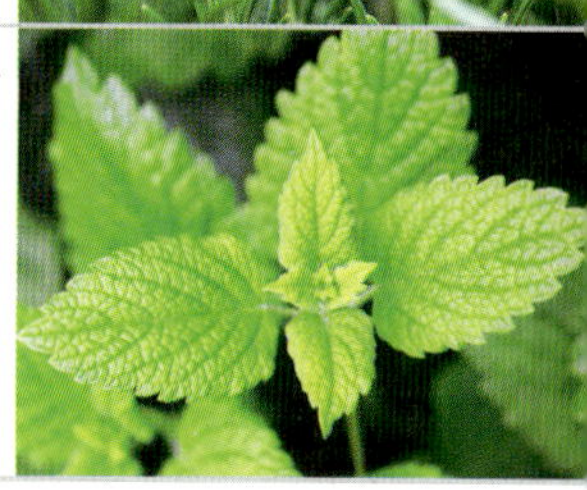

Erntezeit – die wichtigsten Tipps

Manche Kräuter kann man das ganze Jahr über ernten, andere nur zu bestimmten Jahreszeiten. Um die Kraft der Wirkstoffe optimal zu nutzen, kommt es auf den richtigen Zeitpunkt der Ernte genauso an wie auf die zügige Verarbeitung oder Haltbarmachung.

Heilpflanzen sollten frisch, bei trockenem und möglichst sonnigem Wetter geerntet werden, am besten, nachdem der morgendliche Tau abgetrocknet ist. Die optimale Wirkstoffkonzentration enthalten Pflanzenteile auf dem Höhepunkt ihrer Reife.

Fünf Faustregeln zur Ernte

1. Ernten Sie nur so viel, wie Sie schnell verbrauchen oder verarbeiten können, damit keine Wirkstoffe verloren gehen. Wichtig: Ernten Sie nur Teile von gesunden Pflanzen beziehungsweise Pflanzenteilen.
2. Blätter pflückt man von Frühjahr bis Sommer, bei winterharten Kräutern wie Thymian und Salbei kann man das ganze Jahr über ernten.
3. Blüten erntet man zu Beginn der Blütezeit.
4. Früchte und Beeren pflückt man, wenn sie reif, aber noch fest sind.
5. Wurzeln erntet man im Herbst, dann haben sie die gesamte Überlebenskraft für den Winter gespeichert. Auch das zeitige Frühjahr geht noch, bevor die Kraft der Wurzeln in neue Triebe geht.

Richtig konservieren und aufbewahren

Da frische Heilpflanzen nicht lange frisch bleiben, muss man sie zügig verwenden, verarbeiten oder konservieren. So erhält man die wichtigen Heilstoffe in den Pflanzen für längere Zeit. Dabei kommt es auch auf die richtige Lagerung an.

Trocknen

Zu den ältesten Methoden zählt die Trocknung – am besten an der Luft – an einem staubfreien und trockenen Platz. Je nach Pflanzenteil ist noch eine mehr oder weniger hohe Restfeuchte (maximal 12 Prozent) enthalten. Diese reicht jedoch für die Bildung und Vermehrung von Schimmelpilzen und anderen Mikroorganismen nicht aus.

STÄNGEL Mit Blättern, Blüten oder Samen abschneiden und zu Bündeln von acht bis zehn Stängeln zusammenbinden (nicht zu fest, damit Luft rankommt) und an einem schattigen, luftigen Ort aufhängen. Sind die Stängel leicht getrocknet, können Sie die Blätter, Blüten oder Samen über sauberem – nicht bedrucktem – Papier abtrennen. Dafür eignet sich Küchenkrepp oder Backpapier.

FRÜCHTE UND BEEREN Damit sie gut trocknen können, müssen die Früchte reif, aber nicht überreif sein. Sie können einzeln oder mit Stiel/Stängel geerntet werden. Legen Sie die Früchte zum Trocknen auf ein Backblech, das mit Küchenkrepp oder Backpapier ausgelegt ist. Lassen Sie das Trockengut etwa 3-4 Stunden bei 50 °C im Ofen bei leicht geöffneter Tür (Kochlöffel dazwischenklemmen) antrocknen. Danach an einem warmen, schattigen Platz zu Ende trocknen lassen, gelegentlich wenden. Sollten Teile schimmeln, müssen sie aussortiert werden. Sie können auch einen Dörrautomaten verwenden.

WURZELN Vorsichtig aus dem Boden holen und vor dem Trocknen ausgiebig unter warmem Wasser abbrausen, faule Stellen ausschneiden. Mit einem scharfen Messer in dünne Scheiben schneiden. Das weitere Verfahren: siehe Früchte und Beeren. Die Trockenzeit im Ofen (Anleitung wie oben) beträgt zwischen 2 und 3 Stunden. Resttrocknung an einem warmen Ort.

SAMEN Samenkapseln, Stängel mit Fruchtständen oder Schoten werden im Spätsommer geerntet oder gesammelt. Größere Samen kann man per Hand auslesen. Fruchtstängel mit kleinen Samen, beispielsweise Dill oder Fenchel, stülpt man am besten kopfüber in eine Papiertüte und lässt sie dort zu Ende trocknen. Am Schluss vorsichtig schütteln und die trockenen Samen aufbewahren.

Tieffrieren

Gerade Küchenkräuter eignen sich gut zum Tieffrieren. Bei diesem Verfahren bleiben Farbe und Geschmack erhalten. Dafür am besten ganze Zweige in einer Plastiktüte einfrieren. Gut eignen sich beispielsweise Petersilie, Minze und Dill. Sie können die Zweige im gefrorenen Zustand gut in der Tüte zerbröseln und dann entsprechend portionsweise verwenden.

Man kann Kräuter auch entsaften und den Saft als Eiswürfel einfrieren.

Lagerung und Haltbarkeit

Getrocknete Pflanzenteile bewahrt man am besten in luftdicht verschlossenen Glasbehältern auf. Gefäße aus Metall oder Kunststoff sind zum Aufbewahren ungeeignet, da es zu Reaktionen mit den Kräutern kommen kann. Vor dem Befüllen die Gläser mit kochendem Wasser sterilisieren und gut trocknen lassen. Im Gefäß darf keinerlei Feuchtigkeit mehr sein. Nach dem Abfüllen der Kräuter unbedingt das Glas mit Pflanzenname und Erntedatum beschriften.

Diese Kräuter können Sie so unbedenklich 12 Monate lagern. Danach verlieren sie an Würz- und Heilkraft.

Samen kann man gut in Papiertüten aufbewahren, aber auch in Gläsern. Beschriften Sie die Tüte oder das Glas. Die Haltbarkeit entspricht der von getrockneten Kräutern.

Beschriften Sie auch Plastikbeutel, wenn Sie Kräuter einfrieren. Tiefgefrorene Kräuter sind etwa 6 Monate verwendbar.

04

Pflanzenheilkunde früher und heute

Pflanzen nähren uns, produzieren Sauerstoff und viele besitzen Heilkräfte. So auch viele Küchenkräuter, die mit erstaunlichen antibakteriellen oder antiviralen Eigenschaften punkten und äußerst hilfreich im Kampf gegen Infektionen sind. Andere entfalten ihre heilsame Wirkung auf die Psyche oder das Gedächtnis. Der Kosmos der pflanzlichen Heilkräfte ist groß und die moderne Wissenschaft beginnt gerade erst, ihn (wieder) zu entdecken.

Ein Blick in die Geschichte

Die Pflanzenheilkunde oder Phytotherapie (aus dem Griechischen: phyton = Pflanze) gehört zu den ältesten medizinischen Therapien überhaupt.

Viele Spuren verlieren sich in der Frühzeit der Menschheitsgeschichte. Doch es ist anzunehmen, dass unsere Vorfahren mit natürlicher Intuition geeignete Pflanzen zu Heilzwecken suchten und anwendeten. Ein ähnliches Verhalten kann man bei Tieren beobachten, die instinktiv Pflanzen suchen, die ihnen im Krankheitsfall helfen. So kauen zum Beispiel Schimpansen, die an Durchfall leiden, an bestimmten Pflanzen, die sie normalerweise meiden, um ihre Verdauung wieder in Ordnung zu bringen.

Neben der Intuition führte über Jahrtausende das Prinzip „Trial and Error" - Versuch und Irrtum - zu wichtigen und zum Teil vermutlich tödlichen Erfahrungen mit der Wirksamkeit von Pflanzen und den daraus hergestellten Arzneien. Das Wissen wurde von Generation zu Generation mündlich weitergegeben.

Die ältesten schriftlichen Zeugnisse finden sich auf 600 Tontafeln aus der Zeit um 2600 vor Christus und stammen aus Mesopotamien. In Keilschrift wurden auf den Tafeln Symptome von Krankheiten beschrieben, ebenso Arzneien und deren Anwendung, unter anderem die Behandlung mit Myrrhe, Schlafmohn und Zypressenöl.

Die wohl umfangreichste Überlieferung enthält der ägyptische „Papyrus Ebers" aus dem 16. Jahrhundert vor Christus, in dem etwa 700 tierische und pflanzliche Wirkstoffe dokumentiert sind. Sehr detailliert wird in diesen Schriftrollen auch die Zubereitung und Anwendung pflanzlicher Ausgangsstoffe aufgelistet. Über 800 Rezepturen kann man dort nachlesen.

Von den Ägyptern ist bekannt, dass sie die antibakterielle Wirkung von Knoblauch und Zwiebeln nutzten, um den massiven Ausbruch von Infektionskrankheiten beim Bau der Pyramiden zu verhindern. Ein interessanter Fakt, der gerade heute wieder an Bedeutung gewinnen könnte, wo wir mit aller Kraft versuchen, die Verbreitung von Viruserkrankungen besonders unter vielen Menschen auf engem Raum zu verhindern.

Einer der berühmtesten Pharmakologen des Altertums, der römische Militärarzt Dioskurides, verfasste in den Jahren 60 bis 70 nach Christus die aus fünf Büchern bestehende „Materia medica" („Über Heilmittel"). Sie gilt als das wichtigste antike Werk mit über 1.000 Heilmitteln und war bis ins 16. Jahrhundert eine der wichtigsten Grundlagen für die Behandlung mit pflanzlichen, tierischen und mineralischen Arzneimitteln.

Klostermedizin und Klostergärten

Die Klostermedizin erlangte zwischen dem 10. und 13. Jahrhundert große Bedeutung in Europa. Die Klöster übernahmen in dieser langen Epoche die gesamte medizinische Versorgung der Menschen. Außerdem waren sie Orte der Bildung und trugen so zur Weiterentwicklung und Verbreitung medizinischen Wissens bei. Mönche und Nonnen verfügten über grundlegende

Kenntnisse zur Heilwirkung von Kräutern und Heilpflanzen.

Wegweisend für die Entstehung der Klostermedizin war der Orden der Benediktiner. In den Ordensregeln der Benediktiner hieß es unter anderem: „Die Sorge für die Kranken steht vor und über allen Pflichten." Nach den Anweisungen des Benedikt von Nursia (480–547), dem „Vater des abendländischen Mönchstums", sollte jedes Kloster für die Pflege der Kranken einen eigens dafür ausgebildeten Mönch und ein Krankenzimmer zur Verfügung stellen. Daraus entstanden später die Klosterspitale. Jahrhundertelang waren außerhalb der Klöster keine ausgebildeten Mediziner tätig.

Im Gegensatz zu den antiken Ärzten, die oft und gern auch tierische Ausgangsstoffe zur Herstellung von Arzneien benutzten, vertrauten die Mönche vor allem auf die Heilkraft von Kräutern, die sie in speziellen Gärten anbauten. Das hatte unter anderem ökonomische Gründe, denn das war einfach kostengünstiger.

Die Klostergärten wurden streng in Nutzgarten (Hortus) und Kräutergarten (Herbularius) getrennt. Nach der Ernte wurden die Pflanzen in speziellen Räumen getrocknet und aufbewahrt, in wieder anderen Räumlichkeiten – die Vorläufer der späteren Klosterapotheken – wurden die Arzneien zubereitet. Um die Trocknung und Lagerung der Heilkräuter kümmerten sich darauf spezialisierte Ordensleute.

Der auch heute noch verwendete Begriff „Droge" für getrocknete Materialien, die zur Arzneimittelherstellung verwendet werden, ist auf das mittelhochdeutsche Wort „drög" für „trocknen" zurückzuführen.

Sogar der Versandhandel von Medikamenten ist keine Erfindung der Neuzeit. So belegen Formulare und Briefe der St. Galler Klosterapotheke bereits im 9. Jahrhundert, dass Arzneien in andere Landesteile versendet wurden.

Die Klostermedizin insgesamt ist ein wichtiger Baustein der traditionellen europäischen Medizin.

Der Star des Benediktinerordens: Hildegard von Bingen

Im Jahr 1098 wird Hildegard von Bingen als zehntes Kind des Edelfreien Hildebert von Bermersheim und seiner Frau Mechthild geboren. Sie stirbt 1179 hochverehrt und hochbetagt als Äbtissin von Rupertsberg bei Bingen. In der damaligen Zeit war sie so etwas wie eine Universalgelehrte. Hildegard korrespondierte mit Königen und Päpsten, Erzbischöfen und wurde als Beraterin sehr geschätzt. Aber auch einfache Leute suchten ihren Rat. Sie hat gedichtet, komponiert und zahlreiche Bücher geschrieben. Allein in ihrem naturkundlichen Buch „Physica", einer neunbändigen Abhandlung über Heilmittel, widmet sie zwei Bände der Pflanzenheilkunde. Darin beschreibt sie 217 Pflanzen und 60 Bäume. Erstmals benutzt sie neben lateinischen Bezeichnungen auch volkstümliche Namen. Ihr Werk „Causae et curae" setzt sich mit der Entstehung und Behandlung verschiedener Krankheiten auseinander, wobei ganz in der Tradition der Klöster die Pflanzentherapie im Vordergrund steht.

Die Beobachtungen und Beschreibungen der Benediktinerin über die Heilkräfte der Pflanzen, zu denen auch die meisten der in diesem Buch beschriebenen Küchenkräuter gehörten, werden heute im Rahmen der Forschergruppe Klostermedizin der Universität Würzburg untersucht.

Hildegard von Bingen wurde 2012 heilig gesprochen.

Eine historische Apotheke und eine bedeutende Gesundheitsreform

Apotheken sind aus unserem Alltag nicht wegzudenken und oft erste Anlaufstelle, wenn es um Hilfe bei leichten Beschwerden geht. Heute gibt es in Deutschland fast 19.000 Apotheken, 23 pro 100.000 Einwohner. Wer denkt da schon an die bescheidenen Anfänge vor knapp 800 Jahren?

Die älteste Apotheke Deutschlands hat in Trier ihre Heimat und wurde dort 1241 erstmals urkundlich erwähnt. Historiker verweisen allerdings darauf, dass mit dem Begriff „apoteca" zu jener Zeit ein Lagerraum für Vorräte bezeichnet wurde, in dem Wein, Heilkräuter, Teedrogen und Medizinalia aufbewahrt wurden. Und ein „apotecarius" war zu dieser Zeit eher der Lagerverwalter, der allerdings meist über Kenntnisse im Umgang mit den gelagerten Waren verfügte.

Die Entstehung des Apothekenwesens ab Mitte des 13. Jahrhunderts ist eng mit dem „Edikt von Salerno", einer umfassenden Reform der damaligen Gesundheitsversorgung, verbunden. Mit diesem Edikt, das der Stauferkaiser Friedrich II. erließ, wurde die Trennung der Berufe von Arzt und Apotheker festgelegt. Der Arzt sollte nicht daran verdienen, wenn er dafür sorgt, dass der Patient viele Medikamente einnimmt. Seine Aufgabe war es, zu diagnostizieren und Arzneimittel zu verordnen. Umgekehrt durften die ersten Apotheker selbst keine Patienten behandeln und die Arzneien auch nur zu gesetzlich festgelegten Preisen verkaufen. Dieses System hat bis heute Bestand.

Das erste gedruckte Kräuterbuch – ein Bestseller von 1485

„Gart der Gesundheit" heißt ein Werk, das erst Anfang der 2000er-Jahre zufällig in einer Mainzer Bibliothek entdeckt wurde. Das Buch stellt in mehrfacher Hinsicht einen besonderen Schatz dar: Es ist das erste Kräuterbuch, das durch die Erfindung des Buchdrucks Mitte des 15. Jahrhunderts produziert und nicht mehr handschriftlich verfasst beziehungsweise kopiert werden musste. Doch auch inhaltlich ist der „Gart der Gesundheit" eine Innovation. Er stellt ein Kompendium dar, dass das Wissen über die Kräuterheilkunde einschließlich Pflanzenmerkmalen und Heilwirkungen von der Antike bis zum Mittelalter erstmals zusammenfasst. Nicht nur heimische Pflanzen, sondern auch solche aus dem Mittelmeerraum und dem Vorderen Orient werden beschrieben. Alles ist alphabetisch geordnet – noch dazu in deutscher Sprache. Ein weiteres Novum sind die detailgetreuen Abbildungen der 380 Kräuter.

Der „Gart der Gesundheit" steht an der Schwelle vom Mittelalter zur Neuzeit und damit zur naturwissenschaftlichen Betrachtung der Pflanzen. Jahrhundertelang war „Gart der Gesundheit" ein Bestseller und gilt als „Mutter aller Kräuterbücher" – und als Anregung für die Entwicklung Botanischer Gärten. Mitte des 16. Jahrhunderts entstanden unter anderem in Padua, Nürnberg und Leipzig die ersten solcher Gärten zur Ausbildung der Ärzte und Apotheker.

INFO Mit dem Beifuß zum Nobelpreis

Übrigens: Das erste Kapitel im „Gart der Gesundheit" widmet sich dem Beifuß, einer Pflanze, die lange Zeit in der europäischen Heilkunde in Vergessenheit geraten war. In der klassischen chinesischen Medizin findet der Beifuß hingegen Verwendung. Und so experimentierte eine chinesische Pharmakologin auf der Suche nach einem Malariamittel mit dem Einjährigen Beifuß. Sie entdeckte mit wissenschaftlichen Methoden den Hauptwirkstoff Artemisinin. 2015 erhielten sie und zwei weitere Forscher den Medizin-Nobelpreis für diese Entdeckung und die Entwicklung eines Medikamens gegen Malaria.

Paracelsus systematisiert die Heilpflanzenkunde

Theophrastus Bombastus von Hohenheim (1493–1541), genannt Paracelsus, war Arzt, Alchemist, Astrologe, Mystiker, Laientheologe und Philosoph. Er machte sich einen Namen als Kritiker und Erneuerer der damaligen etablierten Schulmedizin. Er erkannte als Erster, dass die Wirkstoffmenge darüber entscheidet, ob eine Pflanze als Arznei oder Gift wirkt. „Alle Dinge sind Gift und nichts ist ohne Gift. Allein die Dosis macht, dass ein Ding kein Gift ist", gehört zu seinen berühmtesten Aussprüchen.

In seinem Werk „Herbarius" systematisierte Paracelsus die heimische Heilpflanzenkunde. Seine Idee war, das Wirkprinzip der Heilpflanzen vom wertlosen Rest abzusondern. Er beobachtete, „wenn man ein Melissenblatt in Alkohol einlege und einige Zeit extrahiere, das Ganze dann abfiltriere oder destilliere, so erhält man eine Flüssigkeit, die den Geruch des Blattes enthält, sich aber sonst deutlich von Blatt und Pflanze unterscheide".

Dieser Auszug war in seinen Augen das eigentlich Essenzielle. Es dauerte jedoch noch fast 300 Jahre, bis seine Beobachtung ihre wissenschaftlich belegte Bestätigung fand. Dem Apotheker Wilhelm Friedrich Sertürner (1783–1841) gelang die Isolierung des Opiums und die Bestätigung der schmerzstillenden Wirkung des Einzelstoffes.

Die moderne Pflanzenheilkunde

Mit der rasanten Entwicklung moderner Wissenschaften wie der Chemie im 19. Jahrhundert und neuen technischen Möglichkeiten setzte die wissenschaftliche Betrachtungsweise der Heilpflanzen und ihrer Inhaltsstoffe ein. So konnten erstmals einzelne Wirkstoffe aus den Pflanzen isoliert werden, wie beispielsweise Morphin und Codein aus dem Schlafmohn oder das Digitoxin aus dem Roten Fingerhut. Sie sind auch heute noch wichtige Substanzen zur Behandlung von Schmerz- und Herzerkrankungen.

Der Vorteil dieser isolierten Substanzen: Man kann sie genau dosieren und als Tabletten, Tropfen oder in anderen Anwendungsformen verabreichen. Auch wenn der Ursprung dieser Medikamente pflanzlich ist, werden solche Reinsubstanzen nicht unter dem Label „Phytotherapeutika" geführt.

Denn Pflanzen sind Vielstoffgemische, so auch die Heilpflanzen. Obwohl häufig ein bestimmter Inhaltsstoff festlegt, wofür sie im Krankheitsfall genutzt wird, wirkt die Pflanze immer auch als Ganzes beziehungsweise in Teilen.

Phytopharmaka – Definition der Weltgesundheitsorganisation

Die Weltgesundheitsorganisation (WHO) definiert Phytopharmaka wie folgt: „Arzneimittel, deren wirksame Bestandteile ausschließlich aus pflanzlichem Material bestehen, wie beispielsweise Pflanzenpulver, Pflanzensekrete, ätherische Öle oder Pflanzenextrakte." In der Pflanzenheilkunde werden somit nur ganze Pflanzen oder Pflanzenteile (Blüten, Blätter, Samen, Rinden, Wurzeln) benutzt. Sie werden frisch, als Aufguss beziehungsweise als Tee (Abkochung, Auszug), Saft, Tinktur, Extrakt oder als Pulver angewendet. Arzneimittel auf der Basis von Einzelextrakten aus Pflanzen fallen nicht unter die Bezeichnung „Phytopharmaka". Auch homöopathische Zubereitungen gehören nicht dazu.

INFO Dr. Weiss: ein Pionier der modernen Phytotherapie

Die Phytotherapie ist heutzutage ein fester Bestandteil der naturwissenschaftlich orientierten Schulmedizin. Einen wichtigen Beitrag dazu leistete Dr. Rudolf Fritz Weiss (1895–1991), Facharzt für Innere Medizin und Professor für Phytotherapie. Er entwickelte die Phytotherapie von einer Erfahrungsheilkunde zu einer systematischen Wissenschaft. Heutige Standardwerke von Volker Fintelmann und Heinz Schilcher (Leitfaden Phytotherapie) oder Max Wichtl (Teedrogen und Phytopharmaka) bauen auf der Lebensleistung von Weiss auf. Er gründete den ersten Lehrstuhl für Phytotherapie in Deutschland und sorgte für die Anerkennung durch die Schulmedizin. Von 1978 bis 1990 war er ständiges Mitglied der Kommission E, eines bis 1994 aktiven Sachverständigenrates, gegründet vom damaligen Bundesgesundheitsamt, um Wirksamkeit und Nebenwirkung von pflanzlichen Therapien einzuschätzen (siehe auch Seite 294).

Pflanzliche Arzneien in der Wissenschaft

Phytopharmaka sind nach internationalen Standards wissenschaftlich erforschte und auf ihre Wirksamkeit und ihre Verträglichkeit genau überprüfte Arzneimittel; sie unterliegen damit auch den strengen Bestimmungen des deutschen Arzneimittelgesetzes (AMG).

Die Wissenschaft, die sich mit der Erforschung von Arzneipflanzen beschäftigt, wird als Pharmakognosie bezeichnet.

Pharmakognosten nennt man die Wissenschaftler, die sich mit der Erforschung von pflanzlichen, aber auch tierischen Drogen, Arzneimitteln und Giftstoffen beschäftigen. Sie arbeiten wie alle Wissenschaftler mit modernster Technik. Molekularbiologische, biochemische Methoden kommen dabei ebenso zur Anwendung wie Gentechnologie oder Chromatografie. Und das Arbeitsfeld scheint schier unerschöpflich. Denn es gibt noch viele Pflanzen, bei denen trotz intensiver Beforschung die Wirkstoffe kaum bekannt sind. Ganz abgesehen von den vielen Pflanzen, die noch gar nicht im Blickfeld der Forscher sind. Von rund 500.000 Arten höherer Pflanzen, die auf unserem Planeten existieren, werden weltweit etwa 70.000 zur Behandlung von Krankheiten genutzt. Und nur ein Bruchteil davon wurde bislang intensiv untersucht.

INFO Wirkung mit Nebenwirkung

Ein weit verbreiteter Irrtum ist, dass pflanzliche Arzneimittel immer „sanft" und beinahe nebenwirkungsfrei seien. Doch das entspricht nicht immer der Realität, denn: Was wirkt, kann auch unerwünschte Wirkungen haben - gleichgültig, ob natürliches Phytopharmakon oder chemisch-industriell gefertigtes Medikament. Den Gegensatz „pflanzlich = ungefährlich" und „chemisch hergestellt = berechenbar" kann man nicht einfach herleiten. Und um es mit Paracelsus zu sagen: Die Dosis macht das Gift. Deshalb ist es auch bei Phytopharmaka wichtig, die Dosierungsvorschriften sowohl zu kennen als auch einzuhalten.

Forschungsfeld sekundäre Pflanzenstoffe

In Pflanzen laufen wie bei allen Organismen verschiedene Stoffwechselvorgänge ab. Zum einen der sogenannte Primärstoffwechsel zur einfachen Erhaltung und Vermehrung des Lebens. Bei Pflanzen ist dafür die Photosynthese der entscheidende Motor. Mit ihrer Hilfe wird Glucose und daraus Stärke gebildet, die Grundlage für weitere Lebensvorgänge innerhalb der Pflanze. Darüber hinaus laufen in jedem Organismus zusätzlich weitere Stoffwechselvorgänge ab, die sie markant und von anderen Spezies unterscheidbar machen. Dieser Stoffwechsel wird als Sekundärstoffwechsel bezeichnet. Er ist ein wichtiger Faktor für die Erhaltung der Art. Substanzen, die in diesem Stoffwechsel bei Pflanzen eine wichtige Rolle spielen, nennt man sekundäre Pflanzenstoffe. Seit Anfang der 1990er-Jahre sind diese Stoffe vermehrt ins Blickfeld der Wissenschaft geraten.

In der Pflanzenwelt erfüllen diese Stoffe ganz unterschiedliche Funktionen. Einige geben den Pflanzen ihre Farbe oder das Aroma, andere schützen vor Fressfeinden und Krankheiten, regulieren das Wachstum oder locken Insekten an. Etwa 100.000 verschiedene sekundäre Pflanzenstoffe sind derzeit bekannt. In der menschlichen Nahrung kommen 5.000 bis 10.000 dieser Stoffe vor. Diese sind vor allem in Obst, Gemüse, Kräutern, Hülsenfrüchten, Nüssen und Samen enthalten. Immer mehr Studien belegen, dass diese Substanzen das Risiko für viele Krankheiten und sogar verschiedene Krebsarten senken. Einige wirken cholesterinsenkend, andere verbessern die Funktion der Blutgefäße oder senken den Blutdruck. Ihre antioxidativen, entzündungshemmenden und antibakteriellen Wirkungen sind in vielen Tier- und experimentellen Studien belegt. Manche Studien konnten diese Wirkmechanismen auch direkt in klinischen Studien mit Menschen nachweisen. Viele dieser Stoffe sind Bestandteile von Heilpflanzen, auch von den in diesem Buch beschriebenen Kräutern (siehe Steckbriefe).

Großes Potenzial für die Menschen

Ein Beispiel für das Potenzial dieser Pflanzenstoffe sind die Kapuzinerkresse und der Meerrettich. Beide Pflanzen enthalten unterschiedliche spezifische Glucosinolate, aus denen im Körper Senföle entstehen, die eine breite antimikrobielle Wirkung gegen eine Vielzahl von Viren, Pilzen und Bakterien inklusive Problemkeimen haben. Eine Studie am Universitätsklinikum Freiburg hat gezeigt, dass Senfölglykoside aus Kapuzinerkressenkraut und Meerrettichwurzel gegen 13 Bakterienarten wirken, sogar gegen den „Problemkeim" MRSA, auch Krankenhauskeim genannt. Dieser ist gegen die meisten heute gängigen Antibiotika resistent und verursacht jährlich viele Tausend Todesfälle in Europa. Das Wirkspektrum der Pflanzenkombination entspricht also der eines besonderen Breitspektrum-Antibiotikums. In Anbetracht der zunehmenden Resistenzen gegen Antibiotika leisten Forschungen zur Wirksamkeit von pflanzlichen Stoffen einen wichtigen Beitrag, um neue Wege beschreiten zu können.

Nicht nur die Kapuzinerkresse, sondern die meisten der im Buch beschriebenen Kräuter zeigen in zahlreichen Studien bemerkenswerte Zusammensetzungen unterschiedlicher Stoffe, die für die Wissenschaft zukünftig noch von viel größerem Interesse bei der Behandlung typischer Zivilisationskrankheiten sein könnten und sollten.

Wichtige Inhaltsstoffe von Heilpflanzen

Pflanzen und damit auch Heilpflanzen enthalten neben den unzähligen sekundären Pflanzenstoffen natürlich Vitamine und Mineralien, oft in erstaunlichen Mengen. So hat Petersilie dreimal mehr Vitamin C als viele Zitrusfrüchte. Es lohnt also, mehr davon in der Küche zu verwenden.

Alle Pflanzen sind reich an komplexen Kohlenhydraten und je nach Pflanzenart auch reich an guten Fetten (zum Beispiel Leinsamen) oder hochwertigen Eiweißen (zum Beispiel Hülsenfrüchte), die oft einen besonders hohen gesundheitlichen Wert haben. Neben diesen wichtigen Bestandteilen liefern Pflanzen für die menschliche Gesunderhaltung noch Ballaststoffe. Hier darum die wichtigsten heilsamen Substanzen in Pflanzen, von denen viele auch der Gesunderhaltung, also der Prävention dienen, im Überblick:

Alkaloide Diese stickstoffhaltigen Verbindungen kommen vor allem in Pflanzen vor, seltener in Pilzen und Tieren. Sie haben häufig Auswirkungen auf das Zentralnervensystem. Die meisten sind äußerst giftig und unterliegen strengen Regulierungen, da bei der Einnahme Suchtgefahr besteht. Die bekanntesten sind Koffein, Chinin (aus Chinarinde), Atropin (aus der Tollkirsche), Kokain und Morphin.

Ätherische Öle Ätherische Öle verleihen vielen Pflanzen ihren charakteristischen Duft. Äußerlich angewendet führen sie zu einer Anregung der Durchblutung, innerlich fördern manche die Sekretion von Verdauungssäften, andere werden durch die Lunge wieder ausgeschieden und regen somit die Bronchialsekretion an (siehe auch Seite 38 ff.).

Bitterstoffe „Was bitter dem Mund, ist dem Magen gesund." So lautet eine alte Volksweisheit. Bitterer Geschmack führt zu einer vermehrten Bildung von Verdauungssäften. Hungergefühl stellt sich ein (viele Aperitif-Getränke sind bitter), die Nahrung kann besser verdaut werden. Auch die Motorik von Magen und Galle wird stimuliert.

Flavonoide Sie sind die am häufigsten vorkommenden sekundären Pflanzenstoffe. Flavonoide sind für die unterschiedlichen prächtigen Farben von Blüten, Gemüse und Früchten verantwortlich. Sie sind reichlich in allen Kräutern und Gewürzen wie Minze, Salbei oder Melisse enthalten. Sie wirken vor allem antibiotisch, antioxidativ, entzündungshemmend und immunmodulierend. Sie verringern das Risiko für Herz-Kreislauf-Erkrankungen, manche wirken krebspräventiv, andere wie die Carotinoide Lutein und Zeaxanthin schützen vor altersbedingten Augenerkrankungen.

Flavone und Flavonole sind zwei der wichtigsten Untergruppen.

Besonders hohe Bedeutung genießt das Flavon Luteolin, das in Kräutern wie Petersilie, Pfefferminze und Rosmarin vorkommt (siehe entsprechende Kapitel). Ebenfalls bedeutsam ist das Flavon Apigenin, das in größeren Mengen in Petersilie, Salbei, Rosmarin und Estragon zu finden ist.

Unter den Flavonolen ist unter anderem Myricetin ein wichtiger Vertreter, das ebenfalls zu den sekundären Pflanzenstoffen in Petersilie zählt.

Gerbstoffe Sie wurden früher verwendet, um tierische Haut zu Leder zu gerben. Gerbstoffe weisen eine zusammenziehende, antibiotische und entzündungshemmende Wirkung auf.

Medizinisch angewendet können sie entzündetes Gewebe oberflächlich unempfindlich gegen Bakterien machen und so zum Beispiel Schleimhautentzündungen und Durchfälle lindern.

INFO Ein besonderer Gerbstoff
Eine häufig extra aufgeführte Gruppe sind die Lamiaceen-Gerbstoffe. Diese Gerbstoffe finden sich fast ausschließlich bei Lippenblütlern, zu denen auch die meisten Küchenkräuter wie Rosmarin, Thymian, Salbei, Melisse oder Minze gehören. Ein bekannter Vertreter ist die Rosmarinsäure, die antivirale, antibakterielle und antioxidative Eigenschaften besitzt. Sie ist auch Hauptwirkstoff eines pflanzlichen Mittels gegen Herpes simplex (siehe Melisse). Die erste Isolierung und Charakterisierung der Rosmarinsäure gelang übrigens 1958 den beiden italienischen Chemikerinnen Maria Luisa Scarpati und Giovanna Piattelli Oriente.

Saponine Ihre chemische Struktur verleiht ihnen seifenähnliche Eigenschaften (sapo = lat. Seife). Sie wirken schleimlösend, verdauungsfördernd und antibiotisch.

Abhängig von der komplizierten chemischen Struktur können sie bei Husten, zur Anregung der Nierentätigkeit, aber auch zur Venenstärkung eingesetzt werden. Auch eine antibiotische und cholesterinsenkende Wirkung konnte nachgewiesen werden.

Scharfstoffe Sie wirken auf die Wärme- beziehungsweise Schmerzrezeptoren und wirken dadurch durchblutungsfördernd sowie schmerzlindernd. Innerlich angewendet steigern sie die Speichel- und Magensaftsekretion. Deshalb kommen sie bei Blähungen und Magenbeschwerden zum Einsatz.

Schleimstoffe Das sind kohlenhydrathaltige Stoffe mit einem hohen Wasserbindungsvermögen und starker Quellfähigkeit. Pflanzenschleime legen sich wie eine schützende Schicht über entzündete Schleimhäute. Deshalb werden viele Pflanzen mit Schleimen zur Hustenreizlinderung und bei Magen-Darm-Erkrankungen eingesetzt. Stark quellende Pflanzenschleime (zum Beispiel in Flohsamen) finden auch als milde, aber wirksame Abführmittel Anwendung.

Weitere Verbindungen in Pflanzen und Heilpflanzen sind unter anderem **Phytoöstrogene,** also pflanzliche Hormone oder Senföle (Glucosinolate). Hier ein kurzer Überblick über mögliche Wirkungen.

Stoffgruppe		Mögliche Wirkung beim Menschen
Phytosterine	z.B. Baldrian, Löwenzahn, Weizenkeime, Kürbiskerne	cholesterinsenkend, schützen vor Herz-Kreislauf-Erkrankungen
Glucosinolate	z.B. Kapuzinerkresse, Gartenkresse, alle Kohlgemüse	verringern das Risiko für einige Krebserkrankungen, antioxidativ, antibiotisch, stärken das Immunsystem
Pflanzliche Protease-Inhibitoren	z.B. Getreide, Kartoffeln, Hülsenfrüchte, Sojabohnen	verringern das Risiko für einige Krebserkrankungen, sind entzündungshemmend, antioxidativ
Monoterpene	z.B. Rosmarin, Salbei, Thymian, Melisse, Pfefferminze, Koriander	cholesterinsenkend, antientzündlich, vermindern das Risiko für bestimmte Krebserkrankungen
Phytoöstrogene	z.B. Leinsamen(öl), Salbei, Rotklee	verringern das Risiko für bestimmte Krebs- und Herz-Kreislauf-Erkrankungen, positive Wirkung auf Blutgefäße, Blutdruck und Immunsystem, schützende Wirkung auf Knochen, antioxidativ
Sulfide	z.B. Knoblauch, Lauchgewächse	verringern das Risiko für einige Krebserkrankungen, antibiotisch, antioxidativ, cholesterinsenkend

Internationale Gremien beurteilen heute die Wirksamkeit und Unbedenklichkeit von Heilpflanzen.

Im Jahr 1976 formierte sich in Deutschland die **Kommission E,** ein Expertengremium, das bis 1994 rund 600 der gebräuchlichsten Heilpflanzen kritisch untersuchte und bereits existierende Studien und Erfahrungen begutachtete. Ziel war, die Unbedenklichkeit und Wirksamkeit von Pflanzenstoffen zu systematisieren und gesetzlich festzuhalten. Dabei fiel etwa ein Drittel der Heilpflanzen wegen zu geringer Wirksamkeit oder zu hohen Nebenwirkungen aus dem bestehenden Katalog. Nur noch vier Phytotherapeutika werden laut Gesundheitsmodernisierungsgesetz (2004) bei bestimmten Indikationen für verschreibungsfähig gehalten: Ginkgo bei Demenz, Johanniskraut bei leichten bis mittelschweren Depressionen, Flohsamenschalen bei Colitis ulcerosa und Mistel bei unheilbaren Krebserkrankungen. Alle anderen Heilpflanzen können seitdem nur noch auf einem „grünen Rezept" vom Arzt verschrieben werden. Die Krankenkassen übernehmen diese Kosten nicht mehr.

Die **WHO** entwickelte bereits Ende der 1980er-Jahre Leitlinien zur Beurteilung pflanzlicher Arzneimittel. Sie dienen Ländern weltweit als Anhaltspunkt für die Schaffung gesetzlicher Rahmen.

Die **ESCOP** ist die europäische Dachorganisation nationaler Fachgesellschaften für Phytotherapie (European Scientific Cooperative on Phytotherapy) und ist so etwas wie die Kommission E auf europäischer Ebene. Im Augenblick gehören ihr Fachgesellschaften aus 14 EU-Staaten und Nicht-EU-Staaten an. Sie wurde gegründet, um die Bewertungskriterien für pflanzliche Heilmittel in Europa zu harmonisieren. Bisher wurden 125 Monografien zu Pflanzendrogen erarbeitet. Da diese Monografien aktueller und umfangreicher als die der Kommission E sind, hat dieses Gremium heute einen größeren Stellenwert bezüglich der Bewertung von Heilpflanzen als die Kommission E. Das wird in der Regel auch seitens des Bundesinstituts für Arzneimittel und Medizinprodukte (BfArM) so beurteilt.

Die Abkürzung **HMPC** steht für Committee on Herbal Medicinal Products. Eine wesentliche Aufgabe des HMPC ist eine europäisch bindende Harmonisierung der Regularien für die Verwendung von Phytotherapeutika. Dazu gehören die Erarbeitung von Gemeinschaftsmonografien (Community Herbal Monographs), eine Aufgabe, für die bis zum Jahr 1994 in der Bundesrepublik Deutschland die Kommission E zuständig war. Die HMPC-Monografien bilden somit den neuen regulatorischen europäischen Standard ab (gültig für die Mitgliedsstaaten der Europäischen Union). Im Ergebnis leitet sich aus der Zuordnung der einzelnen pflanzlichen Drogen zu den Kategorien „Well-established use" und „Traditional use" ab, ob ein pflanzliches Arzneimittel eine Zulassung (Authorisation) erhalten kann oder ob es nur als „traditionelles pflanzliches Arzneimittel" in Verkehr gebracht werden darf. Für Letzteres muss ein Registrierungsverfahren (Registration) durchlaufen werden.

Die **EMA** (European Medicines Agency) ist verantwortlich für die wissenschaftliche Beurteilung und Überwachung von Human- und Tierarzneimitteln, die in der Europäischen Union und im Europäischen Wirtschaftsraum zugelassen sind. Innerhalb der Agentur sind verschiedene Ausschüsse mit verschiedenen Zuständigkeiten befasst. In allen diesen Ausschüssen wird jeder EU-Mitgliedsstaat (sowie die EU-assoziierten Länder Island, Liechtenstein und Norwegen) durch einen Repräsentanten vertreten.

Studien richtig verstehen

Studien gehören zum wissenschaftlichen Standard und müssen demzufolge wissenschaftliche Kriterien erfüllen. Interessante Studien, die es im Zusammenhang mit den in diesem Buch beschriebenen Kräutern gibt, finden Sie im Anhang ab Seite 304. Die Beweiskraft von Studien hängt von vielen Faktoren ab. Unter anderem von der Methodik, aber vor allem auch von der Art der Studie. Hier ein Überblick:

Laborstudie (in vitro) Der Begriff „in vitro" leitet sich aus dem Lateinischen „in vitrum" (im Glas) ab. Laborstudien untersuchen Reaktionen unter Laborbedingungen, oft im Reagenzglas, also außerhalb des Organismus. Häufig werden dafür Zellkulturen verwendet. Diese Studien können Hinweise für weitere Forschungen liefern, aber haben keine direkte Beweiskraft.

Tierversuche Ähnlich wie die Laborstudien können solche Studien wichtige Hinweise geben, sind aber nicht auf den Menschen übertragbar und deshalb mit Vorsicht zu genießen. Aus ethischen Aspekten werden Tierversuche zunehmend kritisch gesehen.

Beobachtungsstudie Hier werden auf der einen Seite Eigenschaften und Verhalten (Exposition) menschlicher Teilnehmer registriert und auf der anderen Seite wird geschaut, ob es gesundheitlich bedeutsame Zusammenhänge gibt. Das Problem: In der Regel unterscheiden sich Personen, die eine bestimmte Eigenheit aufweisen, in anderen Eigenschaften vom Rest einer Teilnehmergruppe, sodass die Bedeutung einzelner Faktoren nicht sicher abgegrenzt werden kann. Deshalb ist es in der Regel schwierig, eine Ursache-Folge-Wirkung (Kausalität) zu belegen.

Klinische Studie (in vivo) Der Begriff „in vivo" bedeutet „im Lebenden". Sie wird auch randomisierte oder kontrollierte Studie (oder kurz RCT; Englisch: randomized controlled trial) genannt. Um die Vor- und Nachteile von Behandlungen zu prüfen, sind klinische Studien nötig. Sie durchlaufen drei Phasen. Unter streng kontrollierten Bedingungen bekommen Studienteilnehmer eine bestimmte Dosis eines Stoffes oder neuen Medikaments, um den Nutzen für ihre Gesundheit zu beobachten. Freiwillige werden nach dem Zufallsprinzip auf mindestens zwei Gruppen aufgeteilt (randomisiert): Die eine Gruppe erhält das neue Medikament, die andere ein älteres oder ein Mittel ohne Wirkstoff (Placebo). Anschließend werden die Behandlungsergebnisse und Erfahrungen der Teilnehmenden verglichen. Je mehr Menschen an einer Studie teilnehmen, desto aussagekräftiger ist sie.

Systematische Übersichten (Metastudien/-analysen) Eine einzelne Studie ist meist nicht aussagekräftig genug, um eine Frage zuverlässig zu beantworten. Deshalb ist es oft nötig, möglichst alle dazu geeigneten Studien gemeinsam zu betrachten. Eine systematische Übersicht (Englisch: systematic review) fasst die Ergebnisse aller oder vieler Studien zu einer wissenschaftlichen Fragestellung zusammen, prüft ihre Qualität und analysiert sie nach einem festgelegten, methodisch durchdachten Prozess. Sie ist sozusagen eine Studie über Studien. Wenn eine Metastudie oder auch Metaanalyse gut gemacht ist, kann sie einen verlässlichen Überblick über den Stand des Wissens zu einem Thema geben.

INFO Der Begriff „Verblindung"

Von einer verblindeten Studie spricht man, wenn Ärzte und Teilnehmer beider Gruppen nicht wissen, wer welche Behandlung (zum Beispiel Testmedikament oder Placebo) erhält. Der Verblindungsprozess erhöht die Zuverlässigkeit der Ergebnisse einer Studie, da niemand bewusst oder unbewusst durch die Kenntnis der jeweiligen Behandlung beeinflusst wird. Wenn nur Ärzte oder nur Teilnehmer verblindet werden, wird die Studie oftmals als einfach blind bezeichnet. Da die Begriffe „einfach blind" und „doppelblind" ungenau sind, ziehen es viele Forscher vor anzugeben, wer verblindet wird - Prüfer, Ärzte, Teilnehmer, Bewerter der Endpunkte oder Statistiker.

Anhang

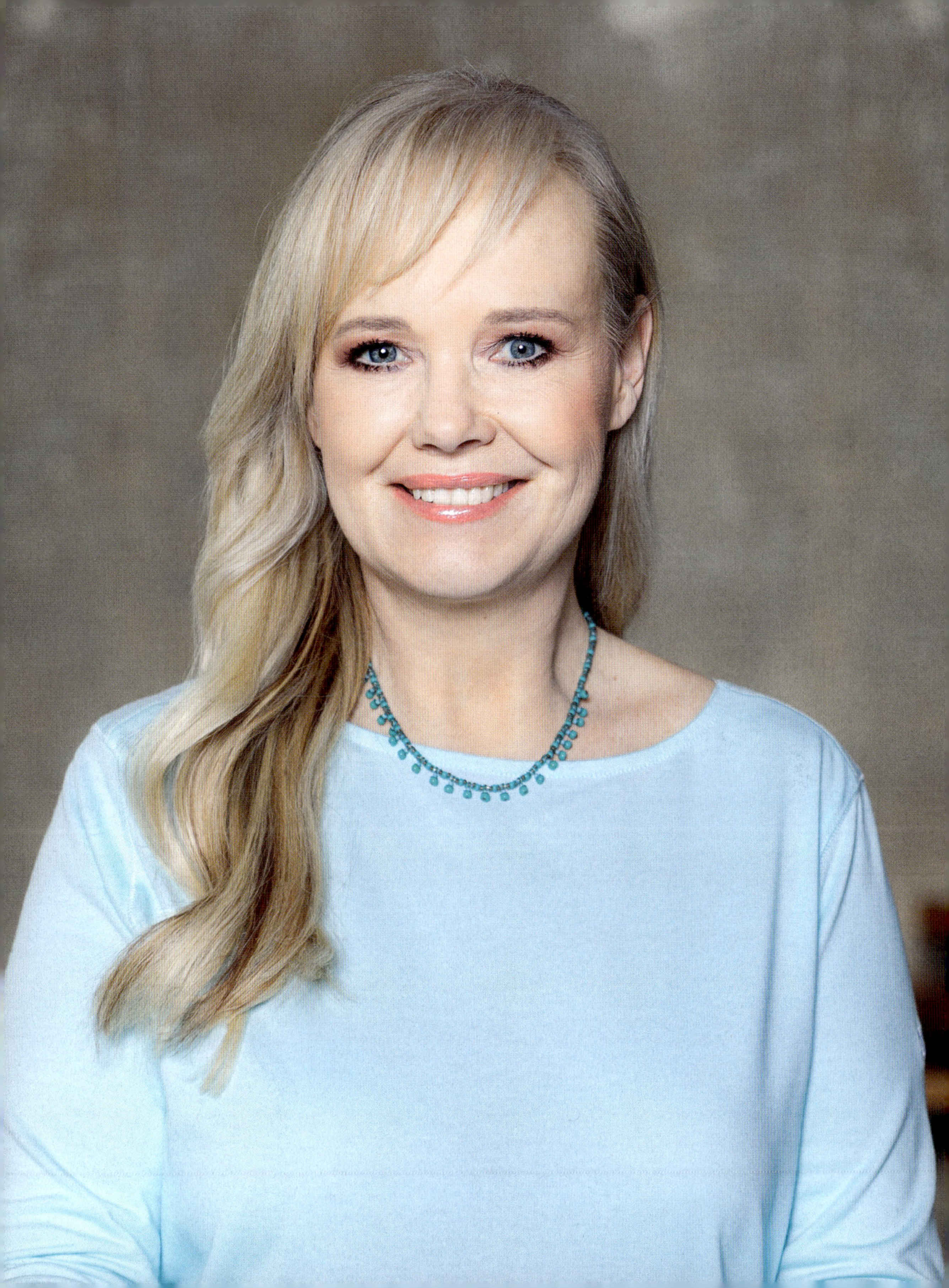

Auswahl von wissenschaftlichen Studien zu den Kräutern

Kapuzinerkresse

Antibakterielle Wirkung

- Conrad, A. et al.: Breite antibakterielle Wirkung einer Mischung von Senfölen in vitro. Z Phytotherapie 29, Suppl.1: 22-23 (2008)
- Conrad, A. et al.: Broad spectrum antibacterial activity of a mixture of isothiocyanates from nasturtium (Tropaeoli majoris herba) and horseradish (Armoraciae rusticanae radix). Drug Res 63: 65-68 (2013)
- Dias, C., Aires, A., Saavedra, M. J.: Antimicrobial activity of isothiocyanates from cruciferous plants against methicillin-resistant Staphylococcus aureus (MRSA). International Journal of Molecular Sciences. 2014 Oct 28;15(11):19552-61. doi: 10.3390/ijms151119552. PubMed PMID: 25353177
- Goos, K. H. et al.: Wirksamkeit und Verträglichkeit eines pflanzlichen Arzneimittels mit Kapuzinerkressenkraut und Meerrettich bei akuter Sinusitis, akuter Bronchitis und akuter Blasenentzündung im Vergleich zu anderen Therapien unter den Bedingungen der täglichen Praxis. Arzneimittel-Forschung. Vol. 56, 3, pp. 249-257, 2006
- Goos, K.-H. et al.: Aktuelle Untersuchungen und Verträglichkeit eines pflanzlichen Arzneimittels mit Kapuzinerkressenkraut und Meerrettich bei akuter Sinusitis, akuter Bronchitis und akuter Blasenentzündung bei Kindern im Vergleich zu anderen Antibiotika, Arzneim.-Forsch./Drug Res. 57, No. 4, 238-246, 2007

Diabetes

- Guzmàn-Pérez et al.: Benzylglucosinolate Derived Isothiocyanate from Tropaeolum majus Reduces Gluconeogenic Gene and Protein Expression in Human Cells open access. Fachzeitschrift PLOS ONE 2016, DOI:10.1371/journal.pone.0162397.
- Pressemitteilung zur Veröffentlichung: www.dife.de/news/archiv/details-archiv/senfoele-aus-kapuzinerkresse-beeinflussen-den-zellulaeren-zucker-und-entgiftungsstoffwechsel-76/

Krebs

- Kassie, F., Pool-Zobel, B., Parzefall, W., Knasmüller, S.: Genotoxic effects of benzyl isothiocyanate, a natural chemopreventive agent. Mutagenesis. 1999 Nov;14(6):595-604. PubMed PMID: 10567035
- Pintão, A. M., Pais, M. S., Coley, H., Kelland, L. R., Judson, I. R.: In vitro and in vivo antitumor activity of benzyl isothiocyanate: a natural product from Tropaeolum majus. Planta Medica. 1995 Jun;61(3):233-6. PubMed PMID: 761
- Sonoki, H., Tanimae, A. et al.: Kaempherol and Luteolin Decrease Claudin-2 Expression Mediated by Inhibition of STAT3 in Lung Adenocarcinoma A549 Cells. Nutrients. 2017 Jun 13;9(6). pii: E597. doi: 10.3390/nu9060597. PubMed PMID: 28608828

Knoblauch

Aged Garlic

- Matsumoto, S. et al.: Aged Garlic Extract Reduces Low Attenuation Plaque in Coronary Arteries of Patients with Metabolic Syndrome in a Prospective Randomized Double-Blind Study, The Journal of Nutriation, 2016, Feb;146(2):427S-432S.
- Budoff, M.: Aged garlic extract retards progression of coronary artery calcification. J Nutr 2006;136 (Suppl 3):741S–744S.

Blutdruck

- Rizwan, Ashraf, Rafeeq Alam Khan, Imran Ashraf, Absar Qureshi: Effects of Allium sativum (garlic) on systolic and diastolic blood pressure in patients with essential hypertension
- Pak, J., Pharm Sci 2013 Sep;26(5):859–63.

Australische Metaanalyse

- Ried, K., Frank, O. R., Stocks, N. P., Fakler, P., Sullivan, T.: Effect of garlic on blood pressure: A systematic review and meta-analysis BM doi: 10.1002/14651858.CD006206.pub4., Free PMC article C Cardiovascular Disorders
- Lissiman E., Bhasale A. L., Cohen M.: Garlic for the common cold, Affiliations, doi: 10.1002/14651858.CD006206.pub3

Koriander

Antimikrobielle Wirkung

- Silva, F. et al.: Coriander (Coriandrum sativum L.) essential oil: its antibacterial activity and mode of action evaluated by flow cytometry. J Med Microbiol. Oct;60(Pt 10):1479-86 2011 DOI: 10.1099/jmm.0.034157-0. Crit Rev Food Sci Nutr
- Silva, F., Domingues, F. C.: Antimikrobielle Aktivität von Korianderöl und seine Wirksamkeit als Lebensmittelkonservierungsmittel. 2017, 2. Januar; 57 (1): 35-47. doi: 10.1080/PMID: 25831119 DOI: 10.1080/10408398.2013.847818
- Kubo, I. et al.: Antibacterial activity of coriander volatile compounds against Salmonella choleraesuis. J Agric Food Chem. 2004 Jun 2;52(11):3329032

Antifungale Wirkung

- Silva, F. et al.: Antifungal activity of Coriandrum sativum essential oil, its mode of action against Candida species and potential synergism with amphotericin B. Phytomedicine. Dec 15;19(1):42-7 2011

Cholesterin

- Dhanapakiam, P. et al.: The cholesterol lowering property of coriander seeds (Coriandrum sativum): mechanism of action. J Environ Biol. Jan;29(1):53-6 2008

Haut

- Djallalzada, V.: Das antiphlogistische und antimikrobielle Potential von Korianderöl und dessen Fraktionen, 2007, URN: urn:nbn:de:bsz:25-opus-56611
- Casetti, F. et al.: Antimicrobial activity against bacteria with dermatological relevance and skin tolerance of the essential oil from Coriandrum sativum L. fruits. Phytother Res. Mar;26(3):420-4 2012
- Casetti, F., Wölfle, U., Augustin, M., Frank, U., Schempp, C.: Einsatz von Korianderöl in der Dermatologie. Zeitschrift für Phytotherapie 2012; 33 (Suppl. 1).
- Reuter, J., Huyke, C., Casetti, F., Theek, C., Frank, U., Augustin, M., Schempp, Ch.: Anti-inflammatory potential of a lipolotion containing coriander oil in the ultraviolet erythema test, J Dtsch Dermatol Ges. 2008 Oct;6(10):847-51.
- Silva, F., Ferreira, S., Queiroz, J. A., Domingues, F. C.: Coriander (Coriandrum sativum L.) essential oil: its antibacterial activity and mode of action evaluated by flow cytometry. J Med Microbiol. 2011 Oct;60(Pt 10):1479-86. The Journal of Medical Microbiology

Zähne

- Poss, J. (2007): Korianderöl als Mundspüllösung: Klinische Untersuchungen zur antibakteriellen und plaquereduzierenden Wirkung eines (essentiellen) ätherischen Öls auf eine 4-Tages-Plaque. Promotionsarbeit ZMK Universität Freiburg

Lavendel

Angst

- Kasper, S., Gastpar, M. et al.: Lavender oil preparation Silexan is effective in generalized anxiety disorder - a randomized, double-blind comparison to placebo and paroxetine. Int Clin Psychopharmacol. 2010 Sep;25(5):277-87. doi: 10.1097/YIC.0b013e32833b3242
- Ueehleke, B., Schhapera, S. et al: Phase II trial on the effects of Silexan in patients with neurasthenia, post-traumatic stress disorder or somatization disorder. Phytomedicine. Volume 19, Issues 8-9, 15 June 2012, 665-671
- Woelk et al.: A multi-center double-blind randomised study of the Lavender oil preparation Silexan in comparison to Lorazepam for generalized anxiety disorder. Phytomedicine, 2010 Abstract

Dammschnitt

- Sheikhan et al.: Episiotomy pain relief: Use of Lavender oil essence in primiparous Iranian women. 2012 Feb;18(1):66-70, doi: 10.1016/j.ctcp.2011.02.003. Epub 2011 Mar 16, PMID: 22196577, pubmed.ncbi.nlm.nih.gov/22196577/
- Vakilian, K. et al: Healing advantages of lavender essential oil during episiotomy recovery: a clinical trial. Complement Ther Clin Pract. 2011 Feb;17(1):50-3. doi: 10.1016/j.ctcp.2010.05.006. pubmed.ncbi.nlm.nih.gov/21168115/

Depression

- Shahin, A: Comparison of Lavandula angustifolia Mill. tincture and imipramine in the treatment of mild to moderate depression: a double-blind, randomized trial,Progress in Neuro-Psychopharmacology and Biological Psychiatry, Volume 27, Issue 1, February 2003, Pages 123-12. doi.org/10.1016/S0278-5846(02)00342-1

Migräne

- pubmed.ncbi.nlm.nih.gov/22517298/

Schlaf

- Seifritz, E. et al.: J Psychiatr Res 2019; 115: 69–74, Volz HP. EHK 2011; 60(4): 212–218, www.der-niedergelassene-arzt.de/medizin/kategorie/kommcenter/lavendeloel-gegen-schlafstoerungen-und-depressive-verstimmung
- www.pharmazeutische-zeitung.de/lavendeloel-verbessert-schlafstoerungen/

Melisse

Melissengeist

- Heckelmann, H.: Maria Clementine Martin (1775–1843). Ordensfrau, Quacksalberin, Unternehmerin. www.recensio-regio.net/rezensionen/zeitschriften/gik/64-2017/. January 2015
  Edition: Forschungen zur Volkskunde, Heft 62 Publisher: Monsenstein und Vannerdat - MV Wissenschaft Editor: Reimund Haas und Manfred Becker-Huberti ISBN: 978-3-95645-480-6

Alzheimer

- Perrye,K., Pickering, A. T. et al: Medicinal Plants and Alzheimer's Disease: from Ethnobotany to Phytotherapy**. First published: 18 February 2010, doi.org/10.1211/0022357991772808
- Kennedy, D. O., Wake, G. et al .Savelev: Modulation of Mood and Cognitive Performance Following Acute Administration of Single Doses of Melissa Officinalis (Lemon Balm) with Human CNS Nicotinic and Muscarinic Receptor-Binding Properties. Neuropsychopharmacology volume 28, pages1871–1881(2003)
- www.nature.com/articles/1300230

Pfefferminze

Gedächtnis

- horizonepublishing.com/journals/index.php/PST/article/view/246
- www.tandfonline.com/doi/abs/10.1080/00207450601042094

Herpes

- Schnitzler, P., Reichling, J.: Wirksamkeit von Pflanzenprodukten gegen Herpesinfektionen. HNO. 2011; 59(12): 1176–1184. doi: 10.1007/s00106-010-2253-0

Kopfschmerzen

- schmerzklinik.de/wp-content/uploads/2009/02/spannungskopfschmerz1996.pdf
- www.aerzteblatt.de/archiv/1799/Spannungskopfschmerz-Pfefferminzoel-ist-anderen-Analgetika-ebenbuertig
- www.sciencedirect.com/science/article/abs/pii/S094471131180053X

Reizdarm

- Kline, R. M., Kline, J. J., Di Palma, J., Barbero, G. J.: Enteric-coated, pH-dependent peppermint oil capsules for the treatment of irritable bowel syndrome in children. J Pediatr. 2001 Jan;138(1):125-8.
- Harrington, A. (Royal Adelaide Hospital, Adelaide) et al.: Pain, Online-Vorabveröffentlichung, doi: doi:10.1016/j.pain.2011.01.027

Verstopfung

- Alammar, N. et al.: The impact of peppermint oil on the irritable bowel syndrome: a meta-analysis of the pooled clinical data. BMC Complementary and Alternative Medicine 2019; 19:21, doi.org/10.1186/s12906-018-2409-0

Rosmarin

Nicht nur die Nase kann riechen

- Maßberg, D., Hatt, H.: Human olfactory receptors: novel cellular functions outside of the nose. Physiological Reviews, 2018, DOI: 10.1152/physrev.00013.2017.
- Sung-Joon, L., Depoortere, I., Hatt, H.: Therapeutic potential of ectopic olfactory and taste receptors, in: Nature Reviews Drug Discovery, 2018, DOI: 10.1038/s41573-018-0002-3
- news.rub.de/presseinformationen/wissenschaft/2018-12-19-biologie-das-therapeutische-potenzial-von-duftrezeptoren

Gedächtnis

- Nematolahi, P. et al. (2018): Effects of Rosmarinus officinalis L. on memory performance, anxiety, depression, and sleep quality in university students: A randomized clinical trial. In: Complementary Therapies in Clinical Practice, Vol. 30, S. 24-28, doi.org/10.1016/j.ctcp.2017.11.004, pubmed.ncbi.nlm.nih.gov/29389474/
- Pengelly, A. et al.: Short-term study on the effects of rosemary on cognitive function in an elderly population. J Med Food, 2012 Jan;15(1):10-7, doi: 10.1089/jmf.2011.0005. Epub 2011 Aug 30. PMID: 21877951 DOI: 10.1089/jmf.2011.0005

Salbei

Mundschleimhaut

- Vlachojannis, J., Winsauer, H., Vlachojannis, Ch., Chrubasik-Hausmann, S.: Ganzheitsmedizinische Behandlungsmöglichkeiten zur Förderung der Mundgesundheit und bei Erkrankungen im Mund, Teil 2, zkm 2013; 6: 33-37, dx.doi.org/10.1055/s-0033-1360735

Gedächtnis/Alzheimer

- Miroddi, M., Navarra, M., Quattropani, M. C., Calapai, F., Gangemi, S., Calapai, G.: Systematic review of clinical trials assessing pharmacological properties of Salvia species on memory, cognitive impairment and Alzheimer's disease. CNS Neurosci Ther 2014; 20: 485-495 Abstract, onlinelibrary.wiley.com/doi/abs/10.1046/j.1365-2710.2003.00463.
- Scholey, A. B., Tildesley, N. T., Ballard, C. G. et al.: An extract of Salvia (sage) with anticholinesterase properties improves memory and attention in healthy older volunteers. Psychopharmacology (Berl). 2008 May;198(1):127-39.
- Tildesley, N., Kennedy, D., Perry, E., Ballard, C., Savelev, S., Wesnes, K., Scholey, A.: Salvia

lavandulaefolia (Spanish Sage) enhances memory in healthy young volunteers. Pharmacol. Biochem. Behav. 2003;75:669–674. doi: 10.1016/S0091-3057(03)00122-9.

Thymian

Neubewertung Thujongehalt

- Overview of comments received on European Union herbal monograph on Salvia officinalis L., folium. EMA/HMPC/277152/2015
- European Union herbal monograph on Salvia officinalis L., folium. EMA/HMPC/277152/2015

Akne

- Society for General Microbiology. Thyme may be better for acne than prescription creams. ScienceDaily. ScienceDaily, 27 March 2012. www.sciencedaily.com/releases/2012/03/120327215951.htm.
- Oh, T. H., Kim, S. S., Yoon, W. J. et al: Chemical composition and biological activities of Jeju Thymus quinquecostatus essential oils against Propionibacterium species inducing acne. The Journal of General and Applied Microbiology. 2009;55(1):63–68. [PubMed] [Google Scholar]

Anti-Aging/ORAC

- orac-info-portal.de/download/ORAC_R2.pdf

Menstruation

- Salmalian, H. et al.: Comparative effect of thymus vulgaris and ibuprofen on primary dysmenorrhea: A triple-blind clinical study, 2014, Caspian J Intern Med, pubmed.ncbi.nlm.nih.gov/24778782/

Mund- und Rachenraum

- Sfeir, J., Lefrançois, C. et al.: In Vitro Antibacterial Activity of Essential Oils against Streptococcus pyogenes, Evid Based Complement Alternat Med v.2013; 2013PMC3638616, www.ncbi.nlm.nih.gov/pmc/articles/PMC4053625/
- Ulkur, F. et al.: The effects of three different mouth rinses in a 4-day supragingival plaque regrowth study, Eur J Dent. 2013 Jul-Sep; 7(3): 352–358, www.ncbi.nlm.nih.gov/pmc/articles/PMC3638616/

Rezeptliste

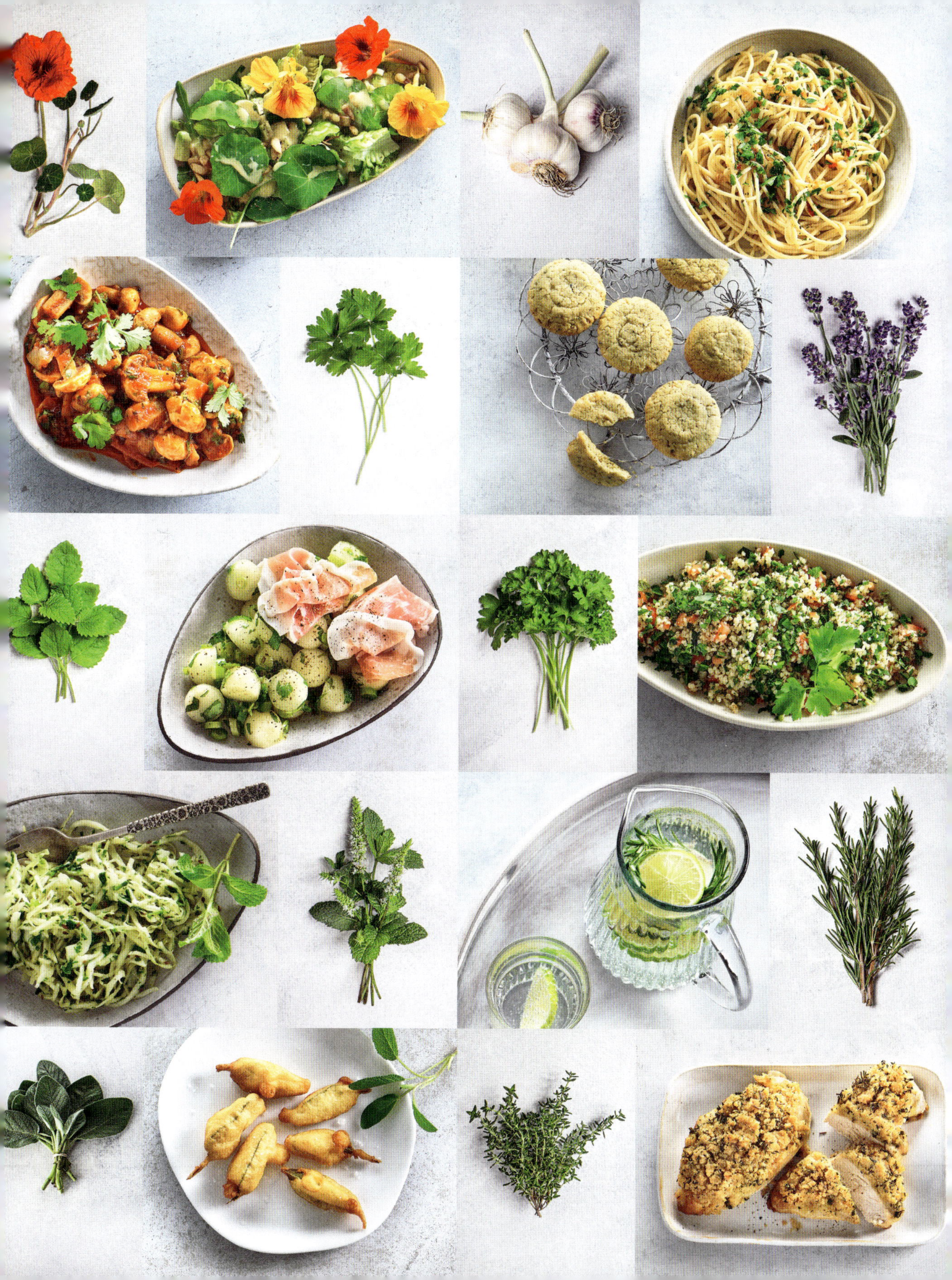

Dank

der Autoren

Mein Dank gilt allen, die dieses Buch nicht nur möglich gemacht haben, sondern zudem so schön werden ließen. Ein großer Dank geht an Dr. Anne-Kathrin Habermann, Apothekerin und Pharmazeutin aus Leipzig, die mir wie schon bei anderen Projekten mit ihrem fachlichen Rat eine große Hilfe war. Mein ganz besonderer Dank gilt Gudrun Strigin, die seit fast 25 Jahren an meiner Seite durch die Wellen und Wogen zwischen Medizin und Naturheilkunde schifft. Ihr Ideenreichtum, ihr Fachwissen – gepaart mit Genauigkeit, Unermüdlichkeit und Liebe zur gesunden Lebensführung und zum Menschen – haben auch dieses Buch zu einem vielseitigen und verlässlichen Ratgeber gemacht.
DANKE!

des Verlags

Herzlichen Dank an Franziska Rubin für dieses wunderbare Buch, es war und ist uns wie immer eine Freude. Ganz lieben Dank an Gudrun Strigin für die Texte und die überaus angenehme Zusammenarbeit. Ein großes Danke an Judith Büthe für die wunderbar ästhetischen Bilder aus ganzen drei Shootings. Vielen Dank an Peter Janke, der uns dafür in seinen herrlichen Sommer-HORTVS gelassen hat, sowie an Birte Wiemann und Michael Schuster, die uns ihre Türen geöffnet haben. Für das Mitwirken und das super Teamwork bei den Shootings danken wir Anna Dritsu, Eva Mittmann, Julia Scheibeck und Alexia Assad. Danke an Hubertus Schüler, Stefan Mungenast und Benedikt Obermeier für die Food-Fotos und das Foodstyling. Melanie van Bentum, Danke für die Illustrationen. Vielen Dank an Doreen Köstler für das Lektorat und an Şebnem Yavuz für das Rezeptlektorat.

Der Verlag dankt allen Beteiligten, die durch ihre Mithilfe und Unterstützung zum Gelingen dieses Buches beigetragen haben. Für ihre stets unermüdlichen Bemühungen um die außerordentliche Qualität danken wir unseren Mitarbeiterinnen Valerie Mayer, Ellen Schlüter, Jasmin Obholzer, Annika Steinacker sowie Katerina Stegemann.

Team

Dr. med. Franziska Rubin

AUTORIN

Dr. med. Franziska Rubin ist Ärztin, Moderatorin, Medizinjournalistin und Bestsellerautorin mehrerer Bücher zu den Themen „Gesundheit", „Hausmittel" und „Gesundes Kochen". Ihr Herz schlägt aus Überzeugung und mit viel Begeisterung besonders für die Naturheilkunde.

Als TV-Moderatorin präsentierte sie 17 Jahre die Sendung „Hauptsache Gesund" des MDR und war schon davor das Gesicht weiterer Wissenschaftsmagazine und Servicesendungen. Die TV-Ärztin setzt auf bewährtes Wissen aus beiden Welten, der Hochschulmedizin und der Komplementärmedizin. Ein besonderes Anliegen ist ihr, Patienten über die vielfältigen Behandlungsmöglichkeiten aus den Medizinsystemen aller Welt aufzuklären. Außerdem findet sie, dass jeder seinen inneren Arzt mit den richtigen Hausmitteln und Verhaltensänderungen stärken kann. Man muss nur wissen, wie.

2013 würdigte der Kneipp-Bund ihren Blick für den ganzen Menschen und ihren Einsatz für Naturheilverfahren und Hausmittel mit dem Kneipp-Bund-Gesundheitspreis.

Gudrun Strigin

CO-AUTORIN

Das Schlüsselerlebnis für den beruflichen Werdegang von Gudrun Strigin war der Auftritt in einer Fernsehsendung. Da war sie zwölf Jahre alt. Von da an stand für sie fest: „Ich werde Regisseurin!"

Nach dem Abitur folgte ein Volontariat beim Fernsehen. Anschließend studierte sie Dokumentarfilmregie an der berühmten Moskauer Filmhochschule, der ersten Einrichtung dieser Art auf der Welt.

Fernsehen war und blieb ihre Welt, auch nach dem Studium. Thematisch verschrieb sie sich der Wissenschaft, Medizin und Bildung. Von 1998 bis 2015 leitete sie das Gesundheitsformat des MDR, die Sendereihe „Hauptsache Gesund". Bei der Entwicklung des Sendekonzepts war ihr von Anfang an wichtig, die Stärken der Hochschulmedizin und der Naturheilkunde zusammenzuführen. Auch im Ruhestand kennt sie keine Ruhe. Sie arbeitet als freischaffende Autorin mit dem Schwerpunkt „Medizin".

Ihr privater Schwerpunkt ist die Familie, allen voran die beiden Enkelkinder.

Judith Büthe

PEOPLE-FOTOGRAFIN

Ihre Ausbildung zur Fotografin absolvierte Judith Büthe bis 2011 erfolgreich bei Horst Wackerbarth in Düsseldorf. Es folgte ein Stipendium der Stiftung für Begabtenförderung Bonn. Bis 2016 studierte sie begleitend zu ihrer Arbeit an der Freien Journalistenschule Berlin.

Als Bildjournalistin für Medien, Unternehmen und NGOs fokussiert sie sich auf Menschen und ihre Geschichten mit dem Schwerpunkt „Porträt- und Reportagefotografie". Auftraggeber schätzen ihre Empathie, ihren besonderen Blick für Details und die Fähigkeit, ihre Motive auf das Wesentliche zu reduzieren.

Ihre Arbeiten wurden unter anderem auf stern.de, jetzt.de, zeitonline.de, fluter.de und in zahlreichen Magazinen wie der SPEX, ART AUREA, FLUTER und der AK (Analyse & Kritik) veröffentlicht. Die Fotojournalistin ist zudem mit ihren Arbeiten im Bildband „Blickfang. Deutschlands beste Fotografen 2019/2020" vertreten.

Hubertus Schüler

FOOD-FOTOGRAF

Der passionierte Still-Life-Fotograf Hubertus Schüler hat sein Handwerk in den perfektionistischen wie wilden Gefilden der Werbung gelernt. Nach einer Assistenzzeit in Düsseldorf arbeitet er seit 1990 als selbstständiger Fotograf in Bochum. Und das macht er mit Leib, Seele und all seinen Talenten. Sein Fotostudio ist Atelier, Requisite, Partyloft, Profiküche und Experimentieranstalt. Er sagt, er sei Fotograf geworden, weil er nicht malen könne. Welch ein Glück für die Fotografie! Nun malt er statt mit Pinseln mit Präzision und Licht. Außerdem hat er ein großes Faible für Styling und wenn er ausnahmsweise nichts vor der Linse hat, scannt er Flohmärkte nach alten Schätzen, die ein interessantes Leben geführt und was zu erzählen haben, oder malt und schrubbt und tuscht Untergründe. Seine Fotografien wurden vielfach ausgezeichnet.

Impressum

Originalausgabe Becker Joest Volk Verlag GmbH & Co. KG
Bahnhofsallee 5, 40721 Hilden, Deutschland

2. Auflage Mai 2021
ISBN 978-3-95453-200-1

BECKER
JOEST
VOLK
VERLAG
www.bjvv.de

Autorin Dr. med. Franziska Rubin
Co-Autorin Gudrun Strigin
Redaktion Valerie Mayer
Buchlayout und -satz Justyna Schwertner
Porträt- und Anwendungsfotos Judith Büthe
Foto-Assistenz Julia Scheibeck
Make-up Anna Dritsu
Food-Fotografie Hubertus Schüler
Foto-Assistenz Benedikt Obermeier
Foodstyling Stefan Mungenast
Bildbearbeitung, Lithografie
Ellen Schlüter und Makro Chroma Joest & Volk GmbH & Co. KG
Illustrationen Melanie van Bentum
Projektleitung Johanna Hänichen
Lektorat Doreen Köstler
Fachlektorat Rezepte Şebnem Yavuz
Druck Mohn Media Mohndruck GmbH

Credits 11 iStock/LightFieldStudios, 31 iStock/Casarsa, 32 iStock/laflor, 51 iStock/aimintang, 59 iStock/AnnaBreit, 68 iStock/macida, 73 iStock/hsvrs, 75 iStock/LeventKonuk, 77 iStock/Kitzzeh, 79 iStock/bonchan, 87 iStock/ithinksky, 88 iStock/peakSTOCK, 92 iStock/naumoid, 93 iStock/naotake, 109 iStock/Sannie32, 115 iStock/Veni vidi...shoot, 123 iStock/Animaflora, 127 iStock/shironagasukujira, 129 iStock/SanyaSM, 141 iStock/temmuz can arsiray, 144 iStock/Madeleine_Steinbach, 152 iStock/simarik, 163 iStock/aloha_17, 167 iStock/YakobchukOlena, 181 iStock/WildLivingArts, 183 iStock/Yana Tatevosian, 186 iStock/Drazen Zigic, 188 iStock/Barcin, 189 iStock/Georgijevic, 192 iStock/mladenbalinovac, 211 iStock/mediaphotos, 213 iStock/Artem_Furman, 219 iStock/Tetiana Rostopira, 220 iStock/gilaxia, 222 iStock/bymuratdeniz, 224 iStock/OJO Images, 226 iStock/mescioglu, 243 iStock/rezkrr, 260 iStock/yacobchuk, 261 iStock/marrakeshh, 265 iStock/Wavebreakmedia, 268 iStock/domnicky, 283 iStock/Ninel Roshchina, 283 iStock/Mantonature, 283 iStock/Bonnie McCann, 283 Blickwinkel/M. Kuehn, 284 iStock/aimintang, 284 iStock/ithinksky, 284 iStock/Federherz, 284 Blickwinkel/F. Hecker, 284 Blickwinkel/H. Schmidbauer, 285 iStock/aloha_17, 285 iStock/HansJoachim, 285 iStock/temmuz can arsiray, 285 Blickwinkel/Patrick Frischknecht, 285 Blickwinkel/www.allover.cc/PBA